T0178618

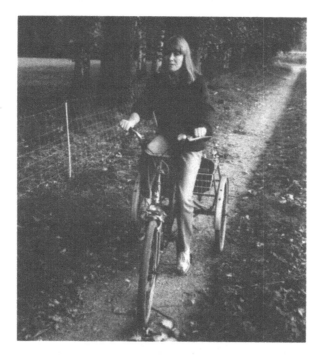

Il cammino è stato lungo e difficile per Edith, ma non si è mai arresa. Sei anni dopo essere stata colpita da emiplegia destra, nonostante la sua disabilità può finalmente provare la gioia di muoversi e uscire di casa.

The road is long
with many a winding turn,
that leads us to who knows where
who knows where ....

Neil Diamond

Springer

Milano
Berlin
Heidelberg
New York
Barcelona
Hong Kong
London
Paris
Singapore
Tokyo

Patricia M. Davies

Right in the Middle

Emiplegia

Nuovi progressi
nel trattamento

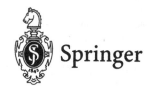 Springer

PATRICIA M. DAVIES
Via de Vicenti 8
21020 Barasso (VA)

Fotografie:
David J. Brühwiller and Marianne Tobler, CH-7310 Bad Ragaz

Titolo dell'opera originale inglese:
Patricia M. Davies "Right in the Middle"
© Springer-Verlag Berlin Heidelberg 1990
Tutti i diritti riservati

Traduzione dall'inglese a cura di:
Alessandro Giusti, Rosenheim, Germania

Revisione della traduzione a cura di:
Feliciana Cortese
Centro di Riabilitazione Polifunzionale
Ospedale "Chiarenzi"
Via Chiarenzi 2
37059 Zevio (VR)

Springer-Verlag è una Società del gruppo editoriale BertelsmannSpringer.

© Springer-Verlag Italia, Milano 2000

ISBN 88-470-0099-8

Quest'opera è protetta da diritto d'autore. Tutti i diritti, in particolare quelli relativi alla traduzione, alla ristampa, all'uso di figure e tabelle, alla citazione orale, alla trasmissione radiofonica o televisiva, alla riproduzione su microfilm, alla diversa riproduzione in qualsiasi altro modo e alla memorizzazione su impianti di elaborazione dati rimangono riservati anche nel caso di utilizzo parziale. Una riproduzione di quest'opera, oppure di parte di questa, è anche nel caso specifico solo ammessa nei limiti stabiliti dalla legge sul diritto d'autore, ed è soggetta all'autorizzazione dell'Editore Springer. La violazione delle norme comporta le sanzioni previste dalla legge.

La riproduzione di denominazioni generiche, di denominazioni registrate, marchi registrati, ecc. in quest'opera, anche in assenza di particolare indicazione, non consente di considerare tali denominazioni o marchi liberamente utilizzabili da chiunque ai sensi della legge sul marchio.

Progetto grafico della copertina: Simona Colombo, Milano
Fotocomposizione e impaginazione: Photo Life, Milano
Stampato in Italia: Grafiche Moretti, Segrate, Milano

SPIN: 10762141

Prefazione all'edizione italiana

Quando si legge un libro, solitamente è per trovare risposte alle nostre aspettative.

Nell'ambito della riabilitazione queste assumono un significato cruciale in relazione proprio all'agire sul paziente.

Molto si è scritto sul danno e sulla disabilità dopo uno stroke, ma ciò che emerge dalla letteratura di questo testo, dalla traduzione precisa e libera, è l'indicazione di proposte accuratamente studiate, che consentono di formulare progetti rieducativi sulla base della anatomo-fisiologia e cinesiologia, non disgiunti dall'esperienza clinica evidentemente vissuta al letto del paziente.

Intellettualmente ritengo che abbiamo sempre bisogno degli altri per scoprire se le nostre azioni sono valide: Pat Davies stimola la conoscenza e l'entusiasmo contribuendo ad analizzare la perdita delle funzioni e le molteplici modalità di intervento sulla riorganizzazione plastica del sistema uomo.

A lei, inoltre, va il merito di aver contribuito a favorire l'espandersi del concetto riabilitativo di Berta e Karel Bobath, cui va il ricordo ed il riconoscimento nella storia della riabilitazione.

Zevio, marzo 2000   Feliciana Cortese

Prefazione all'edizione inglese

Questo libro è il risultato di 5 ulteriori anni di esperienza con pazienti che avevano avuto la sfortuna di divenire emiplegici. Esso comprende recenti osservazioni, nuove idee e sviluppi nel trattamento che, credo, condurranno a una migliore comprensione dei problemi e a una più efficace riabilitazione.

Dopo aver pubblicato il mio libro precedente Passo dopo Passo (Steps to Follow), ero caduta in uno stato di autocompiacimento. Avevo molti pazienti in trattamento, ero l'autrice di un testo sull'emiplegia e le prenotazioni dei miei corsi erano sempre esaurite. Ben presto, però, mi accorsi che i miei pazienti non erano affatto contenti e continuavano a tornare da me per ottenere un grado migliore di riabilitazione. Desideravano muoversi con maggiore libertà, facilità e velocità; volevano camminare senza impiegare così tanta energia. Desideravano avere la possibilità di recuperare qualche funzione nell'arto colpito e non trovarsi sempre con un braccio spastico che attirava l'attenzione della gente sulla loro menomazione, anziché sulle abilità recuperate. Le loro aspirazioni mi spronarono, così iniziai a scrivere ciò che andavo scoprendo e facendo con i miei pazienti alcune attività con successo più evidente di altre.

Il risultato è questo libro completamente nuovo. Esso non sostituisce Passo dopo passo (Steps to Follow), ma si aggiunge ad esso e va oltre. Tutte le attività descritte nel testo precedente per recuperare l'attività selettiva negli arti, dovrebbero venire incluse nel programma di trattamento come preparazione al suo impiego funzionale. Alcune attività, principalmente quelle che riguardano il recupero delle reazioni di equilibrio, sono state ripetute, ma con maggiore approfondimento e ponendo l'accento sull'attività selettiva del tronco: per esempio le reazioni di equilibrio in posizione seduta mentre il peso del paziente è spostato lateralmente.

Nell'impiego di questo libro e delle attività in esso descritte, si dovrebbero tenere presenti alcuni importanti principi nella valutazione e nel trattamento dei pazienti, come spesso affermavano i coniugi Bobath: "l'unica risposta alla domanda se ciò che fate con il paziente è corretto, è la reazione del paziente a ciò che fate con lui". Certamente la spasticità è un indicatore fedele che dice alla terapista se il paziente sta compiendo uno sforzo, se l'attività che gli è stata proposta è per lui troppo difficile, o se il terapista gli sta fornendo un aiuto insufficiente. Susanne Klein-Vogelbach ha efficacemente insegnato quanto siano importanti l'osservazione e l'analisi del movimento. Ha dimostrato che perfino la più lieve variazione del gioco muscolare può alterarne completamente l'attività.

Maitland (1986) sostiene la necessità di controllare costantemente durante ogni seduta di trattamento se il paziente è migliorato in conseguenza del trattamento terapeutico. Il terapista deve selezionare "quelle risultanze soggettive e oggettive che devono migliorare per poter ottenere la piena riabilitazione del paziente". Movimenti che risultino dolorosi o limitati durante la valutazione devono venire annotati e successivamente ripetuti durante il trattamento per rilevare ogni cambiamento nell'ampiezza del movimento, nell'intensità del dolore o nel rapporto dolore/escursione di movimento.

"Porre a questi segnali la dovuta attenzione, non solo aiuta il terapista a raggiungere lo scopo del trattamento, ma rende ogni valutazione retrospettiva più veloce, più facile, più completa e perciò più valida".

Nel trattamento di un paziente emiplegico si consiglia al terapista di adottare un sistema analogo per giudicare la qualità di un certo movimento o di una funzione che egli sta cercando di migliorare. Si può anche adottare il metodo "brick wall" [lett: parete di mattoni, NdT] di Maitland, nel quale le radiografie e le diagnosi possono influenzare il trattamento, ma di fatto il terapista è guidato dal comportamento e dai sintomi del paziente.

Nel trattamento dell'emiplegia dell'adulto si adopera un approccio teso alla soluzione dei problemi presentati dal paziente per migliorare le sue abilità funzionali e la qualità dei movimenti con il variare dei sintomi.

Le informazioni relative alle lesioni dei pazienti servono soltanto ad ampliare le conoscenze del terapista e ad approfondirne la comprensione.

I pazienti rappresentati nelle illustrazioni si trovano in stadi diversi di riabilitazione. La loro emiplegia è dovuta a cause diverse, come un aneurisma, un tumore o una lesione cerebrale. L'età varia da 15 a 75 anni, ma in realtà non è l'età che fa la differenza nella riabilitazione (Adler e coll., 1980). I termini "lato sano", "lato emiplegico" e "lato colpito" sono stati impiegati per chiarezza nella descrizione del trattamento e alla valutazione delle condizioni del paziente, ma non si deve dimenticare che per effettuare movimenti normali ambedue i lati del corpo sono interdipendenti. La lesione è a livello centrale e come tale influenza in qualche modo entrambi i lati del corpo (Brodal, 1973).

Il paziente a cui ci si riferisce nel testo è indicato in terza persona maschile singolare (egli/lui) e la terapista in terza persona femminile singolare (ella/lei), ma nelle didascalie si adopera il pronome corrispondente alle persone rappresentate. Alcuni pazienti hanno un'emiplegia sinistra ed altri una destra, ma il lato della paralisi è sempre chiaramente indicato.

Il libro è indicato per un impiego nella pratica clinica; le attività dovrebbero venire provate, praticate e migliorate. Il trattamento non dovrebbe mai diventare statico, ma venire sempre sviluppato secondo le necessità del paziente.

Durante il trattamento si dovrebbe compiere ogni sforzo affinché il paziente raggiunga il cosiddetto "flow state", uno stato descritto da Csikszentmihalyi nel quale "l'individuo supera le limitazioni apparenti del proprio Io" (Newsweek, 2 giugno 1986). Tale stato si produce quando il compito è adeguato esattamente alle capacità dell'individuo. Se il compito è superiore, esso genera ansietà, mentre se è inferiore, produce noia. Quando il compito richiesto al paziente è pari alle sue capacità, le sedute di terapia diventano più stimolanti, piacevoli e produttive e al paziente verrà risparmiata la delusione di venire etichettato come "demotivato".

L'indice di Barthel (Mahomey e Barthel, 1965) è probabilmente la formula maggiormente usata per valutare le attività della vita quotidiana a scopo di ricerca (Wade e Langton Hewer, 1987). Tuttavia, per quanto possa essere utile per la valutazione dell'abilità di un paziente a effettuare in modo autonomo compiti fondamentali della vita quotidiana, esso non dovrebbe mai venire adoperato come un criterio per interrompere il trattamento, come è già stato suggerito. C'è certamente più vita che un indice di Barthel del 100%!

Con il trattamento descritto in questo libro le abilità del paziente dovrebbero continuare a migliorare per un lungo periodo di tempo. Ogni qual volta sia possibile, questo tipo di trattamento dovrebbe essere disponibile per il paziente finché continua a far migliorare la sua qualità di vita, e di certo finché il paziente stesso può muoversi liberamente al di fuori dei confini domestici.

Bad Ragaz, aprile 1990   Pat Davies

Ringraziamenti

Questo libro non sarebbe mai stato scritto se io non avessi avuto il privilegio di incontrare Karel e Berta Bobath e di seguire i loro insegnamenti. La loro concezione di trattamento è stata la base del mio lavoro e del suo sviluppo durante gli ultimi 20 anni. Desidero ringraziarli per lo straordinario contributo che hanno fornito ai pazienti emiplegici di tutto il mondo e a noi terapisti che li curiamo. Desidero anche ringraziare i membri dell'Associazione Internazionale degli Istruttori Bobath (IBITAH), per la loro reazione molto positiva al mio lavoro sull'attività selettiva del tronco durante il 3° congresso internazionale del 1987. La loro entusiastica accoglienza mi ha incoraggiato a completare il libro e il mutuo scambio di idee nell'ambito dell'associazione è stato per me di costante stimolo. Sono particolarmente grata a Susanne Klein-Vogelbach per avermi indotto a considerare il tronco da un nuovo punto di vista e comprendere la complessità e le funzioni dei muscoli addominali. Molte attività descritte in questo libro sono basate su sue elaborazioni personali.

Sono grata a Jürg Kesserling per la correzione del mio manoscritto e per avermi sostenuto moralmente fino al termine del lavoro. Il mio grazie si estende alla sua straordinaria segretaria Anni Guntli, che ha trasformato le mie disordinate annotazioni in un ordinato manoscritto, e a Evi Nigg che ha battuto a macchina alcuni capitoli durante il tempo libero.

Desidero ringraziare anche Herta Göller per aver impiegato parte delle vacanze per discutere con me alcune idee, per avere ordinato la massa dei riferimenti e, soprattutto, per aver accettato il compito immane della traduzione in tedesco del libro.

Ringrazio inoltre Urban Diethelm che ha scambiato con me libri e riferimenti e mi ha fornito le radiografie per le illustrazioni, e a Marianne Brune che ha impiegato un fine settimana per scegliere e numerare le numerose fotografie.

Un sentito ringraziamento è rivolto ai genitori dei deliziosi bambini che hanno trovato il tempo di venire in studio rendendo possibili i confronti fotografici e a tutti i pazienti che non si sono mai dati per vinti e che mi hanno perciò incoraggiata a cercare sempre nuove soluzioni. In particolare, vorrei ringraziare quei pazienti ed i loro partner che sono stati sempre pronti a trascorrere ore nello studio fotografico per le illustrazioni. Senza il loro aiuto il libro sarebbe risultato veramente un'arida dissertazione priva della chiarezza che le fotografie rendono possibile.

Esprimo la mia gratitudine a tutti i collaboratori della Casa Editrice Springer che mi hanno aiutato, incoraggiato e reso il mio compito più facile fino al termine di quello che è risultato un lungo periodo di lavoro. Un grazie particolare deve andare a Bernard Lewerich per i consigli e lo stimolo che mi ha fornito e alla sua assistente, Marga Botsch, che ha alleggerito in molti modi il mio carico di lavoro.

Sono infine profondamente grata alla mia amica e partner Gisela Rolf che mi ha aiutato senza riserve durante il lungo processo di scrittura del libro. È stata sempre pronta a scambiare idee, a dare utili suggerimenti, a fare critiche positive ed a prendersi cura di una miriade di lavori domestici in modo che io avessi tempo di scrivere.

Indice

Introduzione

So on we go
His welfare is my concern
No burden is he to bear
we'll get there …

Neil Diamond

L'importanza dell'attività selettiva del tronco nella riabilitazione del paziente emiplegico è stata secondo me molto sottostimata. La perdita, spesso totale, di tale attività selettiva non è stata affatto compresa. Leggendo attentamente tutta la recente letteratura relativa all'emiplegia, ho trovato soltanto rari riferimenti ai muscoli del tronco, ma assolutamente niente riguardo alla loro attività selettiva. Una ricerca effettuata al computer nella libreria del Congresso di Washington ha rivelato che negli ultimi 20 anni sono stati scritti più di 5000 articoli sull'emiplegia, ma ha mostrato un ostinato zero quando la parola emiplegia è stata associata a muscoli addominali, muscoli del tronco, attività del tronco ecc...

Molti articoli erano relativi al recupero della funzione motoria, ma si riferivano soltanto ai muscoli degli arti superiori e inferiori. Molti altri descrivevano il dolore all'articolazione scapolo-omerale, fasciature all'arto superiore, tutori e ausili per la deambulazione, ma anche quelli che si riferivano all'andatura non facevano alcun riferimento ai muscoli del tronco. Nel lavoro di Badke e Duncan (1983) sugli schemi di rapide risposte motorie durante gli aggiustamenti posturali in stazione eretta, è stata esaminata soltanto l'attività dei muscoli della caviglia, del ginocchio e dell'anca. Lo stesso vale per lo studio fatto da Hockermann e coll. (1984) sull'addestramento alla stabilità posturale di pazienti emiplegici mediante piattaforma, anche se si poteva ritenere che il miglioramento notato nei pazienti su piattaforma mobile derivava dalla maggiore attività dei muscoli del tronco.

È difficile comprendere perché il tronco sia stato così trascurato non soltanto nelle pubblicazioni scientifiche, ma anche nei diversi metodi riabilitativi. La parte più grande del corpo, di fatto il centro del corpo, e stata in qualche modo completamente ignorata. Anch'io in passato ho trascurato di osservare e di comprendere i problemi in quest'area essenziale in 25 anni di lavoro quasi esclusivamente con pazienti colpiti da lesioni neurologiche. Durante gli 8 anni di lavoro nel campo della tetraplegia e della paraplegia di origine traumatica – inizialmente nel National Centre for the Spinal Cord Injuries (Centro nazionale per le lesioni al midollo spinale, NdT), Stoke Mandeville, Gran Bretagna – il significato dei muscoli del tronco, in particolare quello dei muscoli addominali, era chiaro per tutti noi, ma i problemi derivanti da una lesione al midollo spinale erano di gran lunga più semplici.

Secondo il livello della lesione, il paziente poteva presentare o meno attività dei muscoli addominali e i muscoli estensori con le loro innervazioni segmentarie erano paralizzati approssimativamente allo stesso livello dei muscoli addominali. Noi fisioterapisti imparavamo ad assistere i pazienti quando non erano in grado di tossire senza aiuto e rafforzavamo diligentemente il muscolo latissimo del dorso come sostituto di altri muscoli del tronco, seguendo i convincenti insegnamenti di Sir Ludwig Guttmann. I metodi impiegati sono stati esaurientemente descritti nei libri ricchi di illustrazioni di Bromley (1976) e di Rolf e coll. (1973). I problemi causati dall'assenza di attività del tronco non erano difficili da comprendere perché c'era un equilibrio fra la paralisi degli estensori e quella dei flessori. C'era anche un certo tono riflesso nei muscoli dovuto ad attività a livello spinale ed anche la perdita di sensibilità aveva un grado chiaramente delimitato.

Durante gli anni seguenti mi dedicai con crescente interesse ai problemi che incontravano i pazienti che avevano subìto una lesione cerebrale ed iniziai ad ampliare le mie conoscenze e le mie capacità di trattamento. Nei 20 anni seguenti sono stata coinvolta in questo compito e ho trattato pazienti sofferenti di ogni forma di lesione del primo motoneurone, in particolare coloro che avevano subìto lesioni cerebrali e ho cercato nuovi modi per migliorare il loro trattamento. Ora spesso mi meraviglio come, durante tutti questi anni di lavoro con pazienti con disabilità di origine neurologica, nonostante attente valutazioni ed analisi dei loro movimenti, ho impiegato così tanto tempo per comprendere che la perdita dell'attività selettiva del tronco crea un problema chiave.

Non che io ignorassi il tronco come tale: trascorsi 6 mesi a studiare le tecniche della facilitazione neuromuscolare propriocettiva (PNF) a Vallejo, California, negli Stati Uniti con Margaret Knott, il che significava impiegare molte ore per mettere a punto tecniche in grado di rinforzare i muscoli del tronco, dando particolare importanza al muscolo quadrato dei lombi. Tuttavia gli schemi motori del PNF erano schemi di movimento di massa nell'attività del tronco (Knott e Voss, 1960) sia per gli estensori che per i flessori, ma non movimenti selettivi ed erano di solito combinati con la stessa attività degli arti inferiori, degli arti superiori e del collo.

Poco dopo frequentai un corso sul trattamento dei bambini colpiti da paralisi cerebrale al centro Bobath di Londra e al termine dei due mesi di corso iniziai a lavorare con Karel e Berta Bobath nel loro centro. Secondo il concetto di trattamento Bobath il tronco e la sua rotazione rivestono un ruolo chiave nella riduzione dell'ipertono, poiché il movimento prossimale inibisce la spasticità distale.

Più tardi al King's Hospital di Londra e in seguito per 12 anni in Svizzera continuai a trattare pazienti con lesioni del neurone superiore e in particolare gli emiplegici. Alla fine, circa 5 anni fa, ho compreso perché i miei pazienti non sono stati in grado di acquisire una maggiore libertà di movimento: io non ho dedicato all'attività selettiva del tronco la stessa meticolosa attenzione e l'addestramento che ho impiegato nell'attività selettiva delle estremità superiori e inferiori. Non è stata una scoperta improvvisa: essa si è fatta strada in me attraverso una serie di eventi e lo scambio d'idee con altri terapisti. Attraverso il mio interesse per la "sindrome della spinta" (Davies, 1985) avevo osservato la perdita di tono muscolare e di attività nei muscoli addominali e l'effetto che questa perdita aveva sul movimento e sull'equilibrio.

Chiedo ai miei pazienti di spogliarsi quanto è necessario per il trattamento e di indossare costumi da bagno o pantaloncini da ginnastica. Cosi ho potuto osservare sempre meglio la posizione dell'ombelico e come esso si muove quando il paziente cammina. Infine ho incominciato a studiare il mio stesso ombelico e ho scoperto che so molto poco riguardo ai suoi movimenti come punto di riferimento per le attività della vita di ogni giorno. Joan Mohr venne dagli Stati Uniti d'America per tenere corsi avanzati sul trattamento dell'emiplegia secondo il concetto Bobath a Bad Ragaz. Come sua assistente organizzativa potei osservare il suo lavoro con i pazienti, impiegando diversi modi per reclutare i muscoli del tronco, compreso lo stare in equilibrio sopra una palla in movimento. Il mio interesse era stato risvegliato, ma io non mi sentivo completamente soddisfatta perché c'era troppo poca attività nel tronco e fra il tronco e gli arti. Forse il maggiore contributo che Joan Mohr ha fornito al mio processo di apprendimento è stata la descrizione dello sviluppo dell'attività del tronco nei bambini normali, che esercitano il controllo sugli estensori prima che sui flessori e come la rotazione del tronco dipenda sia dagli estensori che dai flessori (Mohr, 1984, 1985, 1987).

L'illuminazione finale si è verificata quando ho conosciuto la Dr.ssa Susanne Klein-Vogelbach e il suo lavoro. Brillante fisioterapista, aveva già tenuto nel 1963 una conferenza a Monaco di Baviera (che fu pubblicata nello stesso anno) sulla stabilizzazione del centro del corpo e sui necessari meccanismi di adattamento, essendo esso il punto di partenza per la rieducazione dei movimenti, con particolare riferimento ai problemi dell'emiplegia (Klein-Vogelbach, 1963). Fin dal 1977 ho continuato ad imparare da lei, ascoltando le sue conferenze e, forse più di tutto, osservando il suo lavoro con alcuni dei miei pazienti.

Attraverso il continuo lavoro con i pazienti emiplegici, ero anche arrivata a comprendere che la perdita di attività selettiva del tronco era anche una perdita dell'abilità a isolare l'attività degli arti da quella del tronco. Il paziente è incapace, per esempio, di estendere le articolazioni coxo-femorali quando la parte inferiore del tronco necessita di un'attività flessoria o di estendere la parte inferiore del tronco quando le articolazioni coxo-femorali sono flesse. Inoltre ho iniziato a comprendere che i muscoli addominali potevano lavorare in modo ottimale soltanto se il torace poteva essere adeguatamente stabilizzato e che questi muscoli fornivano la base fondamentale per quasi tutti i normali movimenti.

Nonostante la sua ovvia importanza, il tronco è stato tuttavia relativamente trascurato nei vari programmi di riabilitazione, I motivi seguenti potrebbero spiegare perché si sia posto così poco accento sul recupero dell'attività selettiva del tronco nel trattamento del paziente emiplegico e perché si è mancato di osservare la perdita di tono muscolare e di attività addominale.

1. La maggioranza dei terapisti non si è curata che i pazienti siano adeguatamente spogliati per il trattamento e perciò non ha notato la perdita di attività muscolare e i conseguenti movimenti alternativi che il paziente usa per compensare tale perdita. Nei numerosi ospedali e centri di riabilitazione che ho visitato, durante il trattamento il paziente indossa di solito un abito sportivo, o spesso i suoi abiti normali, con i pantaloni arrotolati in modo da mostrare il ginocchio.
   Indossa spesso una camicia o persino un pullover, così che i muscoli del tronco, specialmente quelli anteriori, non si possono assolutamente vedere, soprattutto perché il paziente è di solito seduto o in piedi in una posizione cifotica, con gli abiti che gli cadono lungo il torace e l'addome.

2. Le possibilità di movimenti compensatori o alternativi sono numerosi a causa delle molte articolazioni interessate e della muscolatura estremamente complessa in quest'area. Un minimo spostamento di carico, anche minore di 1 cm, lateralmente, in avanti o indietro, può cambiare l'attività muscolare da estensoria a flessoria e interessare persino i muscoli dell'anca.

3. L'attività dei muscoli addominali è così molteplice ed a volte così minimale che non può venire direttamente osservata in confronto all'ovvio funzionamento dei muscoli come, per esempio, quella dei flessori del gomito o degli estensori del ginocchio, quando essi entrano in azione per muovere o impedire il movimento di parti più distali del corpo. Perciò i terapisti e l'intera équipe di riabilitazione non comprendono pienamente la sottile attività dei muscoli addominali, ma concentrano la loro attenzione sui muscoli meccanicamente più semplici che muovono gli arti e possono venire più facilmente osservati.

Diversamente dagli altri muscoli del corpo, i muscoli addominali possono selettivamente accorciarsi e allungarsi in parte e non solo totalmente. Nel loro ruolo di stabilizzatori si adattano costantemente ai cambiamenti in lunghezza e tono che non possono essere osservati direttamente.

4. La letteratura scientifica su questo argomento è limitata e, a parte la descrizione anatomica dei vari muscoli del tronco, è di scarso aiuto per la terapista. Persino in libri di testo classici come l'Anatomia di Grey, la spiegazione dell'azione dei muscoli addominali è troppo semplificata e non specifica (William e Warwick, 1980).

5. Per più di 40 anni i Bobath hanno insegnato che l'inibizione della spasticità o dell'ipertono è la chiave per recuperare normali schemi di movimento; il risultato è che, nonostante Berta Bobath stessa ponga l'accento sulla necessità che ogni terapista accerti lo stato di ciascun paziente individualmente, poiché la flaccidità può essere un ulteriore problema, molti terapisti sono così condizionati, da vedere in ogni paziente emiplegico il lato del tronco colpito accorciato dalla trazione esercitata dai muscoli spastici. Tuttavia nella maggioranza dei casi un attento esame rivelerà che la parte inferiore del tronco è di fatto troppo lunga, cioè ipotonica. L'apparente accorciamento del tronco sul lato plegico è di solito dovuto ad uno dei seguenti motivi:

   - Gli elevatori del cingolo scapolare sono inattivi, forse ipotonici, e l'articolazione scapolo-omerale si abbassa.
   - I depressori della scapola sono spastici e il cingolo scapolare viene di conseguenza spostato verso il basso.
   - Quando si muove in stazione seduta o in stazione eretta, il paziente eleva vigorosamente l'articolazione scapolo-omerale del lato sano nel suo sforzo di mantenere la stazione eretta contro la gravità e di conseguenza la parte controlaterale del tronco si accorcia.
   - Il paziente non è capace o è timoroso di trasferire il carico sull'arto inferiore plegico. Egli sta in stazione eretta con il peso spostato sul lato sano ed il lato opposto del tronco si accorcia per mantenere l'equilibrio.
   - La mancanza di attività estensoria selettiva nell'arto inferiore plegico fa

flettere il piede plantarmente durante il carico. La flessione plantare del piede contro il pavimento spinge il bacino in alto su quel lato.
-   Durante la fase di appoggio della deambulazione gli abduttori dell'arto inferiore plegico non riescono a controllare lo spostamento laterale del bacino. L'anca viene addotta e il lato plegico reagisce accorciandosi.
-   Per fare un passo in avanti con l'arto inferiore plegico il paziente usa la flessione attiva di tutto l'arto inferiore in una sinergia di massa. Il bacino viene sollevato, poiché la sua elevazione fa parte dello schema di flessione totale dell'arto inferiore.

Qualunque sia stato il motivo della relativa trascuratezza del tronco, è importante che il recupero dell'attività selettiva del tronco e dell'attività del tronco, indipendentemente dall'attività degli arti, sia una parte integrante del programma di riabilitazione dei pazienti emiplegici. Da quando ho incominciato ad integrare le attività e le idee che sono presentate in questo libro nel programma di trattamento dei miei pazienti, sono rimasta stupita dai risultati. Pazienti che per anni dipendevano da un bastone per mantenere l'equilibrio durante la deambulazione hanno abbandonato volontariamente quel supporto dopo un periodo relativamente breve di trattamento intensivo. Essi non sono più timorosi di camminare liberamente poiché percepiscono la maggiore stabilità che hanno acquisito. Altri pazienti sono diventati in grado di camminare ad una velocità più normale, molto maggiore di prima, con grande sollievo dei loro parenti. Alcuni pazienti che, dopo mesi o anni di trattamento potevano muovere l'arto superiore soltanto in primitive sinergie di movimenti di massa, hanno recuperato l'abilità di portare la mano in avanti per eseguire dei compiti.
Nell'insegnare l'attività selettiva del tronco occorre riservare particolare considerazione ai seguenti punti.

1. Attenzione ai dettagli. L'esattezza con la quale le attività vengono svolte è essenziale. Come ho già menzionato, la possibilità di movimenti alternativi evasivi è grande, ed è compito della terapista mettere in grado il paziente di compiere i movimenti correttamente. Più il paziente si sforza di muoversi per conto proprio, maggiormente egli verrà costretto a usare meccanismi compensatori. Nel suo desiderio di seguire le istruzioni della terapista con successo, rinforza il movimento attivando troppo il lato sano o usando prima i muscoli estensori del tronco da sviluppare. Il principio guida per il corretto svolgimento delle attività è che la terapista dovrebbe richiedere meno dal paziente ed in tal modo ottenere di più.

2. Movimenti senza sforzo. "La chiave per imparare qualcosa di nuovo è spesso impedire risposte indesiderate per arrivare alla scoperta dello sforzo adatto" (Gelb, 1987). Il paradosso: "smetti di sforzarti, ma non smettere mai" che Gelb descrive come il segreto della tecnica di Alexander è un'ottima massima sia per il paziente che per la sua terapista.
Le mani della terapista dovrebbero aiutare il paziente in modo che egli sia in grado di muoversi senza troppo sforzo.

3. Normalizzare il tono muscolare. Seguendo i principi del concetto Bobath, il tono muscolare deve venire normalizzato prima di facilitare ogni movimento. In presenza di ipertono, la terapista prima inibisce la spasticità finché non avverte alcuna resistenza quando muove il corpo del paziente o parte di esso nella sequenza di movimento desiderata. Il tono muscolare dovrebbe venire aumentato accuratamente se è troppo basso, altrimenti il paziente si sforzerà o userà meccanismi compensatori per eseguire l'attività richiesta, per esempio egli solleverà le spalle ed estenderà il collo nel passare dalla posizione seduta alla stazione eretta per compensare l'insufficiente estensione attiva dell'arto inferiore. Spesso ne risulterà un ipertono distale.

4. Comunicazione verbale. Muovendo con le proprie mani il paziente, nel modo in cui desidera che si muova, e chiedendogli dopo di eseguire il movimento insieme a lei, la terapista può evitare di usare lunghe istruzioni verbali che confondono il paziente. I comandi verbali della terapista sono ridotti al minimo e dovrebbe usare la voce in modo che il paziente si muova senza sforzo in modo armonioso e senza dispendio di energia. Le parole che la terapista usa, possono anche influenzare la qualità del movimento e ridurre la quantità di superattività da parte di muscoli alternativi. Modificando il modo nel quale richiede un'attività, può influenzare notevolmente la reazione del paziente. Per esempio la terapista vuole che il paziente in stazione seduta tenga l'arto superiore in avanti, con la mano contro quella di lei, con il gomito esteso. Se adopera il comando "spingi contro la mia mano", il paziente si inclinerà in avanti sulle articolazioni coxofemorali e recluterà fortemente gli estensori dorsali e del collo per compiere l'esercizio. Ma ponendo la mano del paziente contro la propria nella posizione desiderata e dicendogli quietamente: "rimani in questa posizione, spalle in avanti", la qualità della stabilizzazione del tronco da parte dei muscoli addominali e l'attività negli estensori del gomito verranno immediatamente migliorate.

5. Controllo del peso. È importantissimo che il paziente non aumenti eccessivamente di peso, e se il sovrappeso è già un problema, egli dovrebbe venire incoraggiato e aiutato a ridurlo. Caix e coll. (1984) hanno trovato un'indubbia correlazione fra obesità e attività muscolare addominale in soggetti normali. "È stato anche osservato che le capacità della parete addominale di soggetti obesi erano molto ridotte per ciò che riguarda il tono muscolare e la postura ed erano praticamente zero in relazione al movimento" (Caix e coll., 1984). L'obesità può anche causare un aumento della pressione sanguigna e accrescere il pericolo di un secondo ictus (Truswell, 1986). Dal punto di vista estetico il paziente sarà felice del suo aspetto fisico migliorato e di potere indossare nuovamente abiti di moda dopo essere diminuito di peso o se mantiene il suo peso forma.
Una migliore capacità funzionale degli arti superiori, una migliore deambulazione e un sicuro equilibrio del corpo durante tutte le attività e in tutte le situazioni possono essere ottenuti soltanto migliorando l'attività selettiva del tronco, particolarmente quella dei muscoli addominali. Io sono persuasa che la chiave di un trattamento coronato da successo è recuperare la stabilizzazione adattiva del tronco e l'abilità di muovere indipendentemente le sue parti.

Parte I

Premesse teoriche

1 Il tronco normale: evoluzione e anatomia

Da quando gli esseri umani adottarono la postura eretta e iniziarono a camminare su due gambe anziché su quattro, si rese necessaria un'elaborata muscolatura estensoria per mantenere il corpo eretto contro la forza di gravità. La colonna vertebrale divenne esposta a nuovi schemi di forze attraverso la diversa distribuzione del carico e della tensione muscolare. A causa della molto più stretta base di appoggio fornita da solo due gambe, divenne necessario un complicato sistema di reazioni di equilibrio ed il tronco fornì naturalmente le fondamenta per tale meccanismo.

Le mani, liberate dal compito di sostegno e di equilibrio, divennero sempre più abili nella loro attività e il tronco dovette fornire un supporto mobile, ma stabile, per portarle e mantenerle in ogni posizione possibile.

Per alleggerire il lavoro del tronco per l'appoggio e la deambulazione su due gambe, le vertebre inferiori si fusero per formare l'osso sacro, inserito come un cuneo fra i due lati del bacino con le quattro rudimentali vertebre fuse fra loro per formare un piccolo osso triangolare sotto di esso.

L'osso sacro è unito al bacino per formare una massiccia cintura ossea che possa resistere alla compressione e alle sollecitazioni dinamiche del peso del corpo e della sua potente muscolatura (Fig. 1.1). L'articolazione sacro-iliaca con i suoi movimenti molto limitati è intrinsecamente solida e ulteriormente stabilizzata dai suoi legamenti massicci. Queste strutture intrinsecamente stabili hanno congiuntamente il compito primario di trasmettere il peso del capo, del tronco e

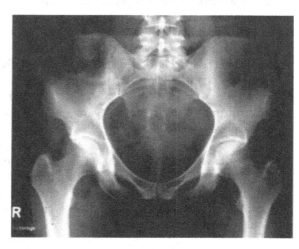

Fig. 1.1. Radiografia di un bacino in condizioni normali. La sua massiccia costituzione resiste alla compressione e fornisce una stabile inserzione a potenti muscoli

degli arti superiori agli arti inferiori. Il bacino fornisce anche la superficie per l'inserzione di potenti muscoli del tronco e degli arti inferiori.

La cintura pelvica nella sua interezza forma una base stabile per la lunga leva mobile del tronco in postura eretta. La connessione fra il tronco e gli arti superiori è completamente diversa poiché la scapola "è sospesa a un ancoraggio muscolare" (William e Warwick, 1980) (Fig. 1.2) in modo da permettere alla mano una grande ampiezza di movimenti di prensione.

Le scapole sono strettamente collegate con le mani e le mettono in grado di esplorare l'ambiente e di raccogliere esperienze su di esso fin dalla prima infanzia. Come scrive Mittendorf (1987) è come se "le nostre scapole fossero le nostre mani interne, e in apparenza esse sono anatomicamente simili" per quanto riguarda forma e dimensioni (Fig. 1.3). Per rendere possibile alla spalla una maggiore escursione di movimento l'orientamento della scapola è cambiato cosicche la fossa glenoidea ora è in una posizione più laterale.

Alla riorganizzazione della spalla seguì un cambiamento di forma del torace in modo che il suo diametro maggiore è ora trasversale e non dorsoventrale come nei quadrupedi. La cintura scapolare, diversamente dalla cintura pelvica, non ha alcuna diretta articolazione con la colonna vertebrale ed è perciò dipendente da una complessa attività muscolare per fornire il necessario supporto ai movimenti dell'arto superiore (Fig. 1.4).

L'Anatomia di Grey fornisce una chiara comparazione fra le due cinture ossee:

Cintura scapolare	Cintura pelvica
1. Dermale ed endocondrale	Interamente endocondrale.
2. Due componenti: clavicola e scapola che rimangono separate	Tre componenti: pube, ischio e ilio, che si fondono nel coccige.
3. Nessuna articolazione con la colonna vertebrale	Articolazione con le vertebre sacrali.
4. Nessuna diretta articolazione ventrale (clavicola collegata solo per mezzo del legamento intraclavicolare)	Diretta articolazione ventrale con sinfisi pubica.
5. Le articolazioni delle clavicole con lo scheletro assiale (sterno) sono a) relativamente piccole b) mobili e c) ventrali	Le articolazioni dell'anca con lo scheletro assiale (osso sacro) sono: a) relativamente piatte; b) in grado di compiere movimenti ridotti e c) dorsali.
6. Di struttura relativamente leggera per favorire la mobilità	Di struttura massicia per resistere alle sollecitazioni anziché favorire la mobilità.
7. Capace di assorbire le sollecitazioni	Trasmette le sollecitazioni fra colonna vertebrale e arto inferiore.
8. Articolazione poco profonda con l'arto che permette una grande escursione di movimento	Articolazione profonda con l'arto che limita l'escursione di movimento

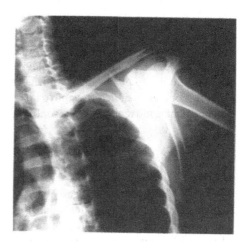

Fig. 1.2. Radiografia di una normale cintura scapolare. La scapola che si muove liberamente rende possibile il movimento della mano in innumerevoli posizioni per compiere movimenti specifici

Fig. 1.3. La mano e la scapola sono anatomicamente simili in forma e dimensioni

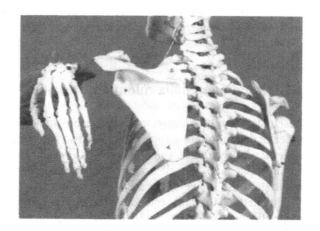

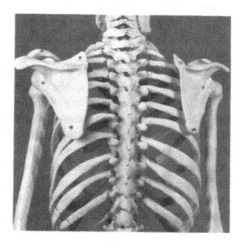

Fig. 1.4. La cintura scapolare non è direttamente collegata alla colonna vertebrale. Una complessa attività muscolare sostiene il movimento dell'arto superiore

Fra la cintura scapolare e quella pelvica si trova la lunga leva flessibile del tronco. È chiaro che senza un punto centrale di sostegno i muscoli degli arti superiori non avrebbero alcun ancoraggio. Lo stesso si verifica nel caso degli arti inferiori non appena un piede viene sollevato da terra e il bacino diventa dipendente dal punto citato per la sua stabilizzazione. Nello stesso modo il peso del capo non potrebbe essere sorretto contro la forza di gravità durante i suoi movimenti, poiché anche i muscoli del collo sono attaccati alla parte superiore del tronco.

1.1 La colonna vertebrale

L'enorme varietà dei movimenti del tronco è resa possibile dalla struttura della colonna vertebrale che è costituita da una serie di corte leve unite fra loro. Le vertebre mobili sono legate strettamente fra di loro per mezzo dei dischi cartilaginei intervertebrali e formano una colonna flessibile e continua che sostiene il peso del capo, delle braccia e del tronco. Questo congegno meccanico è instabile e, per controllare i movimenti delle singole articolazioni fra loro, dipende da una complessa attività muscolare.

1.1.1 Movimenti della colonna vertebrale

L'escursione di movimento fra due vertebre adiacenti è relativamente piccola e dipende dalla limitata deformabilità del disco intervertebrale e dalla forma delle superfici delle vertebre. Tuttavia la colonna vertebrale,considerata come un tutto, ha un'ampia escursione di movimento dovuta alla somma di questi piccoli movimenti per tutta la sua lunghezza.

Può flettersi in avanti, estendersi indietro, piegarsi lateralmente o ruotare, ma, come afferma Grieve (1981): "Un movimento puro su un solo piano forse non esiste". Nonostante ci sia una considerevole variazione nell'escursione di movimento segmentario, egli descrive le variazioni medie ricavate da fonti diverse (Figg. 1.5; 1.6). Le possibilità di movimento nella colonna vertebrale toracica risultano più limitate che negli altri tratti così che l'effetto sulla respirazione viene ridotto al minimo.

Questa limitazione non è dovuta soltanto alla forma delle articolazioni fra le stesse vertebre ma anche a quella della gabbia toracica.

La rotazione assiale è invece sorprendentemente libera nonostante i legamenti delle costole e normalmente varia da 60° a 80° su ciascun lato (Dvorak e Dvorak, 1983) il che supera di gran lunga l'escursione di rotazione della colonna vertebrale lombare. Tale libertà di rotazione della colonna vertebrale toracica è necessaria per portare le mani nelle posizioni adatte ai compiti funzionali.

Dal punto di vista clinico, quando la colonna vertebrale è completamente estesa, la rotazione sia sull'area superiore che su quella inferiore della colonna vertebrale toracica risulta bloccata. L'esperienza clinica che la rotazione sia molto limitata dall'estensione viene sostenuta da Grieve (1986) quando descrive i movimenti

Fig. 1.5. Escursioni medie di movimento segmentario nella colonna vertebrale: flessione ed estensione. (Da: Grieve, 1981)

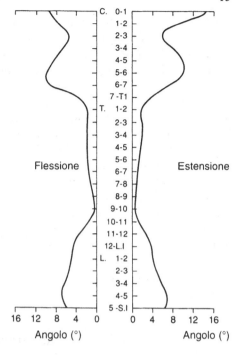

Fig. 1.6. Escursioni medie di movimento nella colonna vertebrale: rotazione e flessione laterale. (Da: Grieve, 1981). La libertà di rotazione nella colonna vertebrale toracica permette che le mani vengano portate in posizioni funzionali su ambedue i lati della linea mediana del corpo

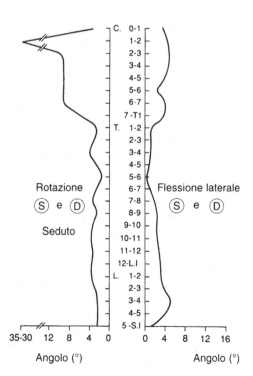

combinati di estensione con flessione sul lato destro e rotazione sullo stesso lato: "Questa combinazione produce un effetto di blocco totale sulle faccette articolari unito alla riduzione del forame intervertebrale" e aggiunge: "Come effetto secondario della rotazione la vertebra superiore di un segmento motorio tenderà a inclinarsi in avanti (flessione)".

Certamente a livello dell'articolazione della mortisa toracico-lombare l'estensione impedisce completamente la rotazione. "La transizione dalle caratteristiche toraciche a quelle lombari può verificarsi all'altezza dei segmenti T10-T11 o T11-T12 oppure T12-L1. La transizione è molto marcata a causa di una singolare configurazione dei processi articolari di una vertebra che ha l'effetto di formare con la vertebra adiacente una mortisa e un'articolazione a tenone nel caso di estensione o di flessione; questo è uno dei pochissimi esempi di completa "serratura ossea" nel nostro corpo. In estensione le faccette inferiori della vertebra intermedia si serrano con le faccette superiori della vertebra di "tipo lombare" superiore e allora non è possibile altro movimento che la flessione" (Grieve, 1981).

La rotazione nella colonna vertebrale lombare è limitata anche in conseguenza del contatto delle faccette articolari fra loro che Grieve paragona a "flange di ruote di un treno".

1.1.2 Movimenti della gabbia toracica

Le singole costole hanno una loro escursione e direzione di movimento che si sommano fra loro per rendere possibile le caratteristiche escursioni respiratorie del torace. Ciascuna costola può essere considerata come una leva con il proprio fulcro adiacente all'articolazione costo-trasversale. Quando il corpo della costola si eleva, il collo si abbassa, o viceversa. Poiché c'è una notevole differenza in lunghezza nei due bracci della leva, un piccolo movimento all'estremità vertebrale della costola causa un movimento di gran lunga maggiore nella sua estremità anteriore. La testa di ciascuna costola si articola con il corpo della vertebra e, a causa della fissazione effettuata dai legamenti, è possibile solo un piccolo movimento di scivolamento fra le due superfici articolari. Nello stesso modo robusti legamenti legano il collo e i tubercoli delle costole ai processi trasversali delle vertebre consentendo solo un lieve movimento di slittamento alle articolazioni costo-trasversali. Le articolazioni delle teste delle costole e le articolazioni costo-trasversali si muovono contemporaneamente e nella stessa direzione in modo che il collo della costola si muove come se fosse una sola articolazione.

Perciò è chiaro che, quando la colonna vertebrale toracica è estesa, il collo delle costole è abbassato e l'effetto di leva lunga amplifica l'elevazione della parte anteriore della gabbia toracica. Tuttavia durante la normale inspirazione l'estensione della gabbia toracica viene automaticamente controbilanciata anteriormente dalla tensione di appositi muscoli e, per converso, durante l'espirazione gli estensori della colonna vertebrale impediscono movimenti di flessione.

Quando le costole dalla terza alla sesta si elevano, le loro estremità anteriori portano lo sterno in avanti e verso l'alto. Le cartilagini costali delle costole vertebro-condrali, compresa la settima costola, si articolano l'una con l'altra e ciascuna

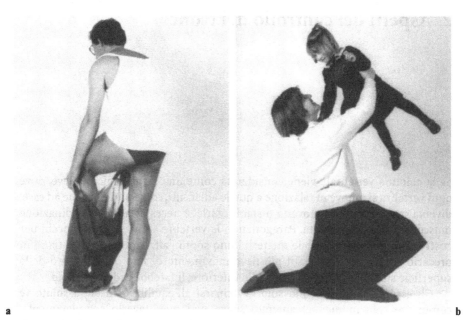

a   b

Fig. 1.7 a, b. Il tronco fornisce una stabile e tuttavia dinamica base per tutti i movimenti. **a,** facilità e indipendenza nelle attività della vita quotidiana. **b,** realizzazione di desideri individuali

spinge l'altra verso l'alto finché la parte inferiore del corpo dello sterno non viene spinto in avanti e verso l'alto.

1.2 Conclusioni

Nonostante il tronco debba essere mantenuto eretto e stabile contro la gravità, esso necessita anche di muoversi liberamente in modo da assumere le innumerevoli posture necessarie alle infinite attività che ogni persona ritiene scontate per soddisfare le necessità e i desideri della vita quotidiana (Fig. 1.7 a, b). La postura è stata succintamente descritta come "arresto del movimento" in un qualunque istante durante lo svolgimento di un'attività (K. Bobath, 1980), definizione che forse rende l'idea dell'enorme varietà delle posizioni possibili del tronco e delle estremità.

Come afferma Samson Wright (1945), "deve essere evidenziato che la postura è la base del movimento e che tutti i movimenti iniziano e hanno termine in posture". Per ogni movimento che viene eseguito e per ogni postura che viene mantenuta si richiede ai muscoli di controllare la forza di gravità per contrastarne la spinta, di controllare la velocità del movimento nella sua direzione o impedirlo.

2 Aspetti del controllo del tronco

Se la colonna vertebrale viene considerata come una serie di piccole leve, dove ogni vertebra si muove in relazione a quelle adiacenti, come pure insieme ad esse, diventa ovvio che, per muoverla o stabilizzarla, è necessaria una coordinazione muscolare molto sofisticata. Paragonando le vertebre a una serie di blocchi per costruzioni, sarebbe possibile metterli l'uno sopra l'altro in modo che stiano in precario equilibrio. Tuttavia il più lieve movimento di uno dei blocchi o della superficie sulla quale è poggiato quello inferiore, li farebbe cadere al suolo.

Gli essere umani possono solo avvicinarsi all'equilibrio ideale assoluto (e comunque solo momentaneamente) senza mai raggiungerlo completamente. Steindler (1955) ha mostrato che un completo equilibrio passivo è impossibile, perché non si possono far coincidere perfettamente tra loro i centri di gravità dei singoli elementi della colonna vertebrale e i centri di movimento delle articolazioni con la linea comune di gravità. Un paziente con una lesione totale del midollo spinale sotto la vertebra C4 o C5 può essere posto cautamente in posizione seduta dalla terapista e rimanere con il tronco eretto in equilibrio dopo che questa ha tolto le mani. Ma dato che i suoi muscoli paralizzati non sono in grado di compiere i necessari aggiustamenti, basta che il paziente alteri la posizione del capo o porti le braccia in avanti, per cadere. Rilassati, in piedi o seduti, anche noi possiamo trovare una posizione nella quale l'attività muscolare è ridotta al minimo, in quanto la forma delle vertebre e i legamenti che le sostengono riducono il più possibile la necessità di controllo muscolare. Tuttavia, nel momento in cui il corpo viene mosso fuori della linea della forza di gravità, si richiede all'attività muscolare di riportarlo sulla linea della forza di gravità o di mantenerlo nella nuova posizione. Murray e coll. (1975) trovarono un'ampia area di stabilità sopra la quale il peso può venire spostato e mantenuto da parte di soggetti normali.

Tutti i movimenti della colonna vertebrale richiedono che l'attività muscolare si opponga alla forza di gravità. Nel momento in cui il corpo si muove indietro, avanti o lateralmente rispetto al centro di gravità, i muscoli devono reagire. Spesso si è frainteso quali muscoli debbano essere attivati per impedire al corpo di cadere o di tendere a cadere in una certa direzione. Per la terapista è molto importante capire chiaramente il meccanismo poiché gli esercizi impiegati per attivare selettivamente i muscoli del tronco spesso richiederanno che il paziente venga mosso in relazione alla forza di gravità cosicché si stimoli l'attività dei muscoli desiderati. Le proposte presentate da Klein-Vogelbach (1990) di un "ponte" e di un "tentacolo" aiutano a chiarire l'analisi dell'attività muscolare.

Fig. 2.1. Appoggio sugli arti superiori. L'arco del ponte viene sostenuto dai muscoli della parte inferiore del corpo (soggetto sano)

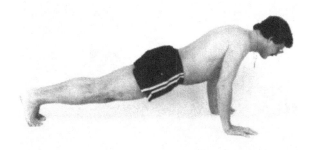

Fig. 2.2. "Fare il ponte". Gli estensori del dorso e quelli delle articolazioni coxo-femorali sostengono l'arco del ponte (soggetto sano)

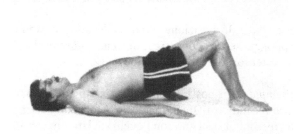

2.1 Il ponte

Un "ponte" viene formato quando due parti del corpo, in contatto con una superficie di appoggio, tengono la parte del corpo posta fra loro sollevata. L'arco di tale ponte viene mantenuto dalla tensione dei muscoli sul lato inferiore dell'arco.

Esempio 1. Quando si appoggia il corpo sugli arti superiori tesi in avanti, l'arto superiore e l'arto inferiore formano le colonne del ponte e, il tronco e le anche l'arco del ponte (Fig. 2.1). I muscoli che sostengono l'arco sono quelli sulla parte inferiore, in questo caso gli addominali e i flessori delle anche, mentre gli estensori dorsali inferiori rimangono rilassati (Pauli e Steele, 1966).

Esempio 2. Quando una persona è in posizione supina con le anche e le ginocchia flesse e solleva i glutei dalla superficie di appoggio ("fare il ponte"), gli estensori dorsali e gli estensori dell'anca sostengono l'arco del ponte (Fig. 2.2).

2.2 Il tentacolo

Il "tentacolo" è una parte del corpo che si muove contro la forza di gravità con la estremità distale libera, nel senso che non viene sostenuta. Se la parte non è asso-

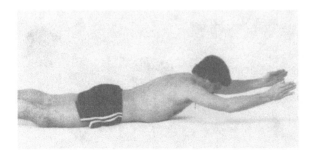

Fig. 2.3. Giacere sul ventre, sollevando il capo e le articolazioni scapolo-omerali dal pavimento. Il "tentacolo" è sostenuto dai muscoli sul lato più alto (soggetto sano)

lutamente verticale, l'attività muscolare per sostenere il "tentacolo" verrà prodotta in quei gruppi muscolari sul lato più alto in relazione alla forza di gravità.

Esempio 1. In posizione prona, sollevando il capo e le spalle dalla superficie di appoggio senza adoperare le braccia. I muscoli che sostengono il "tentacolo" sono gli estensori dorsali e del collo (Fig. 2.3).

Esempio 2. In posizione seduta con i piedi sul pavimento, oscillando il tronco avanti e indietro. Qui il "tentacolo" è formato dal tronco e dal capo, e i muscoli che forniscono il sostegno sono quelli sul lato più elevato, cioè i muscoli anteriori del collo, gli addominali e i flessori dell'articolazione coxo-femorale (Fig. 2.4 a, b). Invece, nel momento in cui il tronco viene portato in avanti in relazione alla linea di gravità, gli estensori del collo e i dorsali entrano in azione (Fig. 2.4 c).
Nello stesso modo, in stazione eretta, entrano in azione i muscoli sulla parte più prossima degli arti inferiori e del tronco quando il corpo viene spostato indietro o in avanti. Brooks (1986) descrive l'attività nella muscolatura paravertebrale, nei muscoli ischiocrurali e nel gastrocnemio durante l'oscillazione in avanti causata dai movimenti sulla piattaforma e l'attività nei muscoli addominali, nel retto femorale, nel vasto mediale e laterale e nel tibiale anteriore durante l'oscillazione all'indietro. In questo esempio il corpo in tutta la sua lunghezza forma "il tentacolo".

2.3 Il ponte-tentacolo

Il ponte e il tentacolo si combinano fra loro in determinati movimenti e l'attività muscolare cambia di conseguenza nel caso che i muscoli della parte superiore del ponte debbano entrare in azione come pure per ancorare il tentacolo che da esso ha origine. Per esempio durante l'esercizio del ponte, con i glutei sollevati dalla superficie di appoggio, l'arco del ponte viene mantenuto dai muscoli della parte inferiore. Se, tuttavia, un piede viene sollevato in aria, l'intera gamba diviene un tentacolo e anche i muscoli della parte superiore dell'arco vengono attivati per sostenere il tentacolo (Fig. 2.5 a). Se si solleva anche una delle braccia, l'intensità dell'esercizio aumenta ulteriormente (Fig. 2.5 b).

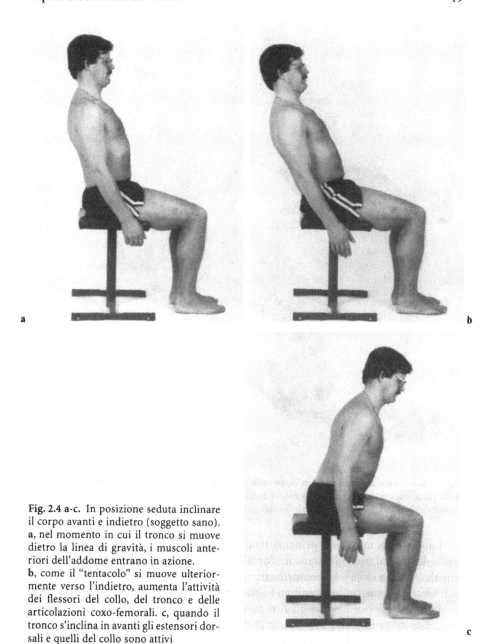

a

b

Fig. 2.4 a-c. In posizione seduta inclinare
il corpo avanti e indietro (soggetto sano).
a, nel momento in cui il tronco si muove
dietro la linea di gravità, i muscoli anteriori dell'addome entrano in azione.
b, come il "tentacolo" si muove ulteriormente verso l'indietro, aumenta l'attività
dei flessori del collo, del tronco e delle
articolazioni coxo-femorali. c, quando il
tronco s'inclina in avanti gli estensori dorsali e quelli del collo sono attivi

c

2.3.1 Controllo muscolare del tronco

Il tronco può essere flesso, esteso, flesso lateralmente e ruotato o due di queste
attività possono venire combinate in movimenti o posture. I principi del "ponte"
e del "tentacolo" continuano a essere validi.

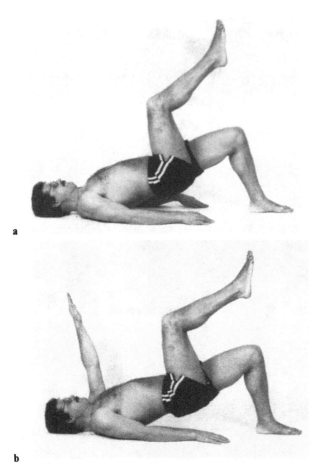

Fig. 2.5 a, b. "Fare il ponte" con un piede sollevato dal pavimento (soggetto sano). **a**, i muscoli della parte superiore del ponte lavorano per sostenere il "ponte-tentacolo". **b**, anche il sollevamento del braccio aumenta l'attività dei muscoli addominali

I due gruppi muscolari principalmente responsabili del movimento e del controllo del tronco sono gli estensori dorsali e i muscoli che formano la parete addominale. A causa della loro conformazione e forse della loro multipla innervazione segmentaria, i muscoli addominali hanno una proprietà particolare: essi, diversamente dalla maggior parte degli altri muscoli del corpo, sono in grado di contrarsi in parte e non come un tutto (Platzer, 1984; Spaltenholz, 1901), rendendo possibile l'enorme varietà di movimenti e posture del tronco e fornendo uno stabile ancoraggio per i muscoli che agiscono sul capo, sulle articolazioni scapolo-omerali e su quelle coxo-femorali.

Come spiega Bobath (1971), il normale meccanismo dei riflessi posturali richiede molti e diversi gradi di innervazione reciproca. "Ciò è necessario sia per la fissazione posturale delle parti prossimali del corpo che per la regolazione della fine interazione dei muscoli che muovono le parti distali".

2.3.2 Considerazioni anatomiche

Nei molti testi di anatomia si trovano dettagliate descrizioni dei singoli muscoli del tronco. Lo stesso vale per i muscoli che collegano gli arti con il tronco e da questo dipendono per la loro efficiente azione. Per la terapista è comunque importante studiare le illustrazioni presentate in questo capitolo e considerare varie relazioni fra i muscoli.

2.3.2.1 Estensione

I muscoli che estendono il tronco contro gravità sono larghi e potenti poiché devono sostenere il peso del capo e delle lunghe leve formate dagli arti superiori durante le loro attività funzionali (Fig. 2.6 a). Molti di essi sono attaccati alle costole. Così, direttamente o indirettamente, per mezzo dell'estensione della colonna vertebrale, quasi tutti deprimeranno il collo delle costole posteriormente causando un innalzamento dei loro corpi nella parte anteriore (Fig. 2.6 b, c). L'elevazione anteriore della gabbia toracica viene molto amplificata, a causa della grande differenza di lunghezza fra i bracci della leva formata da ciascuna costola. Un lieve movimento all'estremità vertebrale della costola causerà un movimento molto più ampio della sua estremità anteriore. Al contrario, se le costole sono elevate anteriormente, come si verifica durante i movimenti inspiratori della gabbia toracica, allora la colonna vertebrale tende a estendersi. Sia l'elevazione della gabbia toracica dovuta all'estensione della spina dorsale che l'estensione della colonna vertebrale toracica subordinata all'elevazione delle costole vengono contrastate dall'attività di adattamento nei muscoli addominali.

2.3.2.2 Cingolo scapolare

Poiché la cintura scapolare non possiede alcuna diretta articolazione con la colonna vertebrale, essa dipende molto da una complessa attività muscolare per fornire una base stabile, ma tuttavia pienamente dinamica ai movimenti delle braccia. "Il serrato anteriore, che insieme al pettorale minore porta la scapola in avanti, è il principale muscolo interessato a tutti i movimenti per raggiungere e spingere gli oggetti" (Gray, 1980). Esso ha anche un importante ruolo nei movimenti di rotazione verso l'alto e il basso della scapola.

Sia il serrato anteriore che il pettorale minore si inseriscono nella gabbia toracica e perciò dipendono dalla stabilità del torace per esercitare un'azione efficiente (Fig. 2.7 a, b). Altrimenti le contrazioni di questi due muscoli eleverebbero le costole anziché fissare o muovere la scapola.

Anche il vasto pettorale maggiore, che prende parte a così tanti movimenti dell'arto inferiore, ha origine non solo dalle superfici anteriori della clavicola e dallo sterno, ma anche dalle cartilagini di quasi tutte le costole vere e perfino dall'aponeurosi del muscolo obliquo dell'addome (Fig. 2.8). Il muscolo pettorale eleverebbe senza dubbio la gabbia toracica se non fosse fissato dal basso.

Per rendere possibile la funzionalità di questi muscoli, i muscoli della parete addominale devono adattare la loro tensione in modo da mantenere le costole in

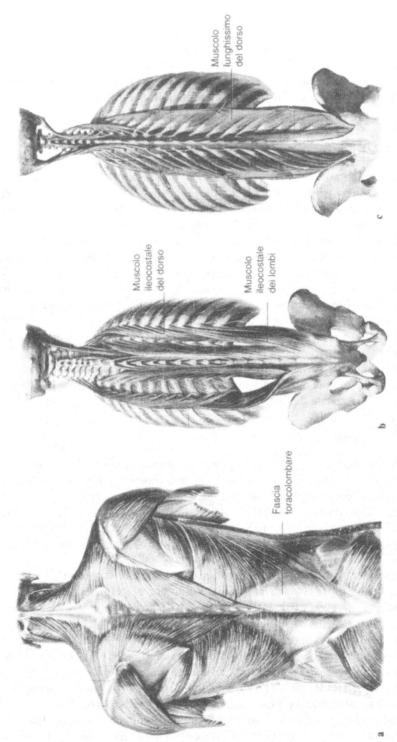

Fig. 2.6 a-c. Muscoli potenti estendono il tronco contro la forza di gravità. **a**, i muscoli larghi del dorso (primo strato). **b**, i muscoli lunghi del dorso (primo strato). **c**, i muscoli lunghi del dorso (secondo strato). Molti muscoli lunghi hanno inserzioni agli angoli delle costole

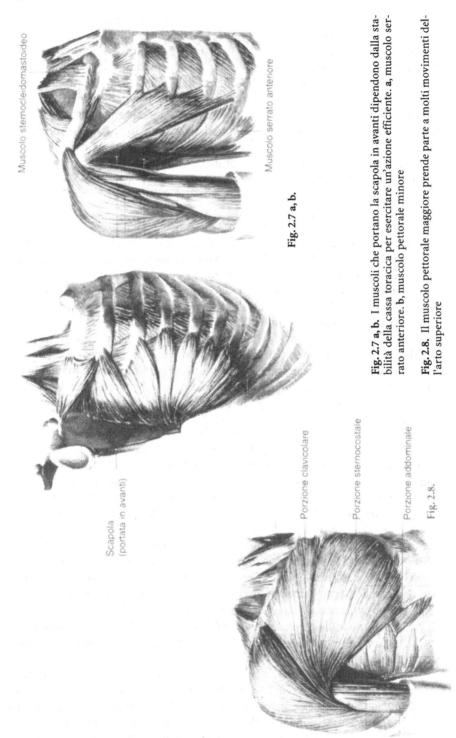

Muscolo sternocleidomastoideo

Muscolo serrato anteriore

Fig. 2.7 a, b.

Scapola
(portata in avanti)

Porzione clavicolare

Porzione sternocostale

Porzione addominale

Fig. 2.8.

Fig. 2.7 a, b. I muscoli che portano la scapola in avanti dipendono dalla stabilità della cassa toracica per esercitare un'azione efficiente. **a**, muscolo serrato anteriore. **b**, muscolo pettorale minore

Fig. 2.8. Il muscolo pettorale maggiore prende parte a molti movimenti dell'arto superiore

basso. La disposizione geniale della muscolatura dei muscoli addominali obliqui, in particolare quello del muscolo obliquo esterno che è addentellato con il serrato anteriore, permette una reciproca fissazione delle costole come avviene con l'inserzione del retto dell'addome (Fig. 2.9). Senza questi gruppi muscolari l'elevazione della gabbia toracica in conseguenza dell'estensione della colonna vertebrale o del sollevamento degli arti superiori sarebbe inevitabile (Fig. 2.10). Tutti i muscoli che agiscono sull'articolazione scapolo-omerale e la mettono in grado di muoversi in così tanti modi dipendono dall'ancoraggio prossimale fornito dal cingolo scapolare, che, a sua volta, dipende dalla stabilizzazione del torace. Una tale fissazione richiede un continuo sottile gioco reciproco fra i muscoli flessori ed estensori del tronco.

2.3.2.3 I muscoli addominali

Per esercitare un'azione efficiente i muscoli addominali necessitano di un'origine stabile che, secondo la parte del tronco interessata al movimento, può essere il bacino, il torace o l'aponeurosi centrale. Poiché l'origine e l'inserzione cambiano continuamente durante l'attività del tronco, questi termini sono difficili da definire con esattezza. Il bacino viene stabilizzato dall'attività dei muscoli intorno alle articolazioni coxo-femorali nella stazione supina, seduta e in stazione eretta; nella stazione seduta e supina la stabilizzazione è aiutata dal peso degli stessi arti inferiori. La stabilizzazione del torace, come origine delle attività nelle quali i muscoli addominali si contraggono per muovere o impedire il movimento del bacino, richiede un'estensione selettiva della colonna vertebrale toracica. I muscoli addominali, quelli obliqui in particolare, non possono funzionare efficientemente quando la loro origine e inserzione sono ravvicinate, poiché essi hanno, quando la spina dorsale è flessa, un'esagerata cifosi toracica.

C'è la tendenza a visualizzare i muscoli addominali come se fossero situati solo nella parte anteriore del tronco a causa del termine "muscoli dell'addome" o l'abitudine di battere con orgoglio su tale parte del corpo quando ci si vanta di essere in buone condizioni atletiche! Tuttavia, da un punto di vista anatomico, questi muscoli sono situati sulla parte posteriore e su quella laterale del tronco come su quella anteriore, poiché le fibre di alcuni di essi si estendono posteriormente intorno alla parete dello stomaco fino alla fascia toracolumbare che, a sua volta, è attaccata alle vertebre lombari. Riguardo alla loro origine e inserzione c'è la tendenza a descrivere queste fibre muscolari come estese dal bacino fino al torace. È tuttavia importante notare che una larga percentuale di queste fibre sono di fatto non attaccate all'osso, ma a un'aponeurosi collegata medialmente alla linea alba in modo da essere contigua all'aponeurosi del muscolo opposto (Fig. 2.11 a, b). L'azione efficiente dei muscoli di un lato della parete addominale dipende perciò dalla fissazione o dall'ancoraggio fornito dall'attività dei muscoli dell'altro lato, in particolare per le attività che coinvolgono la rotazione del tronco.

La rotazione del tronco è effettuata dai muscoli addominali obliqui. L'attività non è unilaterale, ma richiede la tenuta statica dei muscoli controlaterali per stabilizzare le aponeurosi e in tal modo mettere in grado i muscoli agonisti di accorciarsi e di portare in avanti un lato del bacino o del torace. Come spiega Schulz

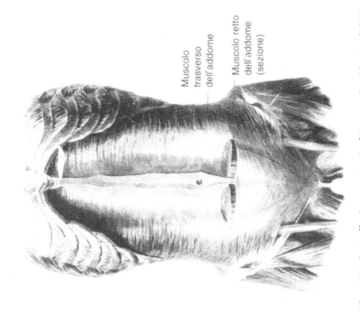

Fig. 2.10. Senza l'azione contraria dei muscoli addominali l'elevazione laterale della gabbia toracica sarebbe inevitabile

Muscolo trasverso dell'addome

Muscolo retto dell'addome (sezione)

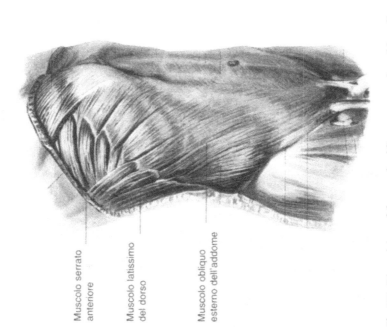

Fig. 2.9. Disposizione del muscolo obliquo esterno che, addentellandosi con il muscolo serrato anteriore, fornisce la controfissazione delle costole

Muscolo serrato anteriore

Muscolo latissimo del dorso

Muscolo obliquo esterno dell'addome

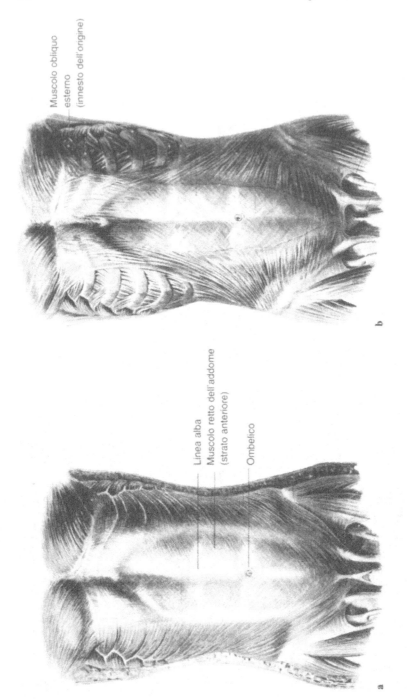

Muscolo obliquo
esterno
(innesto dell'origine)

Linea alba
Muscolo retto dell'addome
(strato anteriore)
Ombelico

b

a

Fig. 2.11 a,b. La maggior parte delle fibre dei muscoli addominali obliqui sono attaccate a un'aponeurosi centrale e non all'osso. a, muscolo obliquo esterno dell'addome. b, muscolo obliquo interno dell'addome

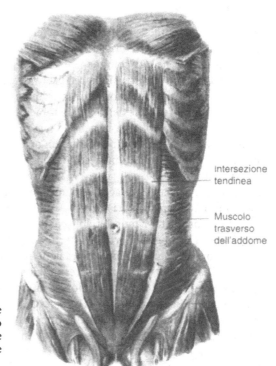

Intersezione
tendinea

Muscolo
trasverso
dell'addome

Fig. 2.12. Il retto dell'addome con le sue inserzioni tendinee. Il muscolo può accorciarsi nella parte superiore senza interessare la parte inferiore e inversamente

(1982): "Quasi tutti i movimenti di rotazione vengono svolti dai muscoli addominali obliqui mentre le varie sezioni di questi muscoli partecipano in eguale maniera allo sforzo. Le fibre dell'erettore della colonna dorsale sono chiamate a fornire il massimo sforzo di rotazione ma non sono i diretti rotatori del tronco, nonostante ciò che affermano i testi di anatomia. Essi si contraggono per bilanciare i movimenti di flessione e di flessione laterale che necessariamente si sviluppano quando i muscoli obliqui addominali si contraggono".

Si è talvolta postulato che la rotazione del tronco sia il risultato di attività unilaterale degli estensori dorsali. In uno studio elettromiografico della rotazione assiale del tronco (Donish e Basmajian, 1972), tuttavia, tutti i soggetti mostrarono attività bilaterale nei muscoli dorsali profondi a livello toracico, anche se la maggior parte del movimento rotatorio si verifica nella regione toracica. L'attività bilaterale degli estensori dorsali sembrerebbe suffragare l'ipotesi che i muscoli addominali obliqui sono i primari rotatori del tronco, mentre gli estensori nella regione toracica agiscono come stabilizzatori del torace per favorire un'efficiente contrazione addominale.

Il muscolo retto dell'addome corre di fatto principalmente da osso a osso o cartilagine ossea ed è un flessore principale del tronco. Esso è costituito in modo che le sue fibre siano interrotte da strisce fibrose o da intersezioni tendinee e può contrarsi parzialmente, accorciando la parte inferiore, mentre le fibre superiori rimangono invariate o viceversa (Fig. 2.12).

2.3.2.4 Respirazione

Poiché l'inspirazione è direttamente correlata con l'estensione e l'espirazione con la flessione, sia gli estensori sia i flessori del tronco sono direttamente interessati alla respirazione. La colonna dorsale non si muove durante quest'attività a causa dell'appropriata tensione reciproca di gruppi muscolari antagonisti. Una postura eccessivamente cifotica della colonna vertebrale toracica con la sua concomitante compressione della gabbia toracica ridurrebbe il volume dei polmoni. Gli estensori della colonna vertebrale toracica assicurano la capacità volumetrica della gabbia toracica e forniscono un'origine stabile per l'efficiente funzionamento dei muscoli addominali durante la respirazione.

Tre gruppi di muscoli sono responsabili della respirazione: il diaframma, i muscoli intercostali e gli accessori, e i muscoli addominali. Tutti e tre i gruppi hanno funzione inspiratoria ed espiratoria e lavorano insieme in maniera complessa e coordinata, I muscoli addominali, compreso il retto e il trasverso dell'addome e gli obliqui interni ed esterni, vengono di solito descritti come muscoli espiratori che aumentano la retrazione passiva dei polmoni, particolarmente durante l'espirazione forzata o la respirazione profonda.

"I muscoli delle pareti anteriore e laterale dell'addome sono i più importanti muscoli dell'espirazione" (Campbell, 1955). Ma, come Luce e coll. (1982) mettono in evidenza, "i muscoli addominali giocano anche un ruolo facilitatorio nell'inspirazione, in quanto la loro contrazione tende ad allungare il diaframma e a diminuire il suo raggio di curvatura, permettendogli di produrre una maggiore tensione...". De Troyer (1983), descrivendo come i muscoli addominali migliorino l'abilità del diaframma a generare pressione, scrive che "poiché i muscoli addominali spostano il diaframma nel torace quando si contraggono, essi in realtà allungano le sue fibre muscolari e le mettono in una posizione più vantaggiosa della loro curva lunghezza/tensione". Come Sharp (1980) chiaramente afferma: "I muscoli addominali e quelli accessori agiscono anche come muscoli fissatori o di tenuta che aggiustano la posizione della gabbia toracica e dell'addome in modo da ottimizzare l'efficienza del diaframma". Sebbene il diaframma venga considerato principalmente un muscolo di inspirazione, esso gioca anche un ruolo significativo durante la maggior parte del ciclo respiratorio. "Studi relativi al diaframma durante l'espirazione passiva mostrarono che l'attività elettrica continuava dall'inspirazione all'espirazione. In alcuni casi l'attività durava fino al 98% dell'espirazione" (Murphy e coll., 1959). In aggiunta Murphy scrive che: "La presenza di attività elettrica durante l'espirazione passiva suggerisce un'azione frenante da parte di questo muscolo che si oppone alle normali forze elastiche dei polmoni, piuttosto che l'esercizio di una vera funzione respiratoria".

Diventa perciò ovvio che i muscoli addominali svolgono un ruolo significativo nella normale respirazione.

2.4 Tipi di azione muscolare

I muscoli agiscono sul tronco in tre modi diversi: 1) Il movimento si verifica nella direzione opposta a quella della forza di gravità (attività muscolare concentrica); 2) il movimento dovuto all'azione della forza di gravità o di altre forze che agiscono sul corpo viene impedito (attività muscolare isometrica); 3) il movimento in direzione della forza di gravità viene controllato dall'azione frenante o di lento cedimento dei muscoli (attività muscolare eccentrica).

1. Movimento in direzione opposta alla forza di gravità. Dal momento in cui ci alziamo dal letto al mattino, cambiamo costantemente la nostra postura e per fare ciò dobbiamo muovere il tronco in direzione opposta a quella della forza di gravità. Ci giriamo nel letto, ci mettiamo seduti, ci alziamo in piedi, afferriamo e solleviamo oggetti da differenti superfici di appoggio tutto il giorno. Quando ci muoviamo contro la forza di gravità, i muscoli della parte superiore del "tentacolo" o della parte inferiore del "ponte" si accorciano per staccare il tronco dal suolo. La velocità del movimento altera la quantità di azione muscolare necessaria. In generale, più lento è il movimento, maggiore è l'attività richiesta. Nella nostra vita quotidiana il tronco viene spesso mosso in un modo che si adatterebbe alla descrizione del "tentacolo". Noi muoviamo il tronco liberamente per portare le mani, il capo o le gambe nella posizione adatta, per esempio quando ci mettiamo le scarpe, stiamo in piedi e camminiamo. Sebbene l'attività muscolare venga spesso descritta in relazione alla flessione o all'estensione del tronco, l'attività funzionale viene di solito accompagnata dalla rotazione e/o dalla flessione laterale.

Basmajian (1979) afferma che "I cosiddetti muscoli anti-gravità non servono tanto a mantenere la postura mentre ci si siede o si sta in stazione eretta quanto a produrre i movimenti necessari per le maggiori variazioni posturali, dalla stazione supina a quella seduta o in stazione eretta". Egli spiega anche che "l'uomo si muove continuamente contro la forza di gravità in una molteplicità di posture solo per le quali è necessaria una grande forza".

2. Impedire il movimento che altrimenti si verificherebbe come risultato dell'azione della forza di gravità o di altre forze agenti sul corpo. L'attività muscolare, che sta alla base di molte reazioni di equilibrio, è necessaria per impedire sbilanciamenti del tronco, con rischio di caduta, e per il mantenimento delle posture. Quando gli arti superiori vengono sollevati, il tronco deve essere mantenuto fermo per controbilanciare il peso delle lunghe leve che esse formano, ed eventuali oggetti tenuti nelle mani significano ulteriore peso. Reazioni di equilibrio che coinvolgono il capo, gli arti superiori e quelli inferiori necessitano un'attività di tenuta da parte del tronco. Durante la respirazione i muscoli del tronco funzionano da fissatori e da stabilizzatori, opponendo resistenza alla forza dei movimenti respiratori.

3. Controllare la velocità del movimento che si verifica in direzione della forza di gravità. Molte attività della vita quotidiana necessitano che ci incliniamo in avanti, indietro o lateralmente in modo controllato per raggiungere degli oggetti o per collocarli sopra una superficie di appoggio. I muscoli, sul lato del tronco opposto alla forza di gravità, controllano la velocità e il raggio del movimento, cedendo lentamente o esercitando un'azione frenante. Lo stesso si verifica quando portiamo una parte del corpo nella posizione desiderata, per esempio, per coricarci, per portare il capo in avanti, per mangiare o per bere o per dare un bacio a un bambino. Durante l'espirazione l'effetto frenante del diaframma e dei muscoli addominali controlla il flusso dell'aria in uscita e ci mette in grado di parlare usando frasi di lunghezza normale.

Gli estensori e gli addominali mutano continuamente la loro interazione secondo il movimento da eseguire o la postura da mantenere. È interessante lo studio di Caix e coll. (1984) che, usando le tecniche investigative dell'analisi isto-chimica di fibre muscolari striate e indagini cinesiologiche elettromiografiche del funzionamento muscolare, hanno trovato tre diversi tipi di fibre e tre categorie di attività motorie nei muscoli della parete addominale. Insieme ai suoi coautori propone l'ipotesi che "Le tre categorie di attività motorie annotate corrispondano alla contrazione di tre diversi tipi di fibre muscolari, cioè fibre lente, fibre veloci resistenti alla fatica (fibre veloci resistenti) e fibre veloci affaticabili". Postula che i segnali elettromiografici di maggiore durata corrispondano alle fibre muscolari lente che hanno una funzione tonica, i segnali di più breve durata corrispondano alle fibre veloci affaticabili che hanno una funzione fasica e che i segnali di durata intermedia vengano prodotti dalle fibre veloci resistenti alla fatica che hanno una funzione posturale.

2.5 Conclusioni

"Muoversi è tutto ciò che il genere umano può fare e il solo esecutore è il muscolo, non importa se per bisbigliare una sillaba o per abbattere una foresta" (Sherrington, 1947).

Un'azione, reazione, o interazione con l'ambiente sono possibili soltanto se un muscolo si contrae (Kesserling, 1989). I muscoli del tronco sono coinvolti in tutte le attività eseguite contro la forza di gravità e, senza un centro stabile, i movimenti delle estremità sono possibili solo in sinergie di massa. Anche l'innervazione reciproca, essenziale per il movimento selettivo degli arti, dipende dal grado di fissazione dinamica fornita prossimalmente sia dai flessori che dagli estensori del tronco.

3 Problemi associati alla perdita dell'attività selettiva del tronco nell'emiplegia

L'emiplegia, qualunque sia la sua causa, è caratterizzata dalla perdita del controllo motorio su un lato del corpo. La tipica inabilità a muovere il braccio e la gamba, lo sviluppo di spasticità in schemi di massa e di movimento in sinergie stereotipate sono state chiaramente documentate (B. Bobath, 1978; Brunnstrom, 1970; Charness, 1986; Davies, 1985; Perry, 1969). Tuttavia, in aggiunta, c'è una perdita molto significativa di attività selettiva nei muscoli che controllano il tronco, particolarmente nei muscoli responsabili della flessione, della rotazione e della flessione laterale.

Dopo la comparsa dell'emiplegia il paziente esperimenta difficoltà nel muovere il tronco in relazione alla forza di gravità indipendentemente dal tipo di azione muscolare richiesto. I muscoli addominali mostrano una marcata perdita di attività e di tono. In posizione supina, la gabbia toracica viene stirata in alto e in fuori e il cingolo scapolare è in posizione bilateralmente elevata, con la conseguenza che il collo appare accorciato (Fig. 3.1). L'ombelico è spostato verso il lato sano. L'intera parete addominale ha un aspetto ipotonico e l'ipotonia viene confermata dalla totale assenza di resistenza allo stiramento durante la palpazione (Fig. 3.2). In stazione seduta la parete laterale della parte colpita sporge sopra il bacino all'altezza della cintura che mostra in grado maggiore o minore una perdita del suo contorno normale (Fig. 3.3). In stazione seduta e in stazione eretta, viste posteriormente, la distanza della parete laterale del tronco dalla colonna vertebrale è maggiore sul lato colpito che su quello sano (Fig. 3.4).

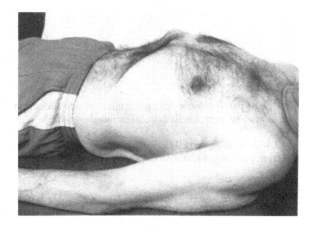

Fig. 3.1. In posizione supina la gabbia toracica viene tirata in alto e in fuori, il cingolo scapolare è in posizione elevata che fa apparire il collo accorciato (emiplegia sinistra)

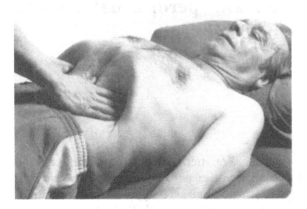

Fig. 3.2. Ipotono bilaterale dei muscoli addominali con assenza di resistenza allo stiramento (emiplegia sinistra)

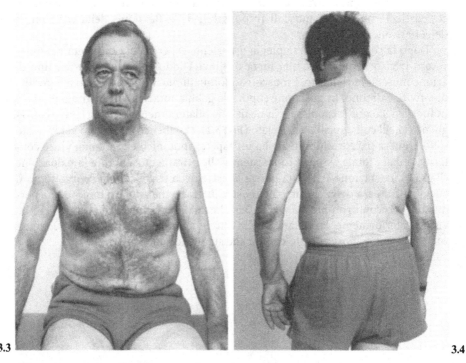

3.3

3.4

Fig. 3.3. La parete laterale della parte inferiore dell'addome sporge sul lato colpito con perdita di contorno all'altezza della cintola (emiplegia sinistra)

Fig 3.4. In posizione con il tronco eretto la distanza dalla colonna vertebrale dal bordo laterale del tronco è maggiore sul lato colpito (emiplegia sinistra)

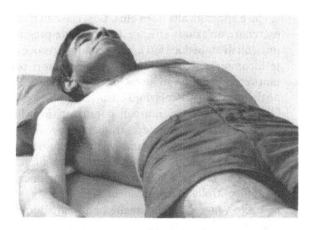

Fig. 3.5. Il paziente in stazione supina mostra ancora un'elevazione della gabbia toracica con iperattività degli estensori dorsali 14 anni dopo l'ictus (emiplegia sinistra)

La risultante perdita di controllo del tronco ha effetti molto gravi ed è in un certo grado più disabilitante del coinvolgimento della muscolatura dell'arto superiore e dell'arto inferiore, come dimostra l'agilità dei bambini con paralisi delle estremità dovuta alla poliomielite. La mancanza di stabilizzazione prossimale influenza profondamente l'uso degli arti poiché l'arto superiore e quello inferiore possono venire mossi soltanto in sinergie spastiche. La spasticità distale è ulteriormente incrementata appena il paziente cerca di compensare la perdita di fissazione quando tenta di muoversi contro la forza di gravità.

È interessante notare che l'incapacità del paziente a controllare il tronco selettivamente somiglia da vicino agli stadi del controllo del tronco osservati durante lo sviluppo motorio del lattante normale e del bambino. Sembrerebbe che, in seguito all'emiplegia, il paziente venga riportato a uno stadio precedente di sviluppo motorio.

Durante lo sviluppo normale, il controllo dei muscoli estensori del tronco precede quello dei flessori, e il paziente è similmente in grado di estendere il tronco attivamente nei primi stadi dopo il verificarsi dell'emiplegia. Se, però, egli non riceve un trattamento accurato, continuerà a adoperare l'attività estensoria più primitiva per tutti i movimenti e il controllo dei flessori non verrà ottenuto. Tale situazione è autorinforzante perché, quanto più il paziente adopera l'estensione, tanto meno verrà stimolata l'attività addominale. La mancanza di controllo dei muscoli flessori può spesso venire ancora osservata dopo 10 anni o più dall'ictus (Fig. 3.5).

3.1 Possibili cause della perdita bilaterale di attività e di tono dei muscoli addominali

1. Con l'eccezione del retto dell'addome, tutti gli altri muscoli della parete addominale si inseriscono con più di metà delle loro fibre nell'aponeurosi centra-

le che è attaccata alla linea alba. Così ciascun lato dipende dall'altro per poter esercitare un'azione efficace. Perciò viene pregiudicato il funzionamento dei muscoli di ambedue i lati e, a uno stadio precoce della sua disabilità, il paziente incomincia a usare muscoli compensatori per potersi in qualche modo muovere. Di solito egli attiva gli estensori dorsali e cambia di conseguenza la posizione delle articolazioni coxo-femorali.

"Il mancato uso dei muscoli paralizzati in schemi di attività è frequente. Soltanto attraverso un addestramento specifico al controllo e alla coordinazione questi muscoli possono venire di nuovo coinvolti in schemi di attività normali" (Kottke, 1982 a, b). Senza tale addestramento specifico i muscoli rimangono inattivi e la loro continua inibizione può dar luogo a "un'inibizione autocontrollata del motoneurone".

Di solito vengono colpiti anche i muscoli addominali del lato sano, anche se non in maniera così grave, poiché le aponeurosi non forniscono una inserzione stabile. Perkins e Kent (1986), spiegando l'azione dei muscoli trasversi e obliqui dell'addome, scrivono: "Dato che tutti questi muscoli funzionano in coppia, quando si contraggono tirano sui lati opposti delle aponeurosi addominali come in una specie di tiro alla fune".

Quando il paziente tenta di compiere un'attività, la parte controlaterale della parete addominale si allunga, senza offrire alcun ancoraggio ai muscoli che si contraggono. Il paziente può essere in grado di contrarre il retto dell'addome in uno schema flessorio di massa, come quando passa dalla stazione supina a quella seduta, poiché, sia l'origine che l'inserzione sono più stabili, essendo attaccate all'osso, cioè al sottostante pube, alle cartilagini delle costole fisse e al soprastante processo xifoideo dello sterno.

2. Nei primi stadi dell'emiplegia il paziente è costretto a usare la più primitiva estensione del tronco per poter muovere in qualche modo il corpo. Gli estensori dorsali sono perciò in una costante attività, o perfino superattività, che potrebbe causare l'inibizione reciproca degli antagonisti (Kottke, 1975 a, b). Brooks (1986), riferendosi all'arto inferiore nell'emiplegia, spiega come "gli estensori iperattivi (privati del controllo sopraspinale) inibiscono tonicamente i flessori fisiologici che, di conseguenza, sono meno spastici e più paralizzati". Lo stesso meccanismo potrebbe verificarsi anche per i flessori del tronco.

3. Il paziente emiplegico siede di solito con le anche leggermente estese e la colonna vertebrale toracica flessa passivamente per compensare lo spostamento del peso del corpo dietro il suo centro di gravità. In tale posizione i muscoli addominali non possono funzionare in modo efficiente poiché la loro origine e inserzione sono già troppo vicine fra loro (Klein-Vogelbach, 1989, comunicazione personale). La posizione cifotica della spina dorsale viene impiegata dal paziente anche quando è in stazione eretta o durante la deambulazione per evitare di cadere indietro.

3.2 Perdita di attività selettiva

3.2.1 Muscoli del tronco

La perdita di attività selettiva nei vari gruppi muscolari del tronco significa che il paziente è incapace di stabilizzare la colonna vertebrale toracica in estensione quando adopera isolatamente i muscoli addominali inferiori (flessori), come, per esempio, durante la deambulazione. Egli non può neanche mantenere l'estensione quando adopera i muscoli addominali per flettere lateralmente il tronco o per ruotarlo in avanti.

3.2.2 Muscoli del tronco e degli arti che agiscono simultaneamente

Il paziente è anche incapace di muovere gli arti isolatamente senza che questa attività avvenga in un simile schema anche nel tronco, o muovere il tronco senza muovere anche gli arti. Per esempio, quando passa dalla stazione supina a quella seduta, anche gli arti inferiori si flettono rendendo il movimento difficile, se non impossibile. In stazione eretta, quando il paziente alza attivamente una gamba di fronte a sé, anche il tronco si fletterà, e, quando estende la gamba dietro di sé, la schiena si estenderà.

3.3 Incapacità a muoversi secondo schemi normali

A causa dell'emiplegia e secondo la sua gravità, l'abilità del paziente adulto a muoversi retrocede a un livello anteriore di sviluppo. Sicuramente nei primi giorni dopo l'episodio vascolare, egli si sente "inerme come un lattante", come molti pazienti riferiscono. È incapace di girarsi nel letto, di mettersi seduto senza aiuto e spesso non è in grado di camminare. La regressione si riferisce solo alla funzione motoria e il paziente non dovrebbe venire in alcun modo considerato o trattato come un bambino. Egli è un adulto che pensa, prova sentimenti e possiede un bagaglio di esperienze e di capacità e dovrebbe venire sempre trattato come tale. Il paragone fra l'abilità motoria del paziente e quella di un bambino normale aiuterà, tuttavia, l'équipe di riabilitazione ad analizzare e a trattare i problemi motori con maggior comprensione e successo.

3.4 I problemi più comunemente osservati visti in relazione al normale sviluppo motorio

In seguito alla perdita del controllo del tronco, i pazienti emiplegici avranno difficoltà, in grado maggiore o minore, riguardo alle attività di seguito descritte durante la loro riabilitazione. Queste difficoltà possono essere viste più chiaramente in certe posizioni o durante specifiche sequenze di movimenti e verranno descritte nei paragrafi che ad esse si riferiscono. Tuttavia la difficoltà osservata in un movimento o in una posizione influenzerà anche l'esecuzione di altre normali attività. Le difficoltà nella respirazione limiteranno naturalmente l'attiva partecipazione del paziente all'intero programma di riabilitazione.

3.4.1 Difficoltà nella funzione respiratoria e fonatoria

Con la cassa toracica mantenuta in posizione di inspirazione e i muscoli addominali flaccidi e inattivi, è chiaro che i muscoli della respirazione non possono funzionare in modo efficiente (Fig. 3.6). Per effetto dell'estensione iperattiva della colonna vertebrale, le costole con i loro bracci di leva anteriori iperattivi sono elevate insieme allo sterno. Questa elevazione viene ulteriormente accentuata dall'iniziale sviluppo dell'ipertono nei gruppi muscolari dei pettorali e dall'attivazione di essi da parte del paziente quando tenta di muovere l'arto superiore emiplegico usando lo schema di massa di totale estensione.

Le costole non vengono tenute abbassate dai muscoli addominali e la configurazione del torace viene distorta. Anche i movimenti della cassa toracica saranno anormali. Kolb e Kleyntyens (1937) registrarono i movimenti del torace con un chimografo e trovarono, senza riuscire a spiegare i risultati, che "durante l'iperventilazione i movimenti sul lato colpito sono sproporzionatamente maggiori in confronto a quelli sul lato sano. Questo aumento è stato notato sia nell'emiplegia spastica che in quella flaccida". La differenza fra i due lati può venire quasi certamente spiegata dall'insufficiente attività dei muscoli addominali per "tenere le costole abbassate", che Spaltenholz (1901) descrive come loro funzione principale.

Il paziente non è in grado di espirare passivamente durante la respirazione normale, poiché la cassa toracica tenuta in posizione elevata si oppone al normale elastico rilascio dell'aria. Quando gli viene chiesto di espirare stringe le labbra e spinge fuori l'aria con forza. Fugl-Meyer e coll. (1983) trovarono che "la diminuita forza espiratoria era un denominatore comune in episodi vascolari con emiplegia o emiparesi" e in uno studio posteriore (Fugl-Meyer e Griemby, 1984) che "l'attività elettromiografica durante esperimenti di espirazione forzata appare costantemente diminuita".

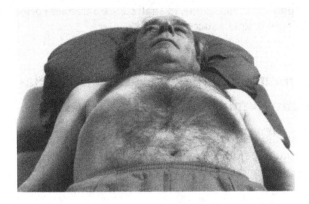

Fig. 3.6. La cassa toracica è tenuta in una posizione di inspirazione che impedisce l'efficace funzione respiratoria muscolare (emiplegia sinistra)

Persino pazienti che notoriamente avevano prima dell'episodio vascolare una funzione respiratoria estremamente buona, con nessuna anamnesi di malattia polmonare, hanno il fiato corto durante lo svolgimento di attività relativamente leggere. Tutti i pazienti esaminati nello studio di Haas e coll. (1967) presentavano una ridotta funzione respiratoria e si è postulato che questa riduzione contribuisca all'affaticabilità che così spesso ostacola la riabilitazione dei pazienti emiplegici.

Anche l'inspirazione viene pregiudicata dalla mancanza di attività stabilizzatrice da parte dei muscoli addominali. A causa della flaccidità della parete addominale "i meccanismi respiratori vengono alterati dal movimento paradosso interno della parte superiore del torace durante l'inspirazione" (Luce e coll., 1982). Il diaframma non può funzionare in modo efficace, e neppure i muscoli intercostali esterni poiché le costole sono già tese verso l'alto e avvicinate fra loro. "Dopo il diaframma gli intercostali esterni sono i più importanti muscoli dell'inspirazione". Essi "funzionano come se fossero un singolo strato di muscoli che tira tutte le costole inferiori verso la prima costola" (Perkins e Kent, 1986).

In test eseguiti su 20 pazienti con iniziale emiplegia flaccida, De Troyer e coll. (1981) trovarono che "nella maggior parte dei pazienti fu osservata un'impressionante riduzione di attività durante l'inspirazione volontaria sia nei muscoli intercostali che nel diaframma sul lato della paresi". "Anche nell'emiplegia, il volume inspiratorio ad espiratorio forzato e la massima capacità respiratoria sono ridotti in maniera significativa" (Fugl-Meyer e Griemby, 1984).

A causa della sua ridotta funzione respiratoria, il paziente non solo si affatica facilmente durante l'attività fisica, ma può anche avere difficoltà a parlare normalmente. Il volume della voce diviene ridotto ed egli è in grado di esprimersi solo con frasi molto brevi in una specie di codice telegrafico. Può persino avere la necessità di riprendere fiato dopo ogni parola, come, per esempio, quando enumera i giorni della settimana. Per dire frasi di normale lunghezza è necessario essere in grado di pronunciare con facilità un suono per 12-15 secondi. Il paziente spesso riuscirà a raggiungere soltanto 5 secondi.

3.4.1.1 Distorsione della gabbia toracica

La posizione fissa delle costole, o perfino la contrattura della cassa toracica, ha effetti di vasta portata sui movimenti del tronco stesso e in particolare sulla flessione/rotazione della parte superiore del tronco. La flessione con rotazione della colonna vertebrale toracica è una combinazione di movimenti che si verifica frequentemente durante attività funzionali, per esempio quando si sollevano o si mettono oggetti su un lato o di fronte lateralmente. Le costole bloccherebbero il movimento, ma esse "possiedono la proprietà dell'elasticità che permette loro di torcersi durante la rotazione di una vertebra" (Blair, 1986).
Con le costole mantenute dall'alto in posizione fissa, la loro intrinseca flessibilità, come viene descritta da Schultz e coll. (1974), viene impedita e di conseguenza non possono verificarsi quei cambiamenti di forma della parete toracica che sono necessari per la flessione, rotazione e flessione laterale della colonna vertebrale toracica. Durante la terapia in tutte le posizioni di partenza risultano quindi bloccati sia i movimenti attivi sia quelli passivi.

3.4.2 Difficoltà osservate nella stazione supina

Nella stazione supina, poiché la gabbia toracica è in posizione di inspirazione, il cingolo scapolare è elevato e fa sembrare accorciato il collo del paziente. L'ombelico è dislocato verso il lato sano (Fig. 3.7 a). Quando flette l'arto inferio-

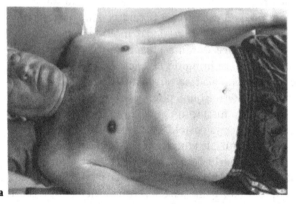

a

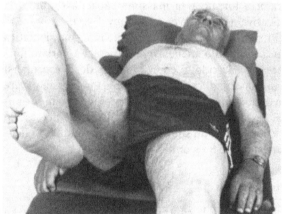

b

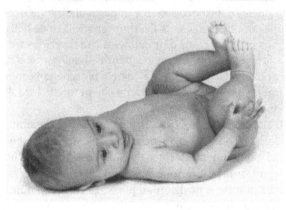

c

Fig. 3.7. a, l'ombelico è dislocato verso il lato sano (emiplegia destra). b, l'anca ruota lateralmente con abduzione quando la gamba plegica si flette. Il piede supina (emiplegia destra). c, un bambino normale a tre mesi di età mostra un simile schema di flessione di massa delle gambe. Le costole inferiori sono tipicamente espanse, il cingolo scapolare è elevato e il collo è molto corto

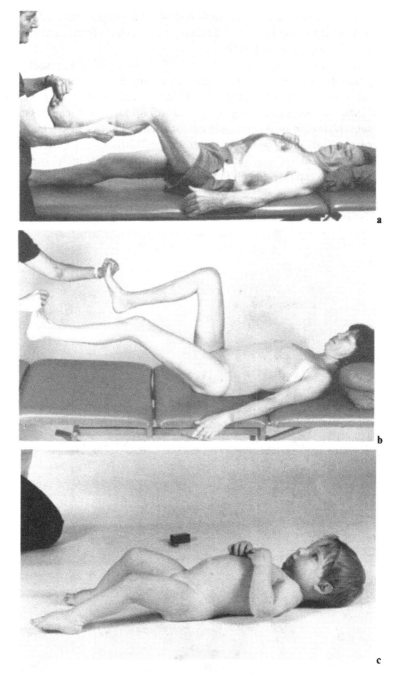

Fig. 3.8 a-c. Flessione dell'anca accompagnata dall'estensione della colonna vertebrale lombare. **a,** quando flette attivamente la gamba, il paziente tenta di stabilizzare il bacino, premendo la gamba sana sulla superficie di appoggio (emiplegia sinistra). **b,** quando flette attivamente ambedue le gambe, la lordosi aumenta e l'addome sporge in fuori. **c,** un bambino normale a 9 mesi di età mostra una postura simile

re verso di sé o essa è posta in flessione dal terapista, l'anca adotta una posizione di rotazione laterale con abduzione, il ginocchio si flette e il piede assume una posizione supina (Fig. 3.7 b).

Come spiegano i Bobath (K. Bobath e B. Bobath, 1977), il paziente emiplegico è in grado di attivare i muscoli sul lato colpito solo in una o due sinergie di massa che, come si è visto, per esempio nel lattante, sono inadeguate per svolgere attività funzionali. Il paziente non è in grado di addurre le anche flesse, o di muovere selettivamente altre parti della gamba mentre l'anca è flessa. L'adduzione dell'anca in posizione supina necessiterebbe dell'attività dei muscoli addominali per stabilizzare il bacino. Il lattante ha il collo tipicamente molto corto, le costole inferiori sono espanse ed egli flette le gambe in uno schema simile (Fig. 3.7 c).

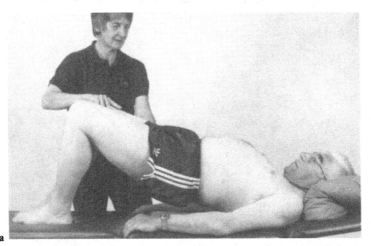

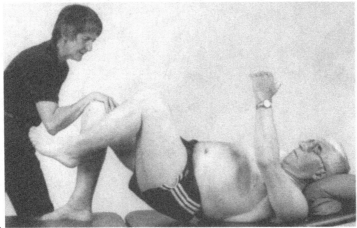

Fig. 3.9. a, fare il ponte estendendo le anche e la spina dorsale. **b,** quando il piede sano viene sollevato, il bacino cade sul lato omolaterale a causa dell'insufficiente attività dei muscoli addominali (emiplegia destra)

Quando il paziente tiene la gamba plegica in flessione, la colonna vertebrale lombare si estende ed egli tenta di stabilizzare il bacino estendendo con forza la gamba del lato sano premendo il tallone contro la superficie di appoggio (Fig. 3.8 a). Se ambedue gli arti inferiori vengono mossi simultaneamente, la colonna vertebrale lombare si estende e l'addome sporge in fuori (Fig. 3.8 b). Un bambino di 9-10 mesi ha la stessa postura (Fig. 3.8 c). Alcuni pazienti inspirano con forza l'aria fino a gonfiare l'addome, tentando in tal modo di compensare la mancanza di attività stabilizzatrice dei muscoli addominali.

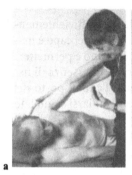
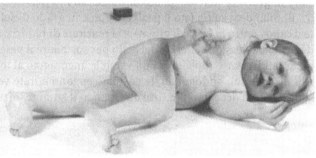

a   b

Fig. 3.10. a, ruotare verso il lato sano. In assenza di fissità dei muscoli addominali, le costole vengono tirate verso l'alto al posto del sollevamento del capo (emiplegia sinistra). b, un bambino dell'età di 9 mesi appoggia il capo sul pavimento quando ruota per raggiungere un oggetto

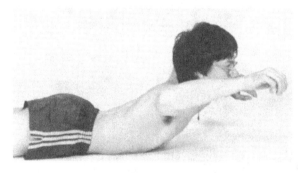

a

Fig. 3.11. a, in stazione prona il paziente può sollevare il capo e le spalle impiegando l'attività estensoria (emiplegia sinistra). b, dalla stazione supina egli non è in grado di flettere il tronco per mettersi in stazione seduta (emiplegia sinistra)

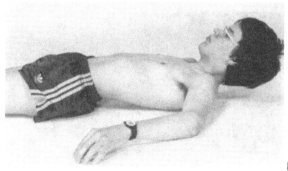

b

In uno stadio iniziale il paziente è in grado di estendere la colonna vertebrale e le articolazioni coxo-femorali e di sollevare le natiche dalla superficie di appoggio quando è in stazione supina con le ginocchia e le anche flesse per formare "il ponte" (Fig. 3.9 a). Lo stesso movimento può venire osservato in un bambino di 6 mesi quando in stazione supina sul pavimento alza e abbassa il sedere. Quando, tuttavia, il paziente solleva per aria il piede sano, la gamba diviene "un tentacolo" che necessita dell'attività dei muscoli addominali per sostenerlo. Il bacino non può essere mantenuto sollevato in asse e cade dalla parte del lato sano (Fig. 3.9 b). Senza sufficiente tono e attività, i muscoli addominali obliqui non sono in grado di mantenere il ponte sospeso in aria.

Rotolandosi su un lato il paziente non è in grado di sollevare sufficientemente il capo contro la forza di gravità e la reazione di raddrizzamento del capo è inadeguata. La flessione laterale del collo per sostenere il peso del capo e permettergli di raddrizzarlo dipende da uno stabile ancoraggio al torace. In assenza di fissità dei muscoli addominali, le costole vengono stirate verso l'alto al posto del sollevamento del capo (Fig. 3.10 a). Quando il lattante inizia a rotolarsi su un lato

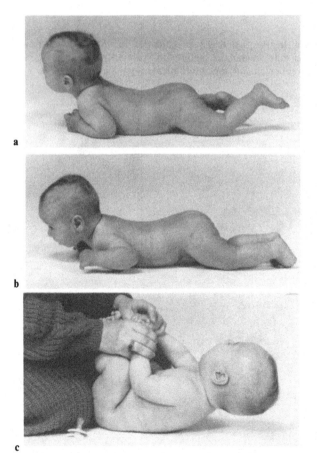

a

b

c

Fig. 3.12 a-c. Nel normale sviluppo, il controllo attivo dell'estensione del tronco precede di gran lunga la flessione attiva. a, un bambino di 3 mesi alza il capo in posizione prona. b, egli può sollevare il capo e le spalle senza l'aiuto delle braccia. c, non è in grado di flettere il tronco per mettersi a sedere, e non può estendere selettivamente le gambe per prendere un oggetto, lascia spesso il capo appoggiato sul pavimento per lo stesso motivo (Fig. 3.10 b).

3.4.3 Difficoltà nel passare dalla stazione supina a quella seduta

Nella stazione prona, l'attività dei muscoli estensori permette al paziente di sollevare il capo e le spalle dal pavimento senza appoggiarsi sugli arti superiori (Fig. 3.11 a). Dalla stazione supina, tuttavia, molti pazienti non riescono a mettersi seduti senza aiuto (Fig. 3.11 b).

Nonostante il peso e le dimensioni del capo, un lattante riesce presto a sollevare la testa e le spalle (Fig. 3.12 a) persino senza appoggiarsi sui gomiti (Fig. 3.12 b). Però non è in grado di mettersi in stazione seduta anche se viene aiutato, e ha problemi a tenere il capo flesso contro la gravità (Fig. 3.12 c). Gli saranno necessari ancora diversi anni per acquisire lo schema motorio di un adulto.

Quando il paziente si siede con l'aiuto del terapista che gli tiene le mani, egli alza gli arti superiori per poter usare i più efficienti estensori dorsali (Fig. 3.13 a).

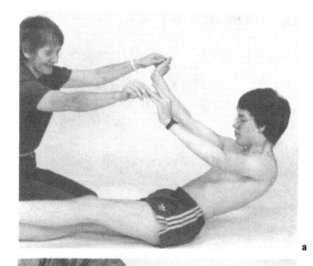

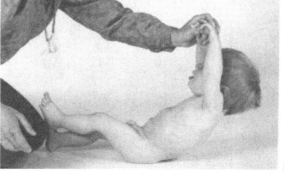

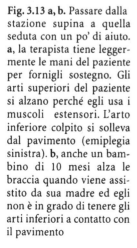

Fig. 3.13 a, b. Passare dalla stazione supina a quella seduta con un po' di aiuto. **a**, la terapista tiene leggermente le mani del paziente per fornigli sostegno. Gli arti superiori del paziente si alzano perché egli usa i muscoli estensori. L'arto inferiore colpito si solleva dal pavimento (emiplegia sinistra). **b**, anche un bambino di 10 mesi alza le braccia quando viene assistito da sua madre ed egli non è in grado di tenere gli arti inferiori a contatto con il pavimento

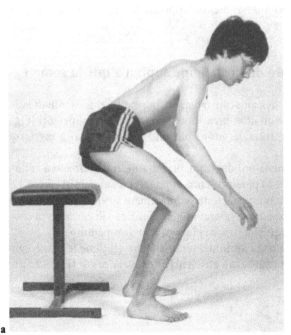

a

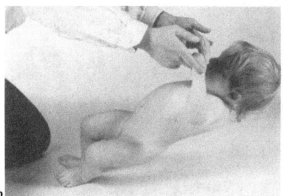

b

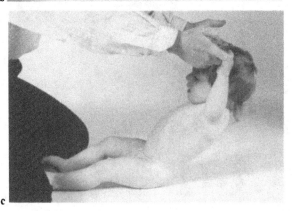

c

Fig. 3.14 a-c. Abilità a usare l'estensione, ma non la flessione. a, il paziente è in grado di passare nella posizione eretta da quella seduta usando principalmente gli estensori del tronco e delle gambe (paragonare con la Fig. 3.11 b; emiplegia sinistra). b, una bambina di 9 mesi tenta invano di sedersi usando la flessione. c, la bambina porta velocemente i piedi indietro e si spinge su di essi per alzarsi adoperando i muscoli estensori

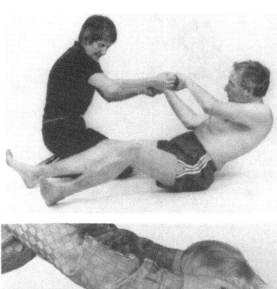

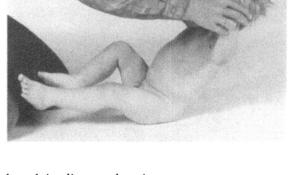

Fig. 3.15. a, il paziente ha difficoltà a mettersi seduto anche quando la terapista lo aiuta tirandolo per le braccia. Egli non è in grado di estendere selettivamente la gamba plegica quando flette il tronco (emiplegia sinistra). b, un bambino di 10 mesi ha lo stesso problema

Ha difficoltà a tenere la gamba colpita distesa sul pavimento come contrappeso. Un bambino di 10 mesi alzerà le braccia perché anch'egli ha maggiore controllo sull'estensione che sulla flessione del tronco. Anche le sue gambe si sollevano dal pavimento per mancanza di attività selettiva fra il tronco e gli arti (Fig. 3.13 b).

Il paziente trova più facile alzarsi dalla sedia, adoperando la più efficiente attività estensoria del tronco e degli arti inferiori, che passare nella stazione seduta da quella supina, che necessita della flessione del tronco (Fig. 3.14 a). Un bambino di 9 mesi, trovando faticosa la flessione, quando viene tirato per le mani per aiutarlo a sedere, spesso porta i piedi indietro verso di sé e adopera, invece, l'estensione per alzarsi (Fig. 3.14 b, c).

Senza attività selettiva fra il tronco che cerca di flettersi e le gambe che si devono estendere attivamente per rimanere sul pavimento, anche se viene aiutato, il paziente non può passare dalla stazione supina a quella seduta (Fig. 3.15 a). All'età di 10 mesi il bambino può controllare la posizione del capo contro la gravità, ma flette le gambe che si alzano perdendo il contatto con la superficie d'appoggio (Fig. 3.15 b).

Quando il paziente tenta di mettersi seduto ruotando il tronco sul lato plegico, flette con forza l'arto superiore nello schema spastico della flessione, ritraen-

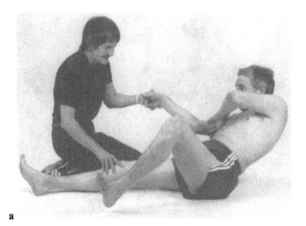

a

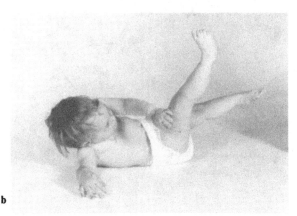

b

Fig. 3.16 a, b. La flessione del tronco con rotazione è ancora più avanzata. a, il paziente non è in grado di flettere il tronco e di ruotarlo verso il lato sano quando cerca di sedersi partendo dalla posizione supina. Sia il braccio che la gamba si flettono con forza (emiplegia sinistra). b, questo movimento non riesce neppure a una bambina normale di 20 mesi. Le sue gambe mostrano schemi di movimenti di massa

do la scapola che si oppone alla rotazione. Anche l'arto inferiore colpito del paziente talvolta si flette, perdendo completamente il contatto con la superficie d'appoggio (Fig. 3.16 a). All'età di 20 mesi il bambino di solito non tenta di sedersi ruotando il corpo, ma, se lo fa, anch'egli solleva le gambe dalla superficie d'appoggio e talvolta adotta una posizione molto simile alle sinergie spastiche di massa (Fig. 3.16 b). Flette anche il braccio, e non è in grado di portare la spalla in avanti perché non ha ancora sviluppato un sufficiente controllo dei muscoli obliqui addominali.

Perfino quando il paziente si mette seduto ruotando in avanti il lato sano, l'arto inferiore plegico tende a flettersi nonostante egli si sforzi consciamente di mantenere l'estensione del ginocchio e di tenere il piede sulla superficie di appoggio (Fig. 3.17 a). Le difficoltà persistono persino quando il paziente è in grado di camminare in modo indipendente, ma lo schema dell'andatura mostra ancora delle anormalità. A tre anni il bambino non è in grado di tenere la gamba distesa a terra quando si mette a sedere ruotando il tronco (Fig. 3.17 b). Bisogna ricordare che, anche se in questo stadio è già in grado di correre liberamente, fino a 7 anni l'effettivo schema della deambulazione non è lo stesso dell'adulto (Okamoto, 1973).

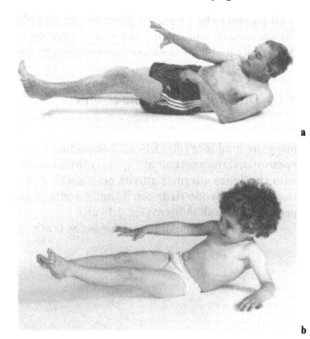

Fig. 3.17. a, persino quando ruota verso il lato plegico il paziente non è in grado di sedersi e di estendere la gamba plegica mentre flette il tronco. b, una bambina normale di 3 anni non è in grado di sedersi ruotando il tronco senza aiutarsi con le braccia

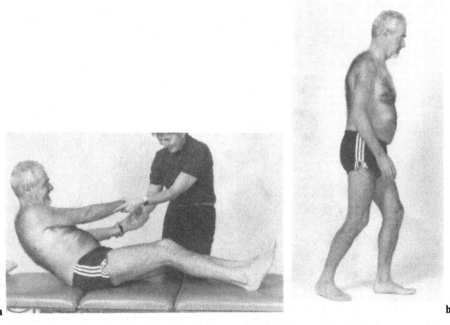

Fig. 3.18. a, un paziente che riesce a deambulare per lunghe distanze senza aiuto, ha ancora difficoltà a flettere e a ruotare il tronco verso il lato sano (emiplegia destra). b, la sua andatura mostra problemi analoghi

Il paziente che ha ancora difficoltà nel mettersi l'arto inferiore ruotando il tronco, mentre contemporaneamente estende selettivamente la gamba, rivelerà certamente problemi di natura simile durante la deambulazione (Fig. 3.18 a, b).

3.4.4 Difficoltà in stazione seduta

Il paziente di solito siede con la colonna vertebrale flessa e il collo esteso in grado maggiore o minore (Fig. 3.19 a). Tale postura non è dovuta alla debolezza degli estensori del tronco, come si è spesso erroneamente supposto (Fig. 3.19 b), ma al fatto che, senza adeguata attività nei muscoli addominali e con l'anca in estensione estese quando siede con il tronco eretto, il paziente adotta questa postura per non cadere all'indietro (Fig. 3.19 c).

Anche un bambino di 10 mesi siede con la schiena curva sebbene a questa età

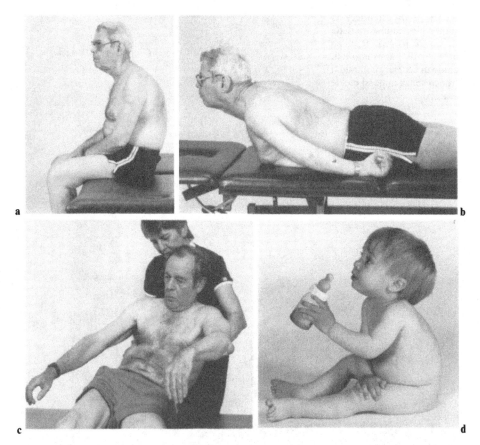

Fig. 3.19 a-d. Tipica postura seduta. **a**, il paziente emiplegico siede con l'anca estesa estese, la colonna vertebrale cifotica e il collo esteso (emiplegia sinistra). **b**, è erroneo pensare che gli estensori del tronco siano deboli. **c**, la postura cifotica impedisce al paziente di cadere all'indietro. **d**, un bambino di 10 mesi adopera la stessa postura per evitare di cadere all'indietro poiché anch'egli ha scarso controllo sui muscoli addominali

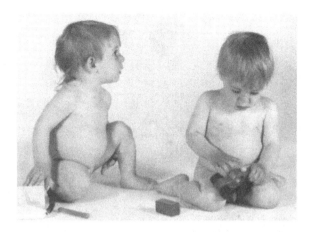

Fig. 3.20. Bambini di 9 e 10 mesi adottano posture che permettono loro di estendere il tronco senza cadere all'indietro

possegga eccellenti estensori del tronco (Fig. 3.19 d). Si comporta in questo modo per mantenere il peso del corpo bene in avanti, poiché non dispone di sufficiente attività muscolare addominale che gli impedisca di cadere indietro, e neppure di estensione protettiva delle braccia nel caso dovesse cadere. In alternativa siede con le gambe poste in modo che forniscano una stabile base di appoggio che gli permetta di estendere la colonna vertebrale senza essere in pericolo di cadere (Fig. 3.20).

Tutte le reazioni di equilibrio in stazione seduta sono influenzate negativamente dalla perdita del controllo selettivo del tronco. Quando il carico del paziente viene spostato lateralmente, egli non può raddrizzare il capo se gli addominali non possono esercitare una forza sulle costole diretta verso il basso. Non può accorciare la parte del tronco posta più in alto contro gravità poiché la flessione laterale coinvolge tutti i muscoli addominali. Non può addurre ed estendere l'arto inferiore plegico come contrappeso perché il bacino non è in grado di fornire un ancoraggio stabile per i muscoli necessari senza l'attivazione degli addominali come fissatori.

3.4.5 Difficoltà a passare dalla stazione seduta a quella eretta

Il paziente non è in grado di passare in modo normale dalla stazione seduta a quella in stazione eretta a causa dell'inadeguata attività selettiva degli arti inferiori e del tronco (Figg. 7.4; 7.5 e 7.9).

Se passa in modo anormale in stazione eretta, anche i suoi primi passi quando cammina saranno anormali (Davies, 1985).

3.4.6 Difficoltà in stazione eretta

Il paziente con nessun controllo o con insufficiente attività dei muscoli addominali per sorreggere la lunga leva formata dal tronco contro la forza di gravità

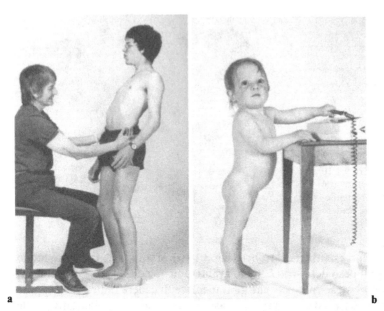

a   b

Fig. 3.21 a, b. L'estensione delle anche necessita dell'attività dei muscoli addominali inferiori. **a,** un paziente con scarso controllo addominale estende le anche, ma cadrebbe all'indietro se non venisse trattenuto (emiplegia sinistra). **b,** una bambina di 9 mesi riesce a stare in piedi soltanto se può reggersi a qualcosa mantenendo il peso del corpo bene in avanti. Le sue gambe sono iperestese

cadrebbe all'indietro se estendesse senza aiuto contemporaneamente la colonna vertebrale e le anche (Fig. 3.21 a). Perciò un bambino di 9 mesi riesce a stare in stazione eretta soltanto quando si regge a qualcosa (Fig. 3.21 b) o a qualcuno. È interessante notare che, in questo stadio dello sviluppo, le sue ginocchia sono iperestese. È necessario che i muscoli addominali tengano il bacino orizzontale e portino le anche in estensione. Nel bambino la lordosi pronunciata della colonna vertebrale lombare assicura che il peso del corpo venga mantenuto bene in avanti.

Il paziente deve adottare una postura anormale per tenere il peso del corpo sufficientemente in avanti. Spesso egli flette le anche e le ginocchia per portare tutto il tronco in avanti, come fa anche un bambino di 10-11 mesi, se non si regge a qualcosa o viene sorretto da qualcuno (Fig. 3.22 a, b). Con la mancanza di controllo addominale compensato dal "tenersi a qualcosa", sia il paziente che il bambino iperestendono le ginocchia e tengono il tronco in una posizione più eretta (Fig. 3.22 c, d).

Una postura compensatoria alternativa in stazione eretta per il paziente, che si può osservare spesso durante la deambulazione, è la cifosi della colonna vertebrale toracica (Fig. 3.23 a). Con la flessione della colonna vertebrale toracica, egli si assicura che il peso del corpo non sia troppo indietro rispetto al suo centro di gravità. Normalmente "la posizione del centro di pressione durante la stazione eretta oscilla in una posizione leggermente anteriore alla proiezione verticale del centro di gravità" (Murray e coll., 1975). Hellebrandt (Hellebrandt, 1938; Hellebrandt e coll., 1938, 1940; Hellebrandt e Braun, 1939) riferisce che la posizione media della proie-

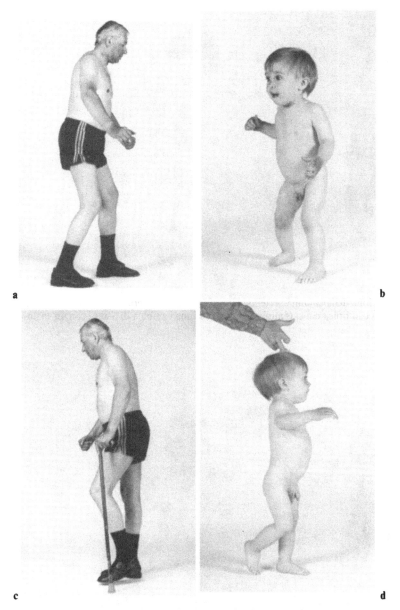

Fig. 3.22 a-d. Camminare senza sufficiente controllo del tronco. **a, b,** per evitare di cadere in avanti il paziente (**a**) (emiplegia destra) e un bambino di 11 mesi (**b**), che prova i suoi primi passi da solo, flettono ginocchia ed anche. Braccia e mani sono flesse per compensare l'inadeguata stabilità del tronco. **c,** con l'ausilio di un bastone, si ha maggiore estensione (emiplegia destra). **d,** con l'aiuto di appena un dito diventa possibile mantenere l'estensione

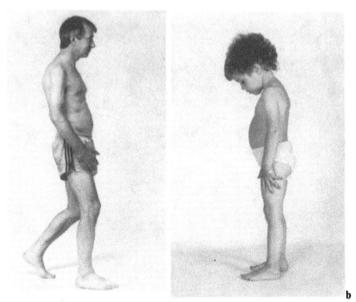

a   b

Fig. 3.23 a, b. Flessione della colonna vertebrale toracica per mantenere il carico in avanti. **a**, il paziente cammina con tipica cifosi (emiplegia destra). **b**, una bambina di 3 anni con un'analoga postura

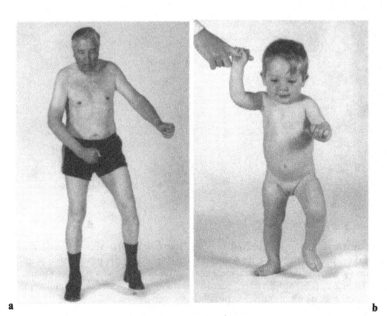

a   b

Fig. 3.24 a, b. Inabilità a trasferire il carico lateralmente. **a**, il paziente compie un passo breve e veloce di lato con la gamba sana. **b**, un bambino di 9 mesi deve ancora tenersi a qualcosa e compie piccoli passi di lato. Braccia e mani sono flesse

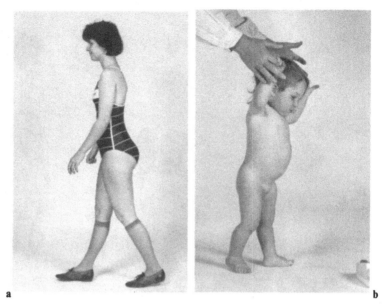

Fig. 3.25 a, b. Iperestensione del ginocchio nella fase di appoggio a causa della scarsa attività dei muscoli addominali inferiori. **a**, il bacino rimane inclinato in avanti e l'anca non si estende. **b**, tipico schema di deambulazione a 9 mesi di età

zione verticale del centro di gravità è 5 cm davanti al malleolo laterale. Il centro di gravità del paziente è di solito troppo indietro a causa dell'ipertono dei flessori plantari del piede, o per effetto della flessione plantare del piede, come parte della sinergia di estensione di massa nella gamba durante il carico, o anche a causa del suo timore di cadere in avanti senza disporre di reazioni protettive adeguate. Un bambino di 3 anni sta in stazione eretta con una postura analoga, presentando cifosi della colonna vertebrale toracica e lordosi della colonna vertebrale lombare (Fig. 3.23 b). L'eccessiva lordosi scompare di solito soltanto quando, molti anni dopo, l'attività dei muscoli addominali si è completamente sviluppata.

3.4.7 Alcune difficoltà osservate durante la deambulazione

3.4.7.1 La fase di appoggio

Il paziente non è in grado di spostare il carico abbastanza in avanti sull'arto inferiore plegico. Perciò egli compie un breve e veloce passo con il piede sano che pone lateralmente rispetto al corpo, per recuperare l'equilibrio (Fig. 3.24 a). Una bambina di 9 mesi, mentre cammina tenendosi alla mano di un adulto, mostra lo stesso schema di deambulazione (Fig. 3.24 b).

Il paziente, i cui muscoli addominali inferiori sono inattivi, iperestenderà il ginocchio poiché il bacino non è sollevato parallelamente al pavimento e l'anca non è estesa (Fig. 3.25 a). Un bambino di 9 mesi fa lo stesso quando è in stazione eretta o cammina tenendosi a un adulto (Fig. 3.25 b).

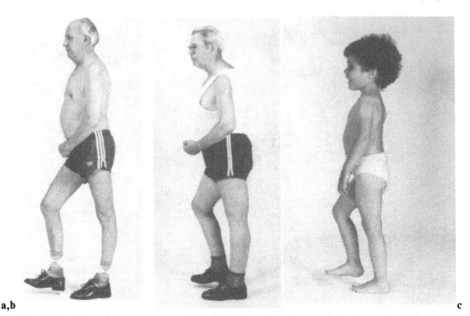

a,b   **c**

Fig. 3.26 a-c. Nessun passo reattivo con la gamba sana quando il carico è troppo indietro. **a**, iperestensione del ginocchio plegico con flessione plantare del piede (emiplegia sinistra). **b**, sollevamento attivo della gamba sana per la fase di oscillazione (emiplegia sinistra). **c**, una bambina di 3 anni solleva attivamente la gamba quando compie un passo in avanti

Se l'attività dei muscoli addominali inferiori insieme all'estensione selettiva dell'arto inferiore non viene esercitata con cura ed esattezza, il ginocchio del paziente si iperestenderà durante le attività di carico, come nella fase appoggio della deambulazione. Nello studio condotto da Knutsson e Richards (1979) "l'iperestensione del ginocchio durante la deambulazione è stata rilevata in tutti i pazienti emiplegici, con l'eccezione di uno".

Questo problema è molto comune persino nei pazienti che deambulano in modo sicuro e indipendente senza alcun ausilio. Quando il ginocchio è iperesteso, la caviglia non è mai completamente dorsiflessa e l'ipertono nei flessori plantari quasi certamente aumenterà, con il probabile risultato di causare l'accorciamento del tendine di Achille. A causa del movimento all'indietro del ginocchio durante la fase appoggio, la fase di oscillazione della gamba sana dovrà essere attiva, anziché reattiva come nella deambulazione normale. Il paziente dovrà flettere l'anca e il ginocchio per portare il piede in avanti, la lunghezza del passo verrà notevolmente ridotta e il dispendio di energia accresciuto (Fig. 3.26 a, b). Poiché l'anca si muove indietro insieme al ginocchio, il paziente non porta il bacino in avanti sopra la gamba plegica e il peso del corpo rimane dietro il centro di gravità, anziché davanti ad esso. Un bambino di 3 anni mostra un analogo schema di deambulazione senza reattività e con fase oscillazione attiva (Fig. 3.26 c).

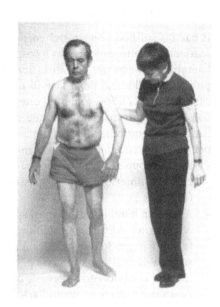

Fig. 3.27. L'arto inferiore plegico sostiene ancora una parte del carico all'inizio della fase di oscillazione (emiplegia sinistra)

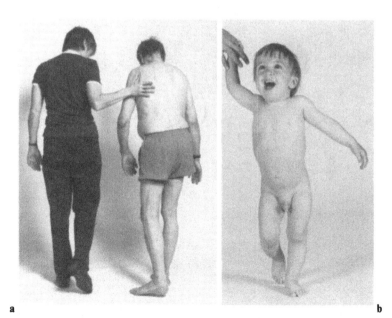

a   b

Fig. 3.28 a, b. Spostamento laterale del bacino sull'arto inferiore in appoggio che porta il carico per compensare l'insufficienza dei flessori laterali del tronco. **a,** paziente in procinto di fare un passo con l'arto inferiore colpito (emiplegia sinistra). **b,** un bambino di 10 mesi

3.4.7.2 La fase di oscillazione

Il bacino sul lato plegico del corpo si abbassa quando l'arto inferiore non lo sostiene da sotto, poiché non è sospeso dall'alto ai muscoli del tronco. I flessori laterali del tronco, per così dire, non lo sorreggono. L'arto inferiore appare troppo lungo e all'inizio della fase di oscillazione ha ancora su di sé una parte del carico (Fig. 3.27). Spesso il tono estensorio aumenta a causa di una reazione positiva di appoggio che rende difficile, se non impossibile, l'inizio della flessione dell'anca e del ginocchio. Il paziente dovrà usare un meccanismo di compensazione per poter portare in avanti l'arto inferiore plegico:

- sposta troppo lateralmente il bacino sull'arto inferiore sano e, di conseguenza, l'arto inferiore colpito spesso si adduce quando viene portato in avanti (Fig. 3.28 a).
- Anche un bambino di 10 mesi sposta lateralmente il bacino (Fig. 3.28 b).
- A causa della difficoltà a stabilizzare la colonna vertebrale toracica, il paziente non è in grado di trasferire il carico sull'arto inferiore sano e adopera uno schema di flessione di massa per fare un passo con il piede plegico. Il tronco si flette quando egli solleva il bacino ritraendo il lato colpito e circonduce l'anca per portare in avanti l'arto inferiore (Fig. 3.29 a). Un bambino di 9 mesi ricorre a una manovra simile per sollevare il piede da terra senza trasferire il carico sulla gamba alzata (Fig. 3.29 b).
- Alcuni pazienti si alzano sulla punta del piede sano per sollevare più in alto la gamba plegica. La gamba è troppo lunga non perché la caviglia non si dor-

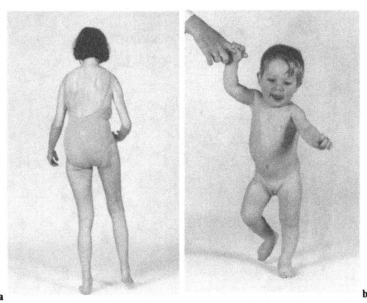

a   b

Fig. 3.29 a, b. Sollevamento del bacino con retrazione e circonduzione dell'anca. a, paziente che porta in avanti la gamba plegica (emiplegia destra). b, una bambina di 9 mesi adopera uno schema di movimento simile

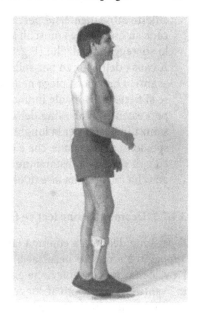

Fig. 3.30. Alzarsi sulla punta delle dita del piede sano per poter sollevare quello plegico (emiplegia destra)

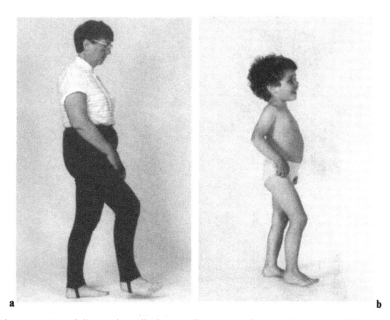

a   b

Fig. 3.31 a, b. Flessione attiva della gamba nella fase oscillazione. a, adoperare lo schema di flessione totale per portare la gamba in avanti, il paziente non è in grado di estendere il ginocchio al termine della fase di oscillazione (emiplegia destra). b, un bambino di 3 anni flette ancora la gamba quando la porta in avanti

siflette attivamente, né perché il ginocchio non si flette, ma perché il bacino cade su quel lato e i muscoli addominali che agiscono come flesso laterali non lo sorreggono dall'alto (Fig. 3.30).

A causa dello sforzo per sollevare attivamente l'arto inferiore per portarlo in avanti, il braccio si piega nello schema spastico flessorio. Poiché l'arto inferiore si flette attivamente in una sinergia di massa, il ginocchio del paziente non può estendersi alla fine della fase di oscillazione per portare il tallone abbastanza in avanti per la lunghezza di un passo normale. Il piede del paziente va spesso in supinazione, che è una componente dello schema di flessione totale, ed egli rischia la distorsione della fibio-tarsica (Fig. 3.31 a). Un bambino di 3 anni ha ancora una fase di oscillazione attiva quando cammina (Fig. 3.31 b).

3.4.7.3 Deambulazione lenta e faticosa con incremento dell'ampiezza del passo

Il paziente deambula con una larga base di appoggio perché, quando la base di appoggio è stretta, è necessaria una maggiore attività stabilizzatrice del tronco. La velocità di deambulazione è ridotta perché egli pone il piede di lato, anziché in avanti. "In confronto ai soggetti normali della stessa età, i soggetti emiplegici camminavano più lentamente perché i loro passi erano più corti e di numero inferiore per minuto" (Dettmann e coll., 1987).

L'incremento di ampiezza del passo, la lentezza della deambulazione ed il maggiore numero di passi necessari per coprire una data distanza, rendono la

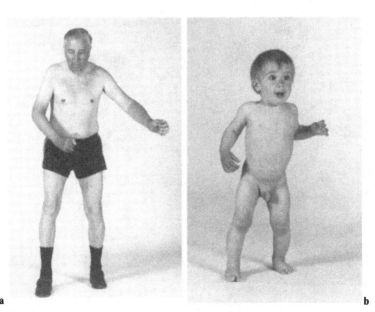

a   b

Fig. 3.32 a, b. Deambulare con una larga base di appoggio. Il paziente pone il piede più di lato che in avanti con un'ampiezza del passo molto ridotta (emiplegia destra). Un bambino di 11 mesi che cammina da solo per la prima volta, usa lo stesso schema di movimento. In entrambi i casi le braccia compensano la perdita di stabilità del tronco

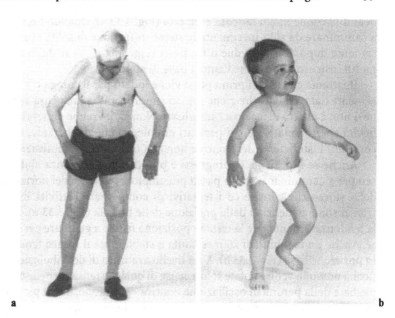

Fig. 3.33 a, b. Il capo e le spalle sono tenute in posizione fissa per compensare l'insufficiente controllo del tronco. **a,** il paziente solleva le spalle e guarda per terra (emiplegia destra). **b,** una bambina di 20 mesi tende le spalle e le braccia

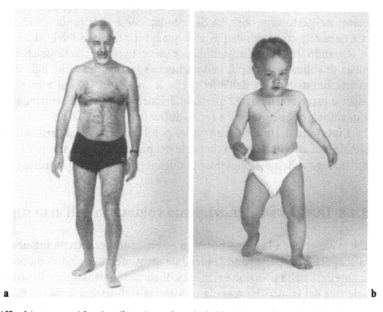

Fig. 3.34 a, b. Difficoltà meno evidenti. **a,** il paziente deambula liberamente, ma rivela ancora un incremento nell'ampiezza del passo, nessun sollevamento del piede e qualche tensione nelle braccia (emiplegia destra). **b,** un bambino di 21 mesi mostra lo stesso schema di movimento

deambulazione molto faticosa e incerta (Fig. 3.32 a). Quando un bambino inizia a camminare da solo sperimenta le stesse difficoltà e di solito si siede improvvisamente dopo aver fatto due o tre passi (Fig. 3.32 b). Si sente, come il paziente, molto insicuro nonostante l'ampia base di appoggio.

Il lattante che tenta i primi passi viene lodato per il coraggio e l'abilità, diversamente dal paziente, che viene spesso rimproverato perché usa sempre il bastone o non è affatto disposto a camminare. Non si dovrebbe dimenticare che le difficoltà sperimentate, sia dai pazienti emiplegici che dal lattante, sono dovute al controllo insufficiente del tronco e non alla mancanza di motivazione personale.

Anche se il paziente fa progressi e può deambulare senza aiuto, egli tenderà sempre a camminare con un passo più ampio e più lento del normale. L'intensità dello sforzo che compie ed i tentativi di compensare l'attività insufficiente del tronco sono evidenziati dalla posizione delle braccia (Fig. 3.33 a). Egli ha, inoltre la tendenza a mantenere la testa in posizione fissa e a guardare per terra davanti a sé. Anche un bambino di 20 mesi aiuta a stabilizzare il tronco tenendo le braccia in posizione fissa (Fig. 3.33 b). A un livello avanzato di deambulazione, queste difficoltà possono venire notate solo a causa di qualche tensione nelle braccia, accompagnata dalla perdita di oscillazione reattiva del braccio, da un piccolo incremento nell'ampiezza del passo con conseguente riduzione di velocità (Fig. 3.34 a). Lo stesso si verifica con un bambino in una situazione di stress (Fig. 3.34 b).

3.4.7.4 Reazioni associate dell'arto superiore

Ogni volta che il paziente inizia un'attività per lui faticosa e per la quale non ha ancora un sufficiente controllo muscolare, compaiono reazioni associate, specialmente nell'arto superiore. La deambulazione è un'attività altamente coordinata che necessita controllo da parte di quasi tutti i muscoli del corpo.

Quando il paziente deambula per un certo tratto senza assistenza, il braccio si piega di solito sempre più nello schema spastico flessorio. Egli si sente naturalmente molto irritato dall'effetto che il suo braccio contratto produce sul suo aspetto esteriore, mentre l'ipertono dell'arto ostacola ulteriormente la sua abilità a deambulare liberamente e senza difficoltà (Fig. 3.35 a-c).

L'ipertono del braccio è un indice per il terapista della perdita di stabilità prossimale e di attività selettiva da parte del paziente. Un bambino di 20 mesi mostra un analogo schema di movimento durante un momento di ansia (Fig. 3.35 d).

3.4.8 Difficoltà nel movimento volontario dell'arto superiore

L'arto superiore e la mano possono essere usati per attività funzionali soltanto se la scapola e la spalla sono controllate attivamente in modo da poterle portare e mantenere nella posizione richiesta. Il controllo prossimale dipende dall'attività selettiva del tronco. La scapola può essere stabilizzata in modo dinamico solo se la colonna vertebrale toracica e le costole forniscono un fissaggio adeguato ai gruppi muscolari interessati.

Il paziente ha difficoltà a controllare la posizione della scapola (Fig. 3.36 a, b).

Il bordo mediale della scapola su ambedue i lati ha la tendenza a oscillare sulla gabbia toracica in tutte le posizioni di partenza.

Quando muove l'arto superiore plegico, il paziente tenta di stabilizzare la scapola usando un meccanismo compensatorio, spesso fissando la scapola controla-

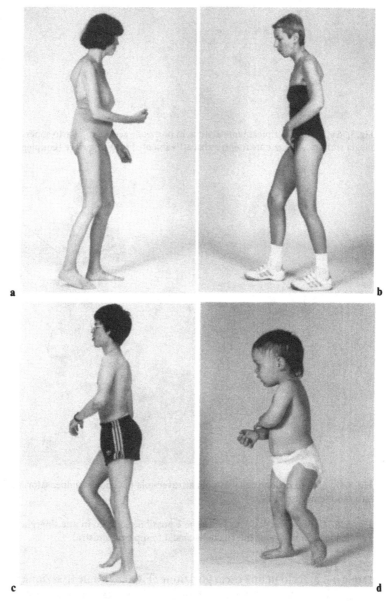

Fig. 3.35 a-d. Reazioni associate nell'arto superiore dovute a sforzo o ansietà. Aumento della spasticità flessoria. **a**, inizio della fase di oscillazione (emiplegia destra). **b**, fine della fase di appoggio (emiplegia sinistra). **c**, sollevamento della gamba sana. **d**, bambino di 20 mesi che cerca preoccupato la madre

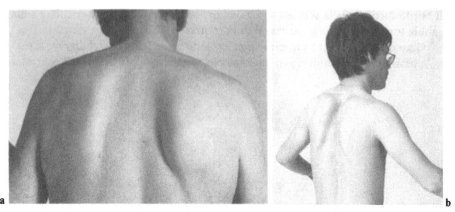

a   b

Fig. 3.36 a, b. Scapole tipicamente alate. **a**, in posizione seduta con l'arto superiore inattivo (emiplegia sinistra). **b**, paziente mentre alza attivamente l'arto superiore (emiplegia sinistra)

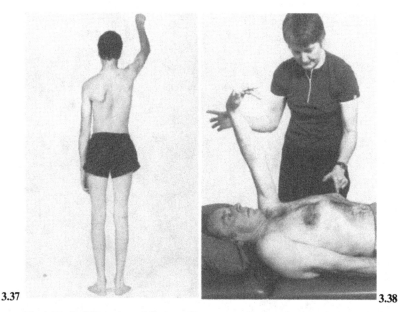

3.37   3.38

Fig. 3.37. Stabilizzazione della scapola attraverso la fissazione compensatoria della scapola sul lato sano (emiplegia destra)

Fig. 3.38. L'estensione dell'arto superiore è possibile soltanto in una sinergia di massa, usando l'adduzione e la rotazione interna della spalla (emiplegia sinistra)

terale o il braccio in una certa posizione (Fig. 3.37). Tale fissazione impedisce, tuttavia, il normale uso bilaterale delle braccia per eseguire dei compiti. Il paziente è di solito in grado di muovere meglio l'arto superiore quando è in posizione supina poiché la scapola è stabilizzata dal peso del corpo sulla superficie di appoggio. Tuttavia egli è soltanto in grado di estendere l'arto superiore con una

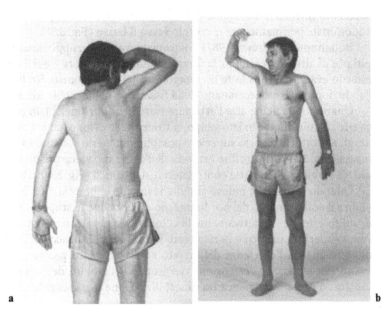

a   b

Fig. 3.39 a, b. Abduzione dell'arto superiore in una sinergia flessoria di massa (emiplegia destra). **a,** gli abduttori della spalla lavorano, ma le costole non vengono trattenute in basso. **b,** senza una stabile fissazione della scapola dell'arto superiore non può essere portato in avanti per un uso funzionale

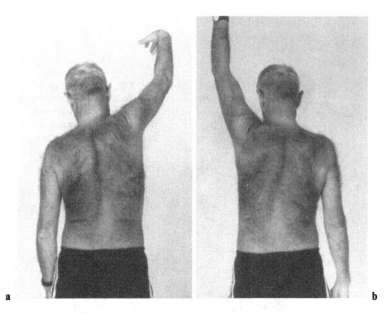

a   b

Fig. 3.40 a, b. Il controllo della scapola è pregiudicato su ambedue i lati (emiplegia destra). **a,** il cingolo scapolare si eleva quando l'arto superiore plegico viene alzato. **b,** i muscoli del tronco sul lato plegico non forniscono un'adeguata tenuta quando il paziente alza l'arto superiore sano

rotazione interna della spalla, perché la rotazione esterna necessita di attività addominale per mantenere le costole verso il basso (Fig. 3.38).

Bohannon e Andrews (1987) notarono che alcuni gruppi muscolari erano colpiti più di altri. Per esempio, la forza del muscolo rotatore e quella dell'abduttore esterno erano molto ridotte in paragone ai loro antagonisti. Sia la rotazione che l'abduzione esterna necessitano della fissazione della gabbia toracica/scapola.

Quando il paziente alza l'arto superiore in abduzione, il lato plegico si allunga e le costole di questo lato vengono tirate in alto. Nonostante l'attiva contrazione, gli abduttori dell'arto superiore possono muoverlo soltanto in una sinergia di massa (Fig. 3.39 a, b). Perfino l'attività dell'arto sano viene pregiudicata dalla perdita di stabilità della parte controlaterale del tronco (Fig. 3.40 a, b).

Quando il paziente muove simultaneamente le braccia, non è in grado d'impedire il sollevamento del bordo interno di ambedue le scapole (Fig. 3.41 a). Egli di solito estende iperattivamente la colonna vertebrale mentre tenta di muovere l'arto superiore plegico e la risultante inibizione dei muscoli addominali riduce di conseguenza l'efficienza del serrato anteriore. Molti pazienti si sporgono in avanti per utilizzare l'estensione del tronco. I bambini dell'età di 9 o 10 mesi mostrano una simile mancanza di stabilizzazione della scapola (Fig. 3.41 b).

3.5 Conclusioni

Tutti i pazienti emiplegici presentano diversi gradi di difficoltà in alcune o in tutte le aree già descritte. Ognuno di noi sa che una casa deve essere costruita su

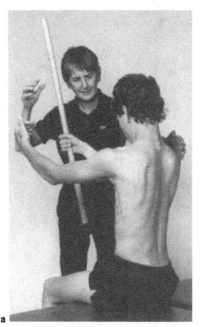

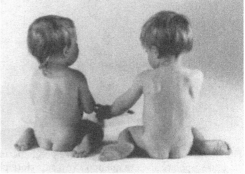

Fig. 3.41 a, b. Le scapole sporgono sul dorso quando il paziente muove ambedue le braccia. **a,** insufficiente controllo della scapola (emiplegia destra). **b,** la mancanza di controllo della scapola è normale in un bambino di 10 mesi

a   b

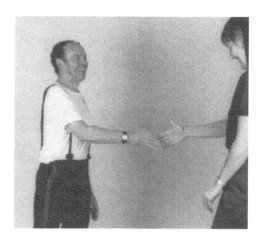

Fig. 3.42. Un paziente è in grado di stringere finalmente le mani alla terapista dopo 3 anni di trattamento in seguito a un colpo apoplettico (emiplegia destra)

fondamenta solide; nello stesso modo il paziente migliora la sua abilità a muoversi soltanto se il tronco gli offre analoghe fondamenta.

Per ottenere una riabilitazione coronata da successo e una migliore qualità di vita, la riabilitazione deve includere tutti gli aspetti già trattati, poiché essi si influenzano reciprocamente. Se le attività descritte nei capitoli successivi verranno eseguite con cura ed esattezza, molte abilità del paziente raggiungeranno un miglioramento. Prima d'iniziare un'attività occorre sempre inibire la spasticità. Dopo un trattamento continuo e accurato il miglioramento del controllo motorio e il recupero di funzioni volontarie non devono necessariamente cessare, come dimostrano spesso molti pazienti un anno dopo essere stati colpiti da emiplegia (Fig. 3.42). Il raggiungimento di tale miglioramento è il più bel premio per il terapista e il paziente.

Parte II
Attività terapeutiche

For I know
he will not encumber me.
He ain't heavy.
He's my brother ...

Neil Diamond

4 Esercizi in stazione supina

Nei primi tempi dopo l'episodio vascolare che ha causato l'emiplegia, quando il paziente ha scarso controllo sui movimenti del tronco, egli può praticare attività in stazione supina, come preparazione ai movimenti contro la forza di gravità. Poiché in questa posizione il paziente non ha bisogno di mantenersi eretto contro la forza di gravità, le attività possono venire svolte con minore sforzo e il terapista è in grado di assicurare che i movimenti vengano svolti accuratamente e con economia di forze. Per questo motivo non solo nei primi stadi, ma anche in ogni stadio della riabilitazione, il paziente trarrà beneficio da attività svolte in stazione supina. Attività funzionali, come deambulazione (fase di appoggio e di oscillazione), reazioni di equilibrio, movimenti selettivi dell'arto superiore, respirazione e linguaggio, possono essere migliorati dalle attività di seguito descritte.

4.1 Facilitazione della funzione respiratoria

4.1.1 Mobilizzazione passiva della gabbia toracica

A causa dell'estensione della colonna vertebrale e della perdita di tono dei muscoli addominali, le costole del paziente e lo sterno sono spesso elevati come pure il cingolo scapolare (Fig. 4.1). Prima di iniziare un'attività la terapista

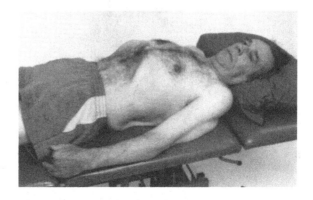

Fig. 4.1. Elevazione della gabbia toracica e del cingolo scapolare in stazione supina (emiplegia sinistra)

dovrebbe correggere la postura del torace. In piedi a capo del lettino, pone le mani in posizione anterolaterale sulle costole inferiori del paziente. Inclinando il corpo in avanti muove le costole del paziente in basso e medialmente per recuperare passivamente la loro normale posizione (Fig. 4.2). È utile che la terapista tenga il torace del paziente in posizione normale mentre egli continua quietamente a respirare. Con le costole nella postura corretta spesso si attiverà spontaneamente la respirazione diaframmatica che, a sua volta, attiverà i muscoli respiratori.

4.1.2 Espirazione assistita

Stando in piedi accanto al paziente, la terapista facilita i suoi movimenti respiratori ponendo le proprie mani su ambedue i lati del torace e premendo in basso e in posizione mediale. Invita il paziente ad emettere un suono profondo mentre questi espira (Fig. 4.3). Al termine dell'espirazione egli può anche provare a tenere attivamente le costole nella corretta posizione di espirazione, mentre la terapista diminuisce l'assistenza.

4.1.3 Respirazione diaframmatica facilitata

La terapista pone le mani sopra le costole inferiori del paziente e le porta caudalmente e medialmente in posizione corretta (Fig. 4.4 a, b). Con il pollice e le dita di una mano mantiene le costole in posizione corretta, e gli chiede di respirare con calma, mentre utilizza l'altra mano per guidare il sollevamento e l'abbassamento dell'addome durante l'inspirazione e l'espirazione (Fig. 4.5).

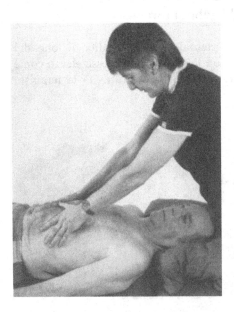

Fig. 4.2. Correggere passivamente la posizione del torace del paziente (emiplegia destra)

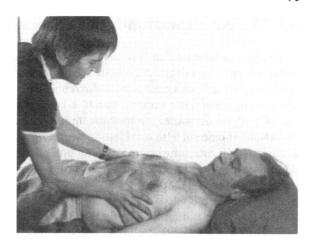

Fig. 4.3. Espirazione assistita. Con il capo sorretto
da un guanciale, il paziente emette un lungo suono
vocalico (emiplegia sini-
stra)

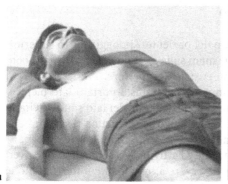

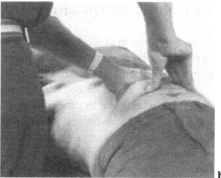

a   b

Fig. 4.4. a, l'estensione iperattiva della colonna vertebrale tiene la gabbia toracica in posizione
di inspirazione forzata (emiplegia destra). **b,** correzione della posizione prima di facilitare i normali schemi della respirazione (emiplegia destra)

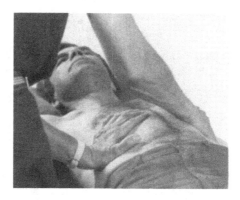

Fig. 4.5. La terapista tiene con una
mano le costole del paziente in basso,
mentre con l'altra facilita i movimenti
respiratori (emiplegia sinistra)

4.2 Flessione/rotazione della parte superiore del tronco

La flessione combinata con la rotazione passiva della parte superiore del tronco inibisce la spasticità degli arti, mentre se effettuata attivamente stimola i muscoli addominali obliqui. Quest'attività dovrebbe essere svolta per prima in modo che ruoti in avanti il lato sano del paziente. La risultante rotazione del tronco inibisce l'ipertono del successivo movimento in avanti del lato plegico. Il paziente è in stazione supina sul letto o sul lettino per terapie con gli arti inferiori estesi, in abduzione e in rotazione esterna. Questa posizione degli arti inferiori stabilizza il bacino e assicura che il movimento si verifichi nel tronco. L'assistenza e la facilitazione fornite dalla terapista sono simili, tanto nel caso che venga portato in avanti il lato sano o quello plegico, con la sola differenza che la terapista dovrà fornire maggiore assistenza quando il paziente si flette e ruota verso il suo lato sano, poiché l'iperattività dei muscoli contratti del tronco si opporrà al movimento.

4.2.1 Movimento passivo assistito

La terapista sta in piedi di fronte al tronco del paziente. Appoggia l'arto superiore plegico sulla propria spalla e le proprie mani sulla scapola del lato plegico, con la mano più vicina al capo del paziente in posizione superiore.

Il paziente si rilassa completamente mentre la terapista porta il lato plegico del torace in avanti e in direzione dell'anca controlaterale del lato sano. Invita il paziente a permettere che il movimento abbia luogo senza alcuna resistenza e a lasciare il capo in stazione supina sul guanciale (Fig. 4.6). Se è molto rigido o iperattivo, il tronco può ruotare solo in estensione e l'attività desiderata non può aver luogo (Fig. 4.7 a). La terapista dovrebbe osservare attentamente il movimento e la posizione della gabbia toracica e, se necessario, esercitare con una mano una

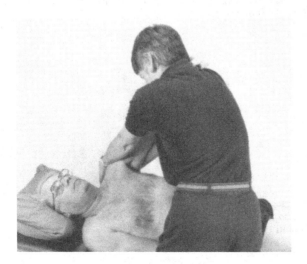

Fig. 4.6. Flessione/rotazione del torace. Il capo del paziente rimane appoggiato sul guanciale (emiplegia sinistra)

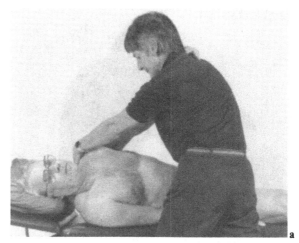

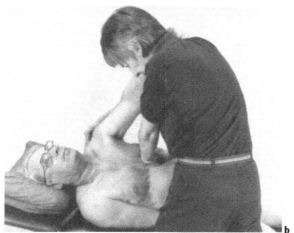

Fig. 4.7. Assicurare la flessione della colonna vertebrale toracica. **a**, l'attenta osservazione della cassa toracica rivela che la colonna vertebrale si estende anziché flettersi (emiplegia sinistra). **b**, la terapista preme in basso e medialmente la parete toracica per ottenere la flessione (emiplegia sinistra)

pressione sullo sterno o sulle costole inferiori per ottenere la componente flessoria della rotazione della parte superiore del tronco (Fig. 4.7 b). Il procedimento passivo viene proseguito finché non si avverte più alcuna resistenza sia alla flessione che alla rotazione.

4.2.2 Movimento attivo facilitato

La terapista muove la parte superiore del tronco del paziente nel maggior grado possibile di flessione combinata con la rotazione e quindi gli chiede di sollevare il capo. Ella facilita questo movimento con una mano, ponendo il capo del paziente in posizione corretta in modo che il mento sia in direzione della linea mediana della cassa toracica e il capo venga mantenuto attivamente sollevato e leggermente flesso verso il lato del corpo in posizione più elevata (Fig. 4.8).

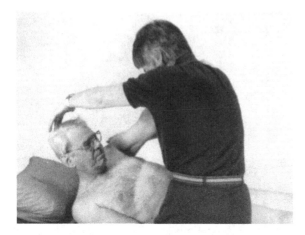

Fig. 4.8. Il paziente mantiene attivamente la posizione del tronco e il suo capo viene guidato nella posizione corretta. La terapista riduce il proprio sostegno (emiplegia sinistra)

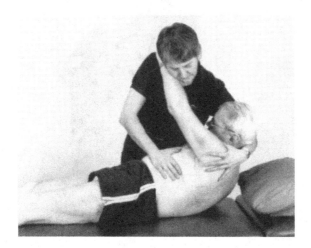

Fig. 4.9. Fornire ulteriore sostegno alla flessione, alla rotazione e alla flessione laterale del tronco. La terapista preme le costole verso il basso e medialmente e mantiene con il capo il braccio del paziente in posizione corretta (emiplegia sinistra)

La terapista invita il paziente a mantenere questa posizione del tronco e del capo mentre diminuisce progressivamente il sostegno della mano sotto la scapola. Se il movimento fosse ancora difficile per il paziente o fosse necessario correggere la posizione del tronco ed aumentare la sua flessione laterale, la terapista può fornire ulteriore sostegno. Posiziona un braccio intorno alle spalle del paziente per guidare con la mano il movimento della spalla verso il basso in direzione dei piedi. Il braccio della terapista lo aiuta anche a portare il capo in posizione corretta. L'altra mano preme sulle costole inferiori del paziente per facilitare l'azione dei muscoli addominali sul lato plegico (Fig. 4.9). La flessione laterale del tronco è importante perché questo movimento contro la forza di gravità attiva quasi tutti i muscoli addominali.

La terapista, quando muove in avanti il lato plegico, può avere necessità di sorreggere l'arto superiore plegico per impedire che esso cada dalla sua spalla. Di

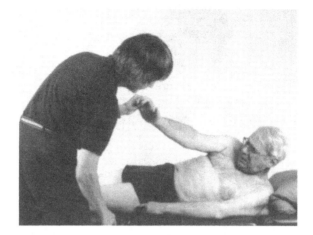

Fig. 4.10. Flessione/rotazione attiva della parte superiore del tronco con minima assistenza (emiplegia sinistra)

solito il braccio della terapista fornisce una sufficiente fissazione dell'arto superiore del paziente, altrimenti può tenerlo in posizione corretta con la guancia flettendo il collo da un lato. Tuttavia, quando la rotazione del tronco viene ripetuta, l'ipertono dell'intera estremità superiore viene inibito e l'arto superiore del paziente rimarrà appoggiato alla spalla della terapista. Il movimento viene esercitato su ambedue i lati del paziente finché egli non necessita solo un minimo di guida da parte della terapista (Fig. 4.10).

4.3 Recupero della protrazione attiva della scapola attivando i muscoli addominali obliqui

Molti pazienti hanno difficoltà a stabilizzare la scapola contro la parete toracica quando sollevano l'arto superiore plegico (Fig. 4.11 a). Occorre esercitare con cura l'attività corretta per evitare che il paziente adoperi movimenti compensatori (Fig. 4.11 b).

Mentre il paziente è in stazione supina la terapista comprime medialmente le costole inferiori sul lato sano. Successivamente pone l'arto superiore esteso del paziente in flessione di 90° con rotazione esterna sulla spalla e gli chiede di mantenerlo in questa posizione, senza permettere che le sue costole si muovano di nuovo lateralmente (Fig. 4.12). Il paziente può muovere cautamente l'arto superiore in abduzione e ritorno, ma soltanto finché è in grado di mantenere le costole in posizione corretta. Allora la terapista compie lo stesso movimento con l'arto superiore plegico e chiede al paziente di respirare con calma senza perdere il controllo del braccio o permettere l'elevazione delle costole. I piccoli movimenti delle costole contro i muscoli addominali obliqui stimolano sempre più la loro attività (Fig. 4.13).

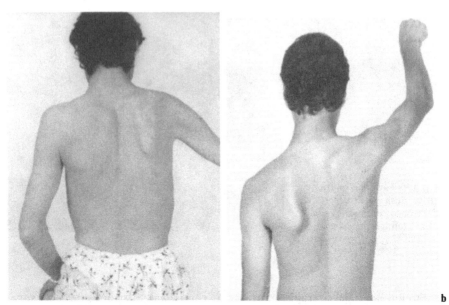

a   b

Fig. 4.11. a, tipica perdita di controllo della scapola quando l'arto superiore plegico viene alzato (emiplegia destra). **b,** stabilizzazione compensatoria della scapola adoperando il cingolo scapolare controlaterale (emiplegia destra)

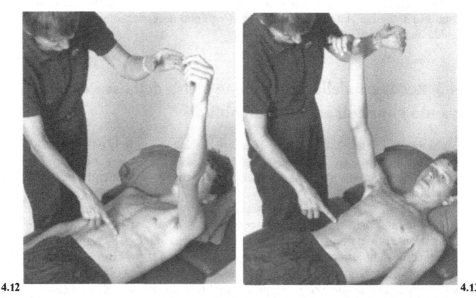

4.12   4.13

Fig. 4.12. Mantenere attivamente le costole verso il basso quando l'arto superiore viene tenuto
in posizione verticale (emiplegia destra)

Fig. 4.13. Le costole devono essere mantenute attivamente verso il basso quando l'arto plegico
è tenuto in flessione di 90° rispetto alla spalla. Il paziente respira con calma mentre le costole
vengono tenute in posizione corretta (emiplegia destra)

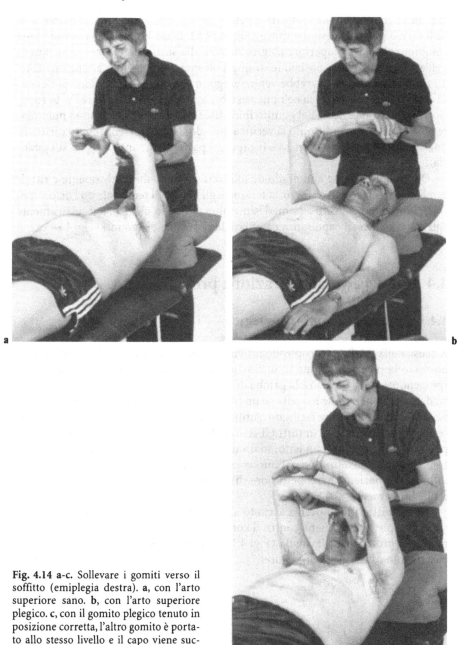

Fig. 4.14 a-c. Sollevare i gomiti verso il soffitto (emiplegia destra). a, con l'arto superiore sano. b, con l'arto superiore plegico. c, con il gomito plegico tenuto in posizione corretta, l'altro gomito è portato allo stesso livello e il capo viene successivamente sollevato dal guanciale

4.3.1 Sollevamento del gomito

Il paziente è in stazione supina e la terapista regge leggermente il braccio sano e lo muove per aria. L'articolazione scapolo-omerale e il gomito rimangono flessi con un angolo di 90°. La terapista ripete il movimento chiedendo al paziente di sollevare il gomito verso il soffitto (Fig. 4.14 a). Il medesimo movimento viene compiuto con l'arto superiore plegico mentre ella sostiene, se necessario, il peso dell'arto e controlla la posizione di quest'ultimo con maggiore attenzione (Fig. 4.14 b). Il movimento dovrebbe venire eseguito con calma e precisione per evitare che il paziente estenda la colonna vertebrale mentre tenta di alzare l'arto superiore. La posizione flessa del gomito impedisce l'iperattività del gruppo muscolare dei pettorali, come di solito si verifica quando il braccio viene tenuto diritto in una sinergia estensoria di massa. Il capo del paziente rimane rilassato sul guanciale.

Quando il paziente è in grado di sollevare i gomiti alternativamente e ritmicamente senza eccessivo sforzo, la terapista gli chiede di tenere alzato l'arto superiore sano e di sollevare alla medesima altezza quello plegico. Successivamente egli solleva anche il capo senza cambiare la posizione dei gomiti (Fig. 4.14 c).

4.4 Rotolare verso la stazione prona

4.4.1 Rotolare verso il lato plegico

A causa della perdita del controllo attivo dei flessori del tronco, i pazienti rotolano verso la posizione prona in uno schema estensorio e iniziano il movimento spingendosi con il braccio e la gamba del lato sano (Fig. 4.15). Il rotolamento attivo dalla stazione supina a quella su un fianco e viceversa, usando la flessione attiva del tronco, può venire facilitato e utilizzato per migliorare il controllo del tronco da parte dei pazienti in tutti gli stadi della loro riabilitazione. Questa attività può essere compiuta su un letto, su un tappeto steso sul pavimento, su un tappetino alto o su due lettini posti l'uno accanto all'altro, ma non su un lettino stretto perché il paziente avrebbe timore di cadere e di conseguenza non si muoverebbe liberamente.

La terapista si inginocchia accanto al paziente, gli pone il braccio sotto l'arto superiore plegico e lo tiene contro il corpo. Con la mano gli sorregge l'omero in modo da proteggergli la spalla (Fig. 4.16) e regola l'escursione del movimento così da non causargli alcun dolore.

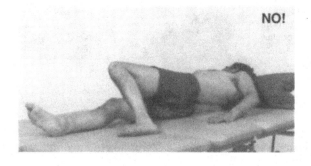

Fig. 4.15. Paziente che mostra il tipico schema di movimento quando si gira sul fianco, usando l'estensione del lato sano (emiplegia destra)

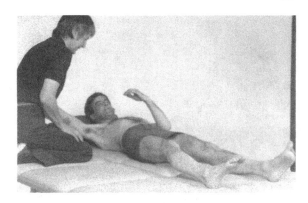

Fig. 4.16. Posizione di partenza per facilitare il rotolamento sul lato plegico (emiplegia destra)

Successivamente gli chiede di sollevare l'arto superiore e l'arto inferiore del lato sano verso di lei senza spingere il piede contro la superficie del lettino (Fig. 4.17 a). Egli porta con un movimento controllato l'arto inferiore sul lettino di fronte a sé in modo che essa vi appoggi con l'intero arto inferiore e non con il solo alluce che preme contro la superficie di appoggio. Il capo del paziente rimane inizialmente appoggiato sul guanciale finché egli non è in grado di rotolare correttamente sul fianco e viceversa.

Il paziente ritorna in stazione supina sollevando l'arto inferiore in abduzione dal lettino rotolando indietro il tronco e abbassando solo allora la gamba lentamente sulla superficie di appoggio (Fig. 4.17 b). In questo modo si stimola sempre più l'attività di tenuta dei muscoli addominali.

Una volta che il paziente ha imparato la sequenza dei movimenti gli viene chiesto di sollevare il capo dal cuscino e di tenerlo alzato attivamente mentre rotola dalla stazione supina verso il lato colpito. Egli solleva il capo per iniziare il movimento e lo ruota nella direzione verso la quale sta rotolando (Fig. 4.17 c). Quando ritorna in stazione supina tiene il capo attivamente sollevato fino a quando la gamba non ha raggiunto la superficie di appoggio (Fig. 4.17 d).

Quando il paziente può rotolare sul lato e viceversa senza eccessivo sforzo, la terapista gli fornisce minore assistenza. Ella facilita il movimento guidandogli semplicemente il capo nella posizione corretta e allungandogli la mano sana in avanti (Fig. 4.18 a). Il paziente non muove l'arto superiore plegico sul lettino e inibisce volontariamente la flessione quando ritorna in stazione supina (Fig. 4.18 b). Alla fine esegue l'intera sequenza di movimento senza alcun aiuto (Fig. 4.18 c).

La terapista può allora facilitare il rotolamento del paziente in posizione prona. Gli allunga la mano sana in avanti e con l'altra aiuta l'arto superiore plegico a rimanere in elevazione. Egli estende il collo quando si gira. La gamba sana rimane sollevata fino a quando il rotolamento non è stato completato e l'attività termina con l'estensione del tronco e dell'anca del lato sano quando raggiunge la posizione prona (Fig. 4.19).

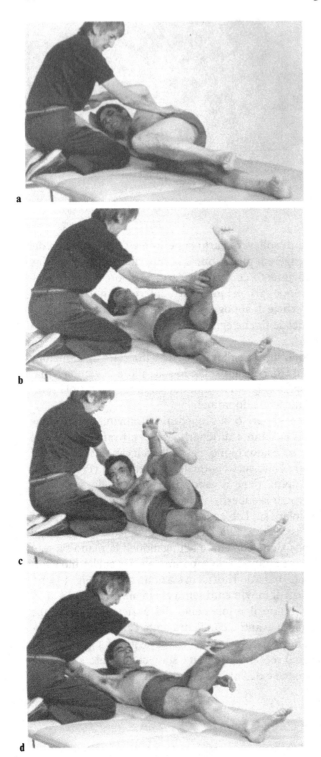

Fig. 4.17 a-d. Rotolamento facilitato verso il lato plegico (emiplegia destra). a, con il capo appoggiato sul cuscino, il paziente solleva la gamba in alto e in avanti senza spingersi con il piede. b, egli abbassa lentamente la gamba quando ritorna in posizione supina. c, il paziente alza il capo e porta in avanti il braccio e la gamba sani mentre si gira. d, mantiene attivamente il capo sollevato quando ritorna in posizione supina e abbassa lentamente la gamba

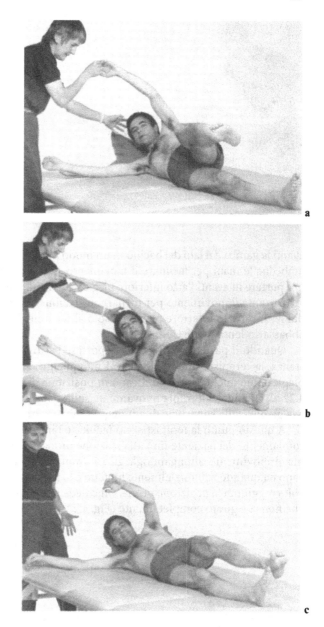

Fig. 4.18 a-c. Rotolare verso il lato plegico con minore assistenza (emiplegia destra). **a**, il paziente alza il capo dal cuscino e porta attivamente la gamba in avanti e la terapista gli guida la mano sana. **b**, ritornare lentamente in stazione supina con minima assistenza. **c**, girarsi senza alcuna assistenza. Il paziente non permette che il suo braccio si fletta

4.4.2 Rotolare verso il lato sano

Il paziente non addestrato si girerà di solito verso il lato sano estendendo il capo contro il cuscino o la superficie di appoggio e userà gli estensori dorsali per portare in avanti l'arto inferiore plegico (Fig. 4.20).

La terapista s'inginocchia accanto al lato sano del paziente e lo aiuta a portare in

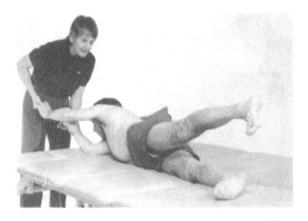

Fig. 4.19. Rotolare verso la posizione prona

avanti la gamba e il lato del bacino in un modo più normale. Poiché ella necessita di ambedue le mani per facilitare il movimento, il paziente intreccia le proprie mani per portare in avanti l'arto inferiore plegico con l'aiuto di quello sano (Fig. 4.21 a).

Durante il movimento per tornare in stazione supina, ella lo aiuta a sollevare dal lettino l'arto inferiore plegico e solo al termine del movimento gli chiede di abbassarlo lentamente (Fig. 4.21 b).

Quando il paziente è in grado di portare l'arto inferiore in avanti senza assistenza, la terapista può facilitargli il movimento allungando in avanti la mano plegica. Può anche guidargli il capo in posizione di flessione con rotazione (Fig. 4.22 a). Quando egli rotola nuovamente sulla schiena, abbassa lentamente il capo e la gamba sulla superficie di appoggio (Fig. 4.22 b).

A questo punto la terapista può facilitare l'intera sequenza del movimento di rotolamento del paziente fino alla stazione prona. In piedi a capo del lettino facilita il movimento allungandogli gli in avanti la mano plegica e guidandogli il capo da quando egli inizialmente lo flette e lo ruota fino a quando lo estende, una volta raggiunta la posizione prona. Gli chiede di mantenere la gamba sospesa finché non si è girato completamente (Fig. 4.23 a, b).

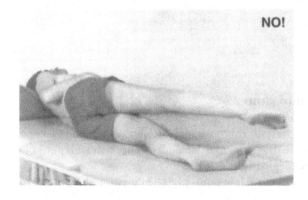

Fig. 4.20. Il paziente mostra uno schema di movimento indesiderato quando si gira sul lato sano usando l'estensione (emiplegia destra)

Rotolare dalla stazione supina a quella prona richiede il controllo del tronco in flessione con rotazione, estensione e flessione laterale. In questo modo vengono stimolate anche le reazioni di raddrizzamento del capo e, in seguito alla rotazione del tronco, viene ridotta la spasticità distale nell'arto superiore. Un rotolamento corretto migliorerà l'abilità del paziente a deambulare e può venire esercitato in qualunque stadio di riabilitazione. L'assistenza e la facilitazione necessarie al paziente diminuiscono con il crescere del controllo del tronco.

4.5 Flessione/rotazione della parte inferiore del tronco

Il movimento dovrebbe venire compiuto prima verso il lato plegico. L'ipertono del lato plegico viene in questo modo inibito dalla rotazione del tronco e ciò permette che il movimento sull'altro lato si svolga in seguito più liberamente.

Mentre il paziente rimane rilassato in stazione supina sul lettino, la terapista gli flette ambedue gli arti inferiori in modo che formino con le anche un angolo di circa 90°. Chiede al paziente di rilassarsi completamente senza tentare di aiu-

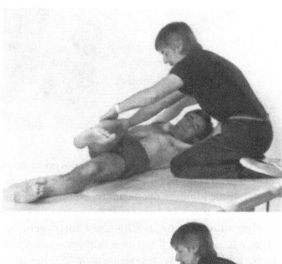

a

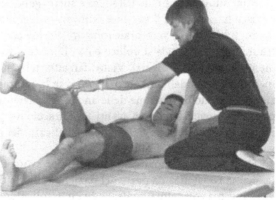

Fig.4.21 a, b. Facilitare il rotolamento sul lato sano (emiplegia destra). **a,** le mani del paziente sono intrecciate e la terapista sorregge la gamba plegica. **b,** la gamba plegica viene abbassata lentamente sulla superficie di appoggio quando il paziente ritorna in posizione supina

b

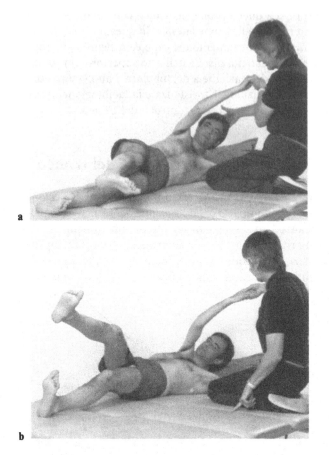

Fig. 4.22 a, b. Rotolare verso il lato sano e viceversa con minore assistenza (emiplegia destra). **a**, il paziente porta attivamente la gamba plegica in avanti. La terapista guida la sua testa nella posizione corretta. **b**, ritornare in posizione supina senza flettere il braccio

tarla e gli pone le ginocchia contro il corpo in modo che egli non debba sorreggerne il peso (Fig. 4.24 a). Piegandosi sulle ginocchia, la terapista ruota la colonna vertebrale lombare del paziente, avendo cura che la rotazione non abbia luogo nella parte superiore della colonna vertebrale toracica.

Ponendogli una mano sul sacro e sorreggendogli le gambe con il braccio, trasferisce lateralmente il carico e muove passivamente il bacino del paziente flettendogli la colonna vertebrale lombare. Preme contro la gabbia toracica con l'altra mano e indica con il pollice e con l'indice il fulcro intorno al quale il movimento dovrebbe svolgersi. Visto dall'alto, tale punto sarebbe approssimativamente al livello dell'ombelico. È come se la terapista "tirasse" il coccige del paziente. Il grado di flessione delle anche del paziente non cambia quando la terapista gli muove il bacino in avanti. Se il braccio del paziente è di ostacolo al movimento, la terapista può fletterglielo all'altezza del gomito e porgli la mano sulla gabbia toracica (Fig. 4.24 b).

Quando questo movimento passivo può svolgersi senza che la terapista avverta alcuna resistenza da parte del paziente, ella gli chiede di prendervi parte attivamente, ma con calma, contraendo i muscoli addominali inferiori. Questo movi-

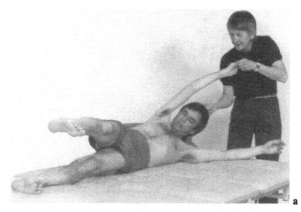

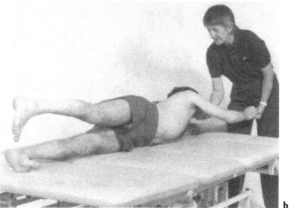

Fig. 4.23 a, b. Rotolare nella stazione prona girandosi sul lato sano (emiplegia destra). **a**, flessione iniziale con rotazione del collo e del tronco. **b**, estensione assistita del collo e del tronco

mento riduce l'iperattività degli estensori della parte inferiore del dorso, permettendo la contrazione degli addominali e inibisce, inoltre, la spasticità estensoria dell'intera estremità inferiore.

4.6 Attivazione dei muscoli addominali obliqui in stazione supina con gli arti inferiori incrociati

Nella stazione supina con le gambe incrociate, cioè con i piedi appoggiati sul lettino in modo da flettere le anche e le ginocchia, il paziente incrocia gli arti inferiori. La terapista facilita l'abduzione e l'adduzione della gamba sottostante lentamente e ritmicamente e chiede al paziente di partecipare attivamente al movimento, senza muovere il torace. I movimenti compiuti dalle gambe attivano i muscoli addominali obliqui (Fig. 4.25 b).

Il movimento viene ripetuto con l'altra gamba e la terapista fornisce sempre minore assistenza (Fig. 4.26). Questo movimento richiede un controllo attivo di

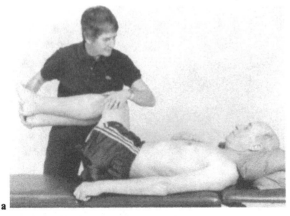

a

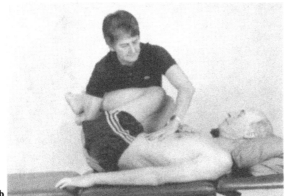

b

Fig. 4.24 a, b. Flessione/rotazione passiva della parte inferiore del tronco (emiplegia sinistra). **a**, le gambe del paziente vengono totalmente sostenute dal corpo della terapista ed egli si rilassa completamente. **b**, tenendo una mano sopra il sacro del paziente la terapista gli flette lentamente la colonna vertebrale lombare, mentre gli stabilizza il torace con l'altra mano

gran lunga maggiore quando il paziente alza l'arto superiore sano e lo tiene fermo in una posizione di 90° di flessione rispetto al cingolo scapolare, con il palmo della mano rivolto verso di sé. Tale sequenza di movimenti richiede un'attiva stabilizzazione della colonna vertebrale toracica unita all'attività dei muscoli addominali obliqui (Fig. 4.27 a, b).

4.7 Posizione degli arti superiori

La posizione degli arti superiori del paziente è importante. Mentre il paziente esegue movimenti che coinvolgono la parte inferiore del tronco e gli arti inferiori, gli arti superiori dovrebbero rimanere rilassati sul lato del corpo. Se l'arto superiore colpito diventa spastico ed evidenzia una reazione associata, la terapista dovrebbe inibire l'ipertono, porre nuovamente l'arto sul lato del paziente e chiedergli di impiegare minore sforzo nello svolgimento dell'attività richiesta. Può avere necessità di prestare maggiore assistenza all'esecuzione del movimento o ridurre l'in-

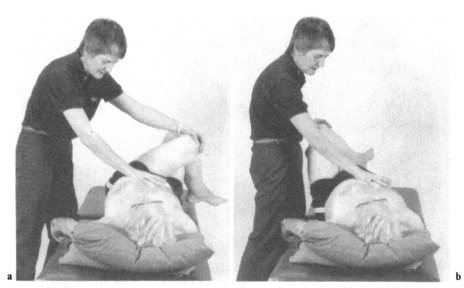

a   b

Fig. 4.25 a, b. Attivare gli addominali obliqui con la gamba plegica incrociata su quella sana (emiplegia sinistra). Le gambe incrociate si muovono ritmicamente verso destra e verso sinistra. La terapista aiuta a stabilizzare il torace del paziente

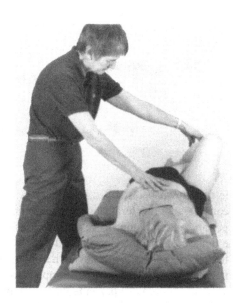

Fig. 4.26. Con la gamba sana incrociata su quella plegica, le ginocchia si muovono verso sinistra e verso destra con approssimativamente il ritmo della deambulazione (emiplegia sinistra)

tensità dello sforzo compiuto dal paziente cambiando lo stimolo verbale. È controindicato istruire il paziente a tenere le braccia sollevate sopra il capo per impedire la flessione del braccio, poiché la gabbia toracica verrebbe elevata, la spina dorsale estesa e i muscoli addominali messi in una posizione di svantaggio (Fig. 4.28). In una tale posizione il paziente userebbe quasi certamente l'estensione tota-

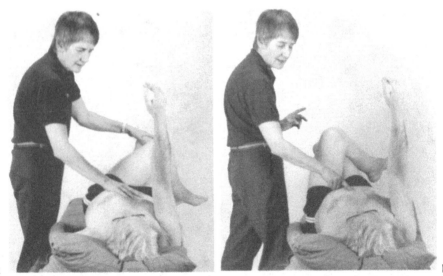

a   b

Fig. 4.27 a, b. Tenendo il braccio sano sollevato in posizione verticale, il paziente stabilizza attivamente la colonna vertebrale toracica mentre muove le gambe da un lato all'altro (emiplegia sinistra)

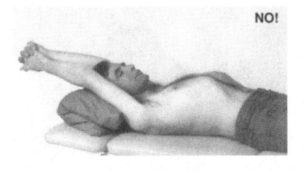

Fig. 4.28. Il paziente non dovrebbe tenere le mani al di sopra del capo quando svolge attività relative al tronco poiché la gabbia toracica verrebbe elevata e la colonna vertebrale estesa (emiplegia destra)

le del tronco per stabilizzare il bacino. Ogni reazione associata dovrebbe venire considerata dalla terapista come un'indicazione che quell'attività è troppo difficile per lui o che egli non riceve sufficiente assistenza. Chiederegli di incrociare le mani e tenerle al di sopra del capo può nascondere il fatto che il braccio plegico si sta flettendo. L'ipertono è tuttavia ancora presente ed il braccio sano può venire danneggiato dal prolungato sforzo impiegato per tenere esteso quello plegico. Di conseguenza in qualche paziente può comparire una tendinite del sopraspinato. Essa può essere molto disabilitante poiché i pazienti dipendono dal braccio sano per eseguire tutte le attività della vita quotidiana. È importante che il paziente impari a inibire mentalmente la reazione spastica per conto proprio e a lasciare il braccio rilassato sul lato del corpo. Lo scopo ultimo delle attività della parte inferiore del tronco e della gamba è di mettere il paziente in grado di camminare in modo più normale e che le braccia oscillino liberamente durante la deambulazione.

4.8 Eseguire il ponte è un'attività adatta a recuperare l'estensione selettiva dell'anca e l'attività dei muscoli addominali

Il paziente è in stazione supina con il capo appoggiato su un cuscino e le braccia rilassate lungo i lati del corpo. La terapista lo aiuta a flettere ambedue le gambe all'anca e al ginocchio. I piedi del paziente sono appoggiati sul lettino in modo che i talloni non siano direttamente sotto le sue ginocchia. Quando gli chiede di sollevare i glutei dalla superficie di appoggio, egli di solito lo fa estendendo le anche e arcuando nello stesso tempo la schiena, spesso spingendo anche il capo indietro sul cuscino (Fig. 4.29). Per rendere questo movimento più selettivo, la terapista insegna al paziente per prima cosa a sollevare il bacino contraendo i muscoli addominali inferiori. Ella facilita il movimento corretto ponendo una mano sul gluteo sano per portare il bacino in avanti e in alto, mentre con l'altra guida l'ombelico verso il basso e lo indica come fulcro intorno al quale il movimento dovrebbe svolgersi (Fig. 4.30).

Mantenendo il bacino sollevato, il paziente alza i glutei dal lettino. La terapista gli chiede di sollevare il piede sano e di abbassarlo nuovamente sulla superficie di appoggio, mentre mantiene i glutei sollevati. Egli dovrebbe alzare e abbassare il piede ripetutamente, approssimativamente secondo il ritmo della normale deambulazione. Se il paziente non viene adeguatamente istruito, solleverà il piede in aria per compensare l'insufficienza degli estensori dell'anca del lato colpito. Con l'assistenza della terapista cerca di mantenere il bacino orizzontale, senza permettere che si inclini sul lato sano (Fig. 4.31). Non appena solleva il piede dalla superficie di appoggio, la gamba diviene un "tentacolo" e il bacino deve venire tenuto sollevato dai muscoli soprastanti cioè dagli addominali. L'effetto "tentacolo" è maggiore se il paziente tiene sollevato l'arto superiore sano ad angolo retto con il tronco perché egli non è in grado di esercitare una pressione sulla superficie di appoggio sufficiente a stabilizzare il tronco (Fig. 4.32 a).

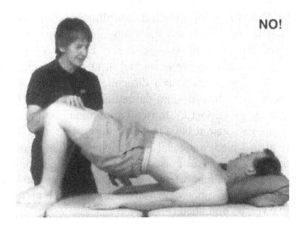

NO!

Fig. 4.29. Fare il ponte usando un'eccessiva attività estensoria (emiplegia destra)

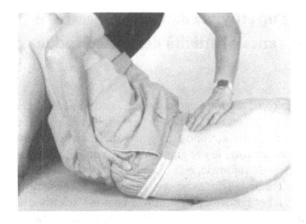

Fig. 4.30. Facilitare la posizione corretta del bacino prima di fare il ponte (emiplegia destra)

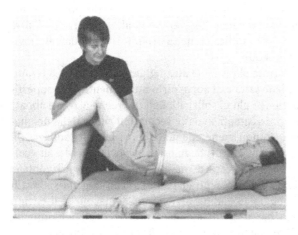

Fig. 4.31. Mantenendo il bacino orizzontale, il paziente solleva il piede sano dal lettino e lo abbassa nuovamente (emiplegia destra)

L'arto superiore colpito del paziente rimane lungo il fianco. Tuttavia, se esso può svolgere attività funzionale, egli dovrebbe tenere ambedue le braccia parallele fra loro con la spalla a 90° e con i palmi rivolti l'uno verso l'altro.

Una maggiore attività di coordinazione è richiesta al paziente per sollevare alternativamente i piedi dalla superficie di appoggio senza permettere che il bacino si inclini su un lato del corpo. Egli dovrebbe alzare un piede dopo l'altro approssimativamente secondo il ritmo della normale deambulazione (Fig. 4.32 b).

Molti pazienti hanno difficoltà a mantenere orizzontale il bacino, specialmente quando sollevano dal lettino il piede sano (Fig. 4.33 a). La terapista può attivare gli opportuni muscoli addominali obliqui esercitando un'appropriata e tempestiva azione sulla loro inserzione nel torace. Nel momento in cui il paziente alza il piede sano dal lettino, ella abbassa velocemente la mano irrigidita a forma di coppa sui muscoli per aumentarne il tono e stimolarne l'attività (tapping). Pone la mano, tenuta a forma di coppa e con le dita estese dai muscoli lombricali, in direzione delle fibre muscolari ed esercita la sua azione diagonalmente e verso l'ombelico (Fig. 4.33 b).

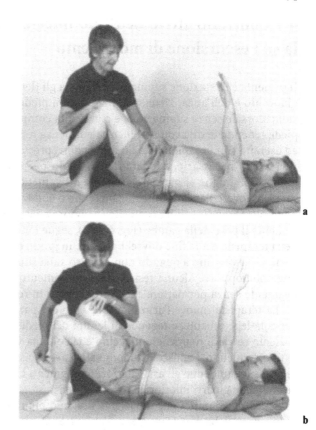

Fig. 4.32. a, il paziente tiene l'arto superiore sano in posizione verticale sopra di sé, quando solleva il piede sano. **b,** mantiene il bacino orizzontale quando alza il piede plegico (emiplegia destra)

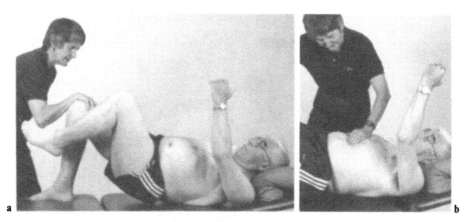

Fig. 4.33 a, b. Esercitare un'azione di stimolo in presenza di un insufficiente controllo dei muscoli addominali obliqui (emiplegia destra). **a,** il paziente non è in grado di tenere orizzontale il bacino quando solleva il piede sano mentre fa il ponte. **b,** la terapista picchietta con mano ferma sopra l'inserzione dei muscoli obliqui addominali esterni, nel preciso momento in cui il paziente alza il piede sano

4.9 Controllo attivo dell'arto inferiore plegico attraverso la sua escursione di movimento

Il paziente è in stazione supina e la terapista gli flette l'arto inferiore a livello del ginocchio e dell'anca. Tiene con una mano il piede plegico del paziente in flessione dorsale senza supinazione e con le dita completamente estese. Controlla il piede tenendo le dita con il pollice e l'eminenza tenar senza toccare l'avampiede ed esercita con la punta delle dita una contropressione sul dorso del piede (Fig. 4.34 a). Se necessario, adopera l'altra mano per sorreggere la gamba sotto il ginocchio. Chiede al paziente di tenere attivamente l'arto inferiore in flessione senza muovere l'anca in rotazione laterale o abduzione nella sinergia di flessione totale. Quando egli ha acquisito maggiore controllo e riesce a sostenere attivamente il peso della gamba (Fig. 4.34 b), segue i movimenti indicati dalla mano della terapista e alla fine dovrebbe essere in grado di mantenere il controllo dell'arto inferiore fino a quando non è esteso sulla superficie di appoggio. Egli non dovrebbe opporre alcuna resistenza al movimento, ma invece seguirlo istantaneamente senza permettere che la coscia vada in rotazione interna o esterna.

La terapista muove l'arto inferiore sano del paziente nello stesso modo guidandola leggermente, e tenendogli le dita del piede con una mano (Fig. 4.35). Il paziente cerca di mantenere il bacino e la colonna vertebrale lombare distesi sul lettino tendendo i muscoli addominali. La terapista prosegue chiedendogli di seguire con ambedue gli arti inferiori i movimenti che ella gli indica con le mani. Se ambedue gli arti inferiori si muovono senza sforzo e indipendentemente l'uno dall'altro, ciò significa che il paziente non può più usare l'arto inferiore sano per stabilizzare il bacino (Fig. 4.36). L'abilità a controllare l'arto inferiore plegico

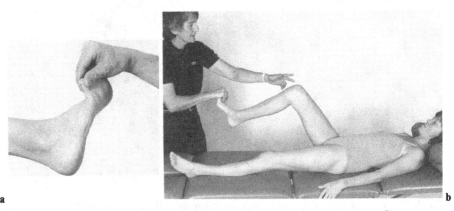

a   b

Fig. 4.34 a, b. Controllo attivo dell'arto inferiore plegico durante la sua escursione di movimento (emiplegia destra). a, la terapista sorregge il piede in flessione dorsale senza supinazione, come punto chiave di controllo. b, la paziente sorregge attivamente l'arto inferiore mentre la terapista lo muove verso la superficie di appoggio

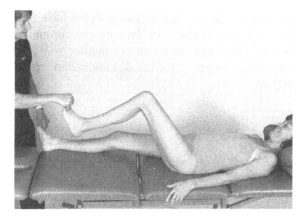

Fig. 4.35. Mantenere il bacino orizzontale mentre l'arto inferiore sano viene guidato alternativamente in flessione ed estensione (emiplegia destra)

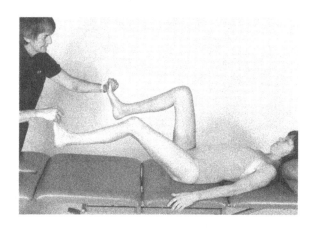

Fig. 4.36. La paziente previene la lordosi della colonna vertebrale lombare mentre segue attivamente con ambedue gli arti inferiori i movimenti indicati dalla terapista (emiplegia destra)

durante la sua escursione di movimento, evitando in particolare che vada in estensione, è essenziale per la fase di oscillazione nella deambulazione. Questo esercizio viene svolto prima in stazione supina e più tardi in stazione eretta (vedere Cap. 8).

4.10 Conclusioni

L'attività selettiva dell'arto superiore e dell'arto inferiore plegico dipende dall'abilità di controllare il tronco. Senza uno stabile ancoraggio per i muscoli, i movimenti degli arti possono venire effettuati solo in stereotipati schemi di massa. L'accurata preparazione dell'attività muscolare per le varie componenti della deambulazione in stazione supina avrà come risultato un'andatura più normale.

Se il paziente viene incoraggiato a deambulare prima di avere recuperato sufficiente controllo della gamba, del tronco e della loro attività selettiva, lo farà adoperando tipiche sinergie di massa (Perry, 1969; Brunnstrom, 1970) che causeranno una crescente spasticità. Pazienti che camminano in modo anormale da mesi o anche da anni possono ancora migliorare il loro schema di deambulazione e recuperare fiducia e facilità di movimento praticando gli esercizi in stazione supina.

5 Passare dalla stazione supina a quella seduta

Per muoversi dalla posizione supina a quella seduta e viceversa occorre che i muscoli addominali muovano o sostengano il peso del corpo contro la forza di gravità, o controllino la velocità alla quale esso si muove, Il capo e il tronco formano insieme una lunga leva che ha un peso notevole. L'attrazione che la forza di gravità esercita sul tronco è di gran lunga minore quando il corpo è più vicino alla verticale che quando è quasi in posizione orizzontale. I pazienti avranno difficoltà a svolgere quelle attività nelle quali devono sollevare attivamente il capo e il tronco dal lettino fino a quando non avranno recuperato sufficiente tono e controllo dei muscoli addominali. Perciò di solito è consigliabile iniziare il movimento con il paziente in posizione seduta con il tronco eretto e allontanarlo gradualmente dalla posizione più verticale. Solo quando egli è in grado di controllare il movimento del tronco svolgendo attività muscolare eccentrica fino alla posizione supina, gli sarà possibile iniziare il movimento da una posizione orizzontale. La terapista dovrebbe sempre fornire al paziente adeguata assistenza per evitare che egli faccia sforzi eccessivi con il risultato di aumentare la spasticità distale. Bisogna prestare attenzione che il paziente non ricorra a movimenti compensatori, come si verificherebbe nel caso che l'attività prescelta fosse per lui troppo difficile da svolgere.

5.1 Passaggio in stazione seduta sul bordo del letto

Entro pochi giorni dopo l'episodio vascolare che ha causato l'emiplegia si dovrebbe aiutare il paziente a sedersi fuori del letto su una poltrona con lo schienale diritto o su una sedia a rotelle. Il modo in cui egli viene aiutato a sedersi con le gambe sul bordo del letto e a mettersi più tardi nuovamente a giacere è molto importante. Se lo si lascia fare di testa sua, il paziente si sforza di sollevarsi adoperando la mano sana. Il risultato sarà la comparsa di reazioni associate nella forma di spasticità, di solito con aumento della flessione del braccio ed estensione o flessione della gamba nel lato colpito. Perciò fin dall'inizio si dovrebbe insegnare al paziente a mettersi seduto secondo una normale sequenza di movimento che include la rotazione del tronco. Egli dovrebbe mettersi seduto sul lato plegico come segue:

- solleva l'arto inferiore plegico e lo porta sul bordo del letto;
- solleva e ruota il capo e il lato sano della spalla verso il lato plegico portando

in avanti l'arto superiore sano oltre il corpo, fino a quando può appoggiare il palmo della mano accanto a lui sul letto;

- solleva l'arto inferiore sano e lo porta fuori dal letto, mentre contemporaneamente si mette seduto a tronco eretto spingendosi, se necessario, con l'arto superiore sano per facilitare il movimento del tronco;

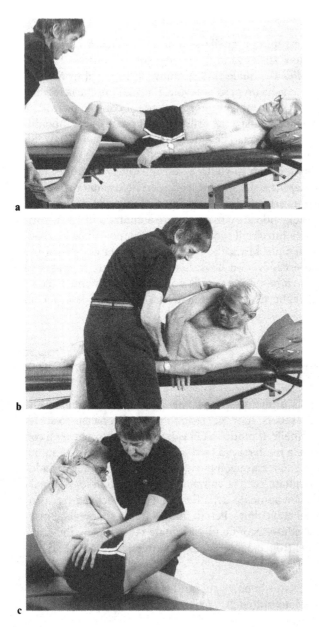

Fig. 5.1 a-c. Facilitazione per sedersi sul bordo del letto (emiplegia sinistra). **a**, il paziente viene aiutato a portare attivamente l'arto inferiore sul bordo del letto. **b**, flette e ruota il tronco per porre la mano sana sul lato opposto del letto come appoggio. **c**, mettersi seduto con l'aiuto dell'assistente

Il paziente avrà bisogno di essere aiutato dalla terapista o dall'infermiera finché non avrà imparato a sedersi in modo corretto e senza eccessivo sforzo.

5.1.1 Con massima facilitazione

L'assistente flette l'arto inferiore plegico del paziente e lo guida verso il bordo del letto, tenendogli con una mano il piede in flessione dorsale e sostenendogli con l'altra il peso della gamba (Fig. 5.1 a).

Successivamente lo aiuta a sollevare il capo e a ruotare il tronco verso di lei per metterlo in grado di porre il palmo della mano sul letto di fronte a lui (Fig. 5.1 b).

Ponendogli una mano intorno alle spalle e premendo con l'altra sul lato del bacino, l'assistente trasferisce il carico lateralmente per mettere il paziente in posizione a tronco eretto. Gli chiede di portare contemporaneamente l'arto inferiore sano fuori del letto in modo che il suo peso lo aiuti a portare il tronco in posizione verticale (Fig. 5.1 c). Il movimento viene svolto lentamente e con attenzione fornendo al paziente chiare istruzioni in ogni fase, in modo da metterlo in grado di partecipare per quanto possibile attivamente.

5.1.2 Con meno facilitazione

Non appena il paziente è in grado di prendere parte più attiva al movimento e ha recuperato qualche controllo sui muscoli del tronco, l'assistente diminuisce proporzionalmente l'aiuto. Il paziente porta da solo l'arto inferiore plegico fuori del letto, mentre l'assistente si assicura che il ginocchio rimanga flesso. Per aiutarlo a mettersi con il tronco eretto, gli facilita il movimento ponendogli la mano sulla articolazione scapolo-omerale sana, anziché tenergli un braccio intorno alle spalle. Gli preme sulla spalla per facilitare l'elevazione del capo su quel lato. Con l'altra mano preme sul lato sano del bacino per portare il gluteo sano sulla superficie di appoggio (Fig. 5.2 b).

5.1.3 Senza facilitazione

Il paziente impara a passare con facilità dalla stazione supina a quella seduta in modo autonomo ed alla fine ad alzarsi dal letto senza doversi spingere con la mano sana (Fig. 5.3).

5.2 Passare dalla stazione seduta a quella supina

Per passare in stazione supina da quella seduta sul bordo del letto, la sequenza di movimento è la stessa di quella usata per mettersi seduto, ma in ordine inverso, Il paziente pone il palmo della mano sana sul letto sul lato plegico per sostenere

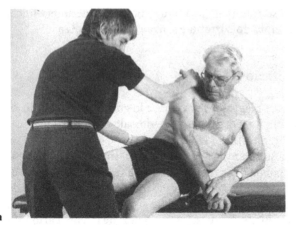

a

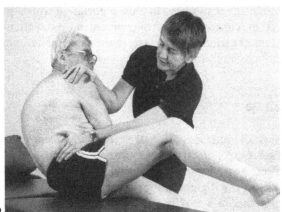

b

Fig. 5.2 a, b. Facilitazione sull'articolazione scapo-lo-omerale e sul bacino per sedersi (emiplegia sinistra). a, l'assistente preme sull'articolazione scapolo-omerale per facilitare la flessione laterale del capo e del tronco. b, il peso della arto inferiore sano aiuta il paziente a mettersi seduto mentre l'assistente preme il lato sano del bacino verso la superficie di appoggio

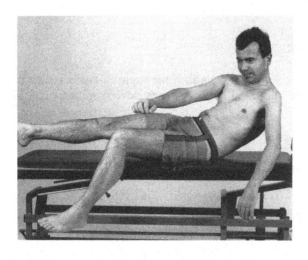

Fig. 5.3. Il paziente è in grado si passare da solo dalla stazione supina a quella seduta (emiplegia sinistra)

una parte del peso del tronco. Solleva l'arto inferiore sano e ruota il corpo per mettersi in stazione supina, portando in avanti la spalla plegica. Quando è in stazione supina, abbassa la gamba sana sul letto e alza quella plegica.

Negli stadi iniziali il paziente avrà di solito necessità di stare completamente in stazione supina in modo che il tronco venga interamente sostenuto prima di essere in grado di flettere la gamba e di sollevarla dal letto.

L'assistente facilita il movimento del tronco del paziente ponendogli una mano dietro la scapola per portare in avanti la spalla plegica e sorreggergli il peso mentre egli si mette in posizione supina. Pone l'altra mano davanti sulla spalla sana spingendola indietro per facilitargli la rotazione del tronco (Fig. 5.4). Il paziente abbandona con la mano la superficie di appoggio immediatamente prima di posare il capo e la spalla sul letto. Quando il paziente è in stazione supina, l'assistente lo aiuta a portare sul letto l'arto inferiore plegico sorreggendone il peso con una mano sotto la coscia e tenendo il piede in posizione neutra. Gli tiene le dita del piede in estensione con l'altra mano. In seguito il paziente

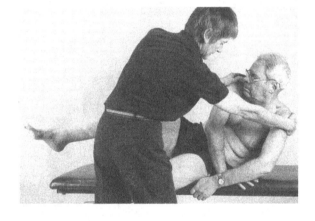

Fig. 5.4. Passare dalla posizione seduta a quella supina. L'assistente facilita il movimento portando in avanti la spalla sinistra e sorreggendo parte del peso del tronco (emiplegia sinistra)

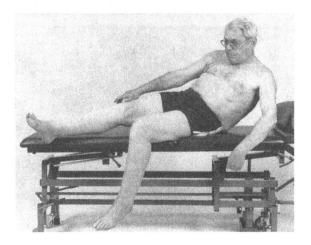

Fig. 5.5. Mettersi in posizione supina per conto proprio, senza adoperare come appoggio la mano sana (emiplegia sinistra)

dovrebbe essere in grado di mettersi in stazione supina senza avere la necessità di adoperare la mano sana per sostenere il peso del tronco (Fig. 5.5). È molto utile che si eserciti nelle varie fasi della sequenza di movimento per mettersi in posizione seduta e di nuovo in quella supina.

5.3 Dondolarsi in stazione seduta con gli arti inferiori raccolti

Il paziente ha spesso difficoltà a flettere la colonna vertebrale lombare. L'iperattività degli estensori provoca una continua lordosi che fa aumentare l'ipertono degli estensori della gamba. Il bacino del paziente non si può muovere liberamente e quando deambula flette tutto il tronco per portare in avanti il piede plegico. I muscoli addominali inferiori non possono contrarsi in modo selettivo se la colonna vertebrale lombare viene tenuta in estensione.

Il paziente siede sul lettino con le anche e le ginocchia flesse e i piedi sopra la superficie di appoggio. Pone ciascuna mano intorno alla parte frontale del ginoc-

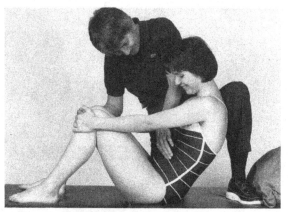

a

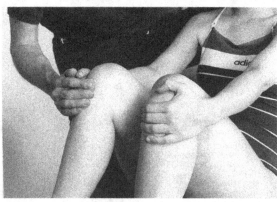

b

Fig. 5.6 a, b. Posizione seduta a gambe raccolte. Correggere la posizione di partenza (emiplegia destra). **a,** la terapista sostiene con il ginocchio il peso del tronco della paziente che si rilassa. **b,** le mani della paziente sono appoggiate lievemente sulle ginocchia, mentre la terapista l'aiuta a controllare la mano plegica

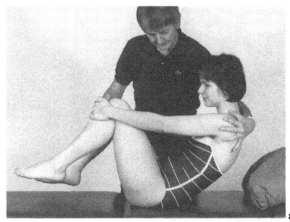

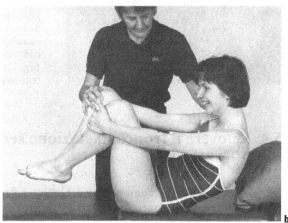

Fig. 5.7 a, b. Muoversi in posizione seduta con le gambe raccolte. a, la paziente si dondola avanti e indietro utilizzando un movimento selettivo fra il bacino e la parte inferiore del tronco. b, la terapista muove la paziente con facilità da un lato all'altro per attivare i flessori laterali del tronco

chio omolaterale. La mano plegica viene mantenuta in posizione corretta dalla terapista. Poiché è necessario che la terapista gli sostenga il tronco, posiziona il piede sopra il lettino in modo che egli possa appoggiare la schiena contro la sua gamba per rilassare le braccia e lasciare che la colonna vertebrale lombare si fletta passivamene (Fig. 5.6 a, b).

Quando la posizione corretta è stata raggiunta, la terapista ritira la gamba e gli sostiene il tronco ponendogli un braccio intorno alle spalle (Fig. 5.7 a). Egli si dondola con calma avanti e indietro con un movimento selettivo fra il tronco e il bacino. La terapista gli chiede di eseguire il movimento senza tirare le braccia, ma con i gomiti estesi. Mano a mano che egli impara a controllare il movimento, si dondola sempre più indietro.

Quando può dondolarsi in avanti e indietro senza fatica, la terapista può muoverlo su un lato per attivare i flessori laterali del tronco (Fig. 5.7 a).

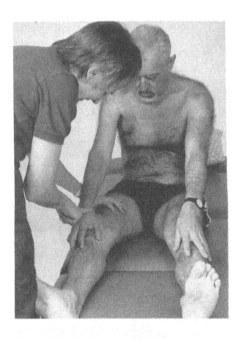

Fig. 5.8. Praticare l'estensione selettiva del ginocchio in posizione seduta a gambe distese in avanti. Il piede del paziente viene tenuto in completa flessione dorsale dalla coscia della terapista mentre egli tiene le mani rilassate sulle ginocchia (emiplegia destra)

5.4 Muovere il tronco in stazione seduta con gli arti inferiori estesi

Gli esercizi svolti dal paziente seduto sul lettino a gambe distese in avanti presentano il vantaggio che il bacino viene stabilizzato in una certa misura dal peso degli arti inferiori. L'attività selettiva fra il tronco e gli arti viene stimolata se si chiede al paziente di tenere gli arti inferiori distesi sul lettino con le anche abdotte e ruotate lateralmente anche se egli adopera contemporaneamente i flessori del tronco.

5.4.1 Estensione isolata del ginocchio in stazione seduta con gli arti inferiori estesi

Nella stazione seduta a gambe distese in avanti il paziente lascia ambedue le mani rilassate sulle ginocchia. Esegue l'estensione selettiva del ginocchio e poi lo rilassa nuovamente. La terapista con la sua coscia gli mantiene il piede in completa flessione dorsale (Fig. 5.8). Se la mano plegica del paziente rimane ferma e non scivola verso di lui, egli comprende che non sta contraendo gli estensori dell'anca quando estende il ginocchio. L'estensione attiva e il rilassamento vengono ripetuti ritmicamente e possono essere alternati con le contrazioni degli estensori del ginocchio sano. Il ritmo può essere cambiato per rendere l'attività più difficile, per esempio due contrazioni del ginocchio sinistro seguite da una di quello destro e viceversa. L'estensione isolata del ginocchio è molto importante per il

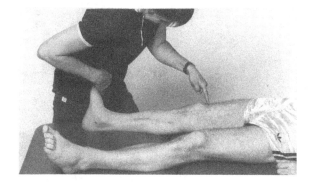

Fig. 5.9. Imparare inizialmente a estendere isometricamente il ginocchio in posizione supina. Il piede rimane inibito in posizione di massima flessione dorsale (emiplegia destra)

paziente durante la deambulazione. Se egli non può estendere selettivamente il ginocchio, ciò significa che durante ogni estensione attiva del ginocchio il piede andrà contemporaneamente in flessione plantare. Egli non sarà quindi in grado di trasferire correttamente il carico sul piede all'inizio della fase di appoggio poiché la resistenza dei flessori plantari si opporrà al movimento. Alla fine della fase di oscillazione la parte metatarsale del piede del paziente arriverà per prima in contatto con il terreno di fronte a lui. A causa della continua attività di flessione plantare, egli può avere la necessità di indossare un tutore che gli tenga il piede in flessione dorsale. Il paziente può avere bisogno di imparare a estendere selettivamente il ginocchio prima in posizione supina (Fig. 5.9), per lui più facile perché anche l'anca è estesa. È essenziale che la terapista gli mantenga la tibio-tarsica in completa estensione dorsale mentre egli attiva isometricamente gli estensori del ginocchio. Dovrebbe imparare ad estendere accuratamente il ginocchio sano prima di fare dei tentativi con quello plegico.

L'estensione selettiva del ginocchio è un requisito essenziale per la deambulazione senza adoperare un ausilio per il piede. Se il paziente recupera questa abilità è messo in grado di fare a meno del tutore se lo indossa.

5.4.2 Passaggio verso la stazione supina

Quando il paziente può estendere selettivamente il ginocchio in stazione seduta a gambe distese in avanti, la terapista gli chiede di inclinarsi indietro e di lasciare scivolare le mani verso le anche mantenendo il contatto con le cosce. Egli rimane con i gomiti estesi mentre muove le mani verso le anche e poi verso i piedi (Fig. 5.10 a, b).

5.4.3 Ritorno alla stazione supina con la rotazione del tronco

Il paziente in stazione seduta con gambe distese si gira verso la terapista che gli tiene leggermente le mani dall'alto. Ella non gli tira le mani, ma le guida nella posizione corretta, mentre egli le sorregge attivamente. Le gambe del paziente

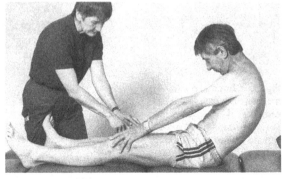

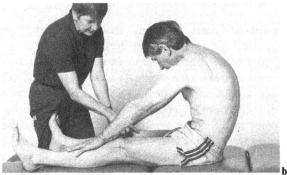

Fig. 5.10. a, mantenendo le ginocchia e le braccia estese, il paziente si inclina indietro lasciando scivolare le mani sulle anche. b, muoversi nuovamente in avanti facendo scivolare le mani verso i piedi (emiplegia destra)

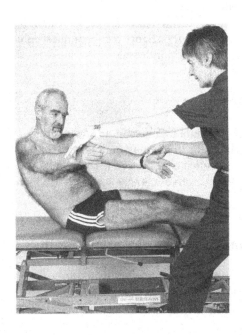

Fig. 5.11. Sdraiarsi dalla stazione seduta a gambe distese con rotazione verso il lato plegico. La terapista tiene le braccia estese del paziente parallele fra loro all'altezza delle spalle (emiplegia destra)

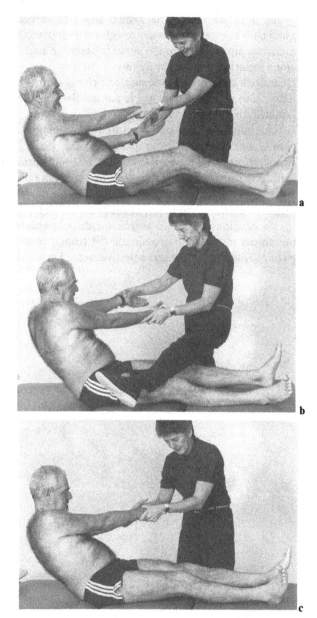

Fig. 5.12 a-c. In stazione seduta a gambe distese muovere il tronco indietro con rotazione verso il lato sano (emiplegia destra). **a,** il paziente ha difficoltà a portare in avanti la gamba plegica che tende a flettersi. **b,** la terapista lo aiuta a mantenere la gamba in estensione e gli tiene le braccia in posizione corretta. **c,** il paziente mantiene attivamente l'estensione della gamba e muove sempre più il tronco verso la posizione supina e viceversa

rimangono estese con le anche abdotte (Fig. 5.11). Svolge il movimento prima verso il lato plegico poiché gli è meno difficile portare in avanti la spalla sana. Quando si gira verso il lato sano avrà difficoltà a portare avanti il tronco sul lato plegico e a tenere contemporaneamente la gamba estesa. La gamba plegica avrà la tendenza a flettersi non appena i flessori di quel lato saranno attivati (Fig. 5.12 a). Essa potrebbe anche presentare uno schema di flessione totale.

La terapista mette una gamba sopra la coscia del paziente per tenergli il ginocchio in estensione, mentre egli ruota il tronco verso di lei (Fig. 5.12 b). Egli muove sempre più il tronco verso la stazione supina e ritorna ogni volta in stazione seduta con le gambe distese.

Quando la terapista ha la sensazione che la gamba del paziente rimane estesa sul letto e non si flette più contro la sua gamba, gli chiede di mantenere attivamente l'estensione (Fig. 5.12 c).

Quando il paziente può eseguire il movimento con cura e mantenere estesa la gamba senza l'aiuto della terapista, ella si mette in piedi a lato del lettino e, con la coscia, mantiene il piede plegico in estensione dorsale completa. Il paziente tiene le braccia estese e parallele fra loro mentre ruota il tronco e si mette in posizione supina prima su un lato e poi sull'altro. La terapista tiene in estensione il braccio plegico e guida l'altro in posizione corretta (Fig. 5.13 a, b).

L'esecuzione di questo esercizio riduce la spasticità della gamba plegica per mezzo del movimento prossimale del tronco contro l'arto spastico distale ed il paziente impara a estendere selettivamente l'arto inferiore. In questo modo viene

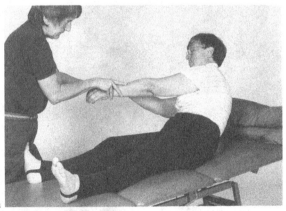

a

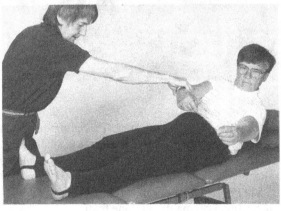

b

Fig. 5.13 a, b. Mettersi in posizione supina dalla posizione seduta a gambe distese con rotazione del tronco. La terapista inibisce la flessione piantare del piede della paziente e le corregge la posizione delle braccia (emiplegia destra). a, rotazione verso il lato plegico. b, rotazione verso il lato sano

migliorato considerevolmente il controllo attivo del tronco e in particolare l'attività dei muscoli obliqui addominali.

5.5 Conclusioni

Per il paziente è molto importante potersi alzare da solo e mettersi a letto senza l'aiuto di un'altra persona. L'attività muscolare che viene stimolata nei movimenti per mettersi a letto e mettersi seduto, non solo lo porrà in grado di essere indipendente in questo campo, ma migliorerà anche la sua abilità a eseguire al tre attività. Diventerà possibile recuperare le normali reazioni di equilibrio, l'abilità a salire le scale, quella a entrare e a uscire dalla vasca da bagno ecc... Gli esercizi descritti in questo capitolo dovrebbero venire costantemente eseguiti durante l'intero trattamento, anziché solo una volta al giorno quando il paziente viene aiutato ad alzarsi dal letto.

6 Esercizi in stazione seduta

Gli esercizi svolti con il paziente in stazione seduta forniscono una opportunità per stimolare i muscoli che controllano il tronco. Muovere il paziente o chiedergli di muoversi lateralmente, in avanti o indietro, comporta che il corpo diventi il "tentacolo", come descritto nel Capitolo 2. I muscoli della parte più elevata del tronco in relazione all'attrazione della forza di gravità verranno attivati sia per muovere attivamente il corpo contro gravità, sia per mantenerlo in una determinata direzione o per controllare la velocità del movimento in direzione della forza di gravità.

6.1 Stare in stazione seduta con gli arti inferiori fuori dal letto

Molte delle attività che vengono di seguito descritte possono essere eseguite con il paziente seduto sul letto, su una sedia o su una panca nel reparto di ergoterapia. È tuttavia più facile per il paziente se i suoi piedi non sono inizialmente in appoggio, altrimenti, se egli tenesse i piedi sul pavimento, tenterebbe di usare il piede sano per aiutarsi a eseguire il movimento e di conseguenza utilizzerebbe muscoli compensatori. È inoltre difficile per la terapista controllare reazioni associate indesiderate nel piede plegico mentre deve facilitare nello stesso tempo i movimenti del tronco. Tuttavia nella vita quotidiana noi svolgiamo di solito attività funzionali in posizione seduta con i piedi appoggiati sul pavimento per cui quando un paziente ha imparato a eseguire un movimento, dovrebbe compierlo anche nella normale posizione seduta.

6.1.1 Flessione ed estensione selettiva della parte inferiore del tronco

È importante che il paziente impari a correggere la sua postura prima di eseguire altri esercizi in stazione seduta. La stabilizzazione della colonna vertebrale toracica è un requisito fondamentale per la normale deambulazione come pure per i movimenti funzionali selettivi delle braccia.

Se il paziente potesse decidere da solo, starebbe in stazione seduta con le anche in estensione e con la colonna vertebrale toracica cifotica. Per poter stare seduto con il tronco eretto, deve prima imparare a correggere la posizione del bacino.

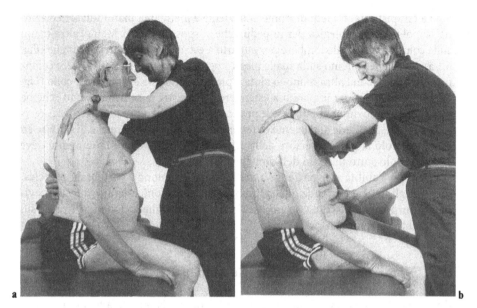

a   b

Fig. 6.1 a, b. Flettere ed estendere il tronco per correggere la posizione del bacino (emiplegia destra). **a,** estensione. **b,** flessione

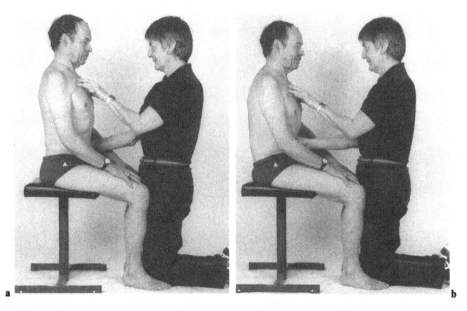

a   b

Fig. 6.2 a, b. Movimento selettivo della parte inferiore del tronco con stabilizzazione della colonna vertebrale toracica (emiplegia destra). **a,** estensione. **b,** flessione

La terapista sta in piedi di fronte al paziente e mette una mano sull'articolazione scapolo-omerale plegica per impedire che si sposti indietro. Mette l'altra mano sulla colonna vertebrale lombare per aiutarlo a estenderla e a flettere le anche (Fig. 6.1 a). Mantiene la mano sulla spalla plegica per insegnargli a flettere l'intera colonna vertebrale e con l'altra mano lo aiuta a piegare l'addome e a flettere il collo (Fig. 6.1 b). Quando egli ha imparato a estendere e a piegare la schiena in uno schema totale, questo movimento può essere praticato in modo sempre più selettivo.

La terapista chiede al paziente di tenere il capo e le spalle eretti e di flettere ed estendere solo la parte inferiore della schiena. Gli indica che il movimento deve svolgersi solo sotto il livello dell'ombelico.

Quando l'abilità del paziente a stabilizzare la colonna vertebrale toracica, mentre egli flette ed estende quella lombare, aumenta, può eseguire questo movimento in posizione seduta su una sedia o su uno sgabello tenendo i piedi sul pavimento (Fig. 6.2 a, b).

6.1.2 Rotazione del tronco con flessione

Il paziente è in stazione seduta con il tronco eretto e la terapista lo aiuta a porre la mano plegica sulla spalla dell'altro lato.

Tenendo con la mano sana la parte prossimale del braccio plegico, si aiuta a portare in avanti la scapola mentre la terapista gli spinge il tronco dietro il centro di gravità (Fig. 6.3). Gli mette un braccio dietro le spalle e, tenendogli le dita sopra la mano plegica, la tiene ferma mentre contemporaneamente spinge con l'avambraccio la spalla plegica in avanti e verso il basso. Con l'altra mano preme in basso le costole tenendole unite al centro per indicargli dove attivare i muscoli addomi-

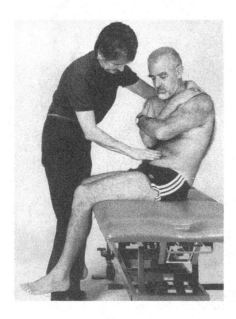

Fig. 6.3. Flessione attiva e rotazione del tronco. Il paziente adopera la mano sana per portare in avanti la spalla opposta (emiplegia destra)

nali. Di conseguenza egli dovrebbe muovere il gomito del braccio plegico in direzione dell'anca controlaterale. Il paziente ripete il movimento con il braccio sano tenuto in posizione di flessione, adduzione e rotazione esterna della spalla con flessione del gomito (Fig. 6.4 a, b). Questa posizione del braccio sano è molto importante per evitare che il paziente estenda automaticamente il braccio dietro di sé e attivi gli estensori del lato sano anziché i muscoli addominali per ruotare il tronco. Occorre prestare attenzione che la colonna vertebrale lombare rimanga flessa e non si estenda in modo iperattivo. Il paziente dovrebbe tenere le gambe rilassate sul bordo del lettino e non flettere le anche. Dovrebbe svolgere questa attività ricevendo sempre minore assistenza da parte della terapista finché non è in grado di tenere da solo e senza sforzo il braccio in posizione corretta (Fig. 6.5).

Questo esercizio può anche essere svolto con i piedi appoggiati sul pavimento. Inizialmente quando il paziente protrae e adduce la spalla, si manifesta una certa resistenza alla flessione del gomito plegico. La rotazione del tronco inibisce l'ipertono estensorio nel braccio e, una volta che egli non avverte più alcuna resistenza alla flessione, può flettere attivamente il braccio con l'assistenza della terapista e porre nuovamente la mano sulla spalla controlaterale, dopo che è stata spostata sempre più lontano dalla terapista (Fig. 6.6 a, b). Il paziente dovrebbe flettere attivamente il gomito in modo selettivo e senza ritrarre la scapola.

Molte attività funzionali, come mangiare, lavarsi e aver cura di sé richiedono la flessione del braccio di fronte al corpo. Imparare a eseguire selettivamente questo movimento fornisce al paziente la possibilità di adoperare la mano plegica per le attività della vita quotidiana.

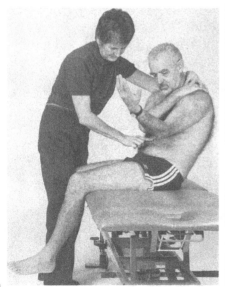
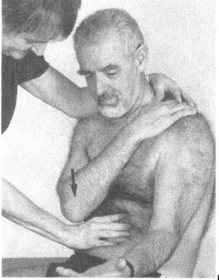

a   b

Fig. 6.4 a, b. Flessione/rotazione del tronco contro gravità (emiplegia destra). **a,** il paziente tiene il braccio sano in avanti con adduzione e rotazione laterale della spalla e la mano plegica in posizione corretta con le dita rilassate. **b,** la terapista facilita il movimento corretto della spalla plegica in avanti e in basso verso l'anca controlaterale

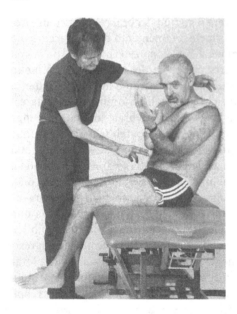

Fig. 6.5. Mantenere attivamente la posizione corretta senza assistenza (emiplegia destra)

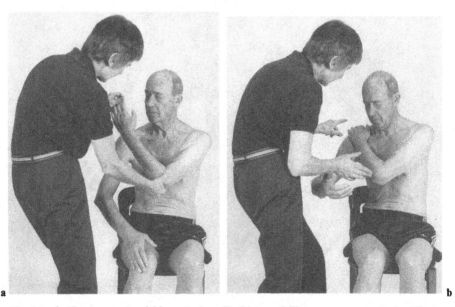

a   b

Fig. 6.6 a, b. Flessione attiva del braccio dopo l'inibizione dell'ipertono estensorio (emiplegia destra). **a,** la terapista allontana la mano del paziente dalla sua spalla aumentando gradualmente la distanza. **b,** il paziente si mette attivamente di nuovo la mano sulla spalla flettendo il gomito senza retrarre la scapola del lato plegico

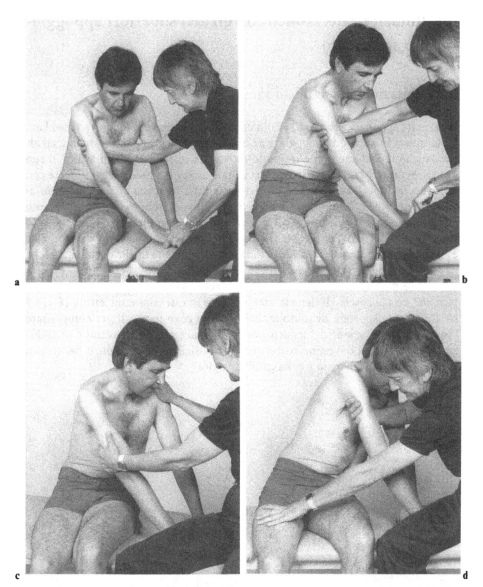

Fig. 6.7 a-d. Rotazione del tronco verso il lato sano (emiplegia destra). **a**, porre la mano plegica distesa sul lettino. **b**, flessione della parte superiore del tronco e protrazione della spalla con assistenza. **c**, la spalla sana del paziente viene guidata indietro tenendo il braccio plegico in posizione corretta. **d**, correggere la posizione dell'anca e del bacino del paziente

6.2 Rotazione del tronco con gli arti superiori appoggiati sullo stesso lato

6.2.1 Rotazione verso il lato sano

Il paziente appoggia accanto a sé la mano sana sul lettino e si gira verso quel lato. La terapista lo aiuta ad appoggiare anche la mano plegica parallelamente all'altra. Poiché il paziente non è in grado di ruotare il lato plegico in avanti, il suo braccio sembrerà troppo corto e potrebbe non essere in grado di raggiungere con la mano la superficie di appoggio del lettino. La terapista si siede accanto al paziente, gli staziona la mano sulla parte prossimale del braccio plegico accanto alla spalla e lo tira in avanti. Esercita una pressione in direzione opposta sullo sterno con il dorso del polso per aiutarlo a flettere la colonna vertebrale toracica e a protrarre la scapola (Fig. 6.7 a). Guida con l'altra mano quella del paziente, che ha le dita e il pollice estesi sulla superficie del lettino.

Poiché deve utilizzare l'altra mano per correggere altre parti del corpo del paziente, con la coscia gli tiene la mano plegica in estensione sul lettino (Fig. 6.7 b). Il paziente sposterà di solito le articolazioni coxo-femorali per compensare l'insufficiente rotazione del tronco, portando l'anca plegica in avanti e in adduzione. La terapista dovrebbe correggergli la posizione delle spalle e del tronco prima di quella del bacino e della gamba plegica.

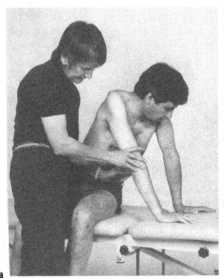 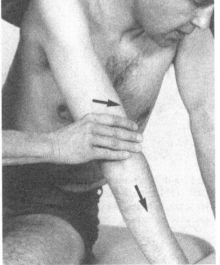

a   b

Fig. 6.8 a, b. Flessione/rotazione del tronco con entrambe le braccia appoggiate sul lato sano (emiplegia destra). **a,** la terapista impedisce l'adduzione dell'anca destra e facilita l'estensione del gomito. **b,** la terapista utilizza una presa lombricale per estendere il gomito e premere in direzione del carpo della mano del paziente

La maggior parte dei pazienti farà troppi sforzi con l'arto inferiore sano per spingere attivamente la spalla in avanti e così impedirà la rotazione del tronco. La terapista userà la mano rimasta libera per guidare indietro la spalla sana del paziente e facilitargli la rotazione del tronco (Fig. 6.7 c).

Una volta che entrambe le articolazioni scapolo-omerali sono nella posizione corretta, la terapista pone una mano sulla coscia del paziente per tenere l'arto inferiore plegico in maggiore abduzione e i glutei in contatto con la superficie del lettino (Fig. 6.7 d).

Quando la spalla plegica non spinge più indietro e la spasticità flessoria della mano è stata ridotta, la terapista cambia la propria posizione. Sta in piedi di fronte al paziente e mantiene con la propria gamba l'arto inferiore plegico in abduzione. Utilizza una mano per aiutarlo a estendere completamente il gomito plegico e nello stesso tempo a mantenere la protrazione della spalla.

La mano della terapista sopra i condili dell'omero non solo esercita una pressione in direzione dell'estensione del gomito, ma anche in basso in direzione del carpo della mano del paziente (Fig. 6.8 a, b). Con il dorso dell'altra mano sopra le costole inferiori guida il tronco in flessione.

Indica al paziente come rilassarsi e a rimanere in questa posizione senza compiere alcun sforzo e in seguito a muoversi con cautela spostando il carico prima su una mano e poi sull'altra. Egli percepisce il carico passare attraverso i bordi laterali del palmo e, quando si muove sull'altro lato, sente la pressione spostarsi verso il bordo mediale. Il carico che si sposta da un lato all'altro della mano riduce la spasticità della mano in modo sorprendente. Poiché la terapista necessita di una sola mano per mantenere il braccio plegico nella posizione corretta, può adoperare l'altra per correggere gli eventuali movimenti di compenso del paziente che, per esempio, fletterà spesso automaticamente il gomito sano se il tronco

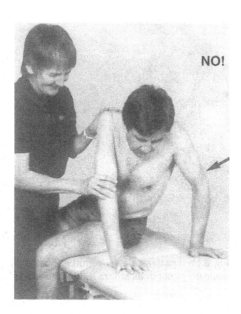

Fig. 6.9. Il paziente non dovrebbe flettere il gomito sano per compensare la mancanza di rotazione del tronco (emiplegia destra)

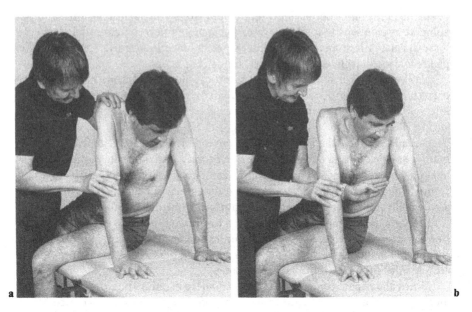

Fig. 6.10 a, b. Evitare l'estensione di compenso del tronco. a, quando il tronco è esteso, la rotazione si verifica nelle anche. b, la terapista guida il tronco in flessione adoperando il dorso della mano (emiplegia destra)

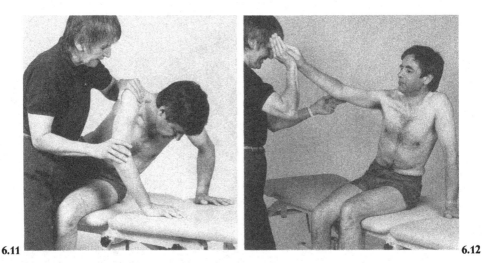

Fig. 6.11. Il paziente flette i gomiti e abbassa il capo verso il lettino con il naso rivolto in direzione del punto di mezzo fra le due mani (emiplegia destra)

Fig. 6.12. Estensione attiva del gomito con protrazione della spalla plegica (emiplegia destra)

non ruota in modo sufficiente (Fig. 6.9.), compiendo un movimento del quale ella può non accorgersi.

Un altro comune movimento di compenso è l'estensione del tronco (Fig. 6.10 a). La terapista deve, usando il dorso della mano libera, spesso guidarlo nella flessione del torace all'indietro (Fig. 6.10 b).

Chiede al paziente di flettere entrambi i gomiti girando il capo in modo che la punta del naso sia rivolta verso il lettino. Il gomito sano si deve muovere in direzione parallela a quella del gomito plegico. Il paziente abbassa il capo il più possibile senza sollevare i glutei dalla superficie del lettino (Fig. 6.11).

Dopo che ha effettuato la rotazione del tronco e ha ridotto la spasticità dell'arto superiore, la terapista gli chiede di estendere il braccio in avanti premendo la mano contro la sua senza sforzarsi. Tenendogli la mano in avanti, esercita una leggera pressione lungo il carpo e attiva i muscoli obliqui dell'addome (Fig. 6.12).

6.2.2 Rotazione verso il lato plegico

La terapista guida il braccio plegico del paziente verso l'altro lato e gli pone la mano distesa accanto sul lettino all'altezza del trocantere. Mentre gli tiene il gomito in estensione, gli porta in avanti la mano sana e la pone parallelamente all'altra e alla stessa distanza delle spalle. Gli porta indietro la spalla plegica con l'altra mano e gli mette l'avambraccio sulla scapola per portarla in posizione corretta (Fig. 6.13). Deve prestare molta assistenza al paziente per raggiungere questa posizione perché egli, nel suo sforzo di estendere l'arto superiore plegico, farà ricorso alla sinergia estensoria di protrazione con adduzione del braccio. Tale attività sul lato plegico impedisce la rotazione del tronco. La terapista chiede al paziente di abbassare il capo in modo che il naso sia rivolto verso il punto di

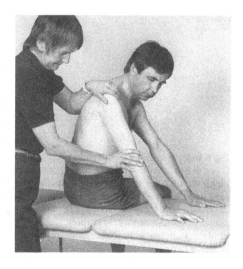

Fig. 6.13. Flessione/rotazione del tronco con le mani appoggiate sul lato plegico. La terapista porta indietro la spalla plegica del paziente e lo aiuta a estendere il gomito (emiplegia destra)

mezzo fra le due mani. Dovrebbe notare se egli muove il gomito sano nella direzione corretta, cioè parallelamente a quella del gomito plegico. Spesso, a causa
della insufficiente rotazione del tronco, il paziente invece muove il gomito sano
verso il lato sano (Fig. 6.14 a). La terapista utilizza la mano per indicare la direzione ottimale del movimento (Fig. 6.14 b), ma, una volta che il paziente ha compreso ciò che si vuole da lui, dovrà adoperare nuovamente la mano per sorreggere la spalla e la scapola sul lato plegico (Fig. 6.14 c).

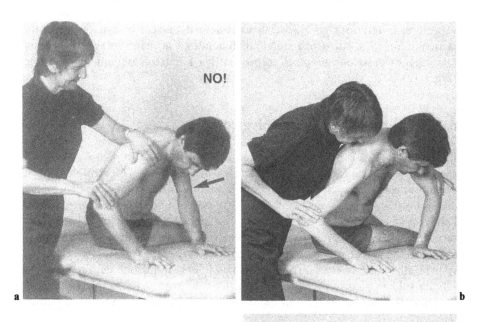

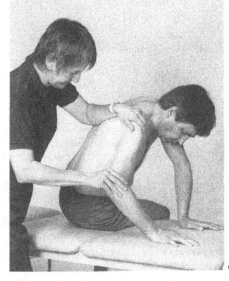

Fig. 6.14 a-c. Flessione di entrambi i gomiti per abbassare il capo fra le mani (emiplegia destra). **a**, l'adduzione della spalla
sana compensa l'insufficiente rotazione
del tronco. **b**, la terapista corregge la posizione del gomito sano. **c**, la scapola viene
guidata indietro e in basso mentre il
paziente flette i gomiti

Quando i gomiti del paziente sono in flessione il carico si sposta sul bordo laterale del palmo della mano e, quando sono in estensione, esso ritorna sul bordo mediale.

6.3 Movimenti attivi dell'arto superiore plegico dopo l'inibizione della spasticità

Con la spasticità molto ridotta per mezzo degli esercizi che implicano la rotazione del tronco e lo spostamento del carico sugli arti superiori in estensione, si può chiedere al paziente di muovere attivamente e selettivamente l'arto superiore plegico. L'impiego di oggetti reali da tenere in mano, tagliare e spostare faciliterà la normale esecuzione del movimento. Il tipo di attività e la quantità di assistenza necessari al paziente dipendono dal grado di funzionalità attiva recuperata (Davies, 1985). La maggior parte dei pazienti avrà difficoltà a recuperare la supinazione attiva del braccio plegico mentre tiene in mano un oggetto. La terapista dovrebbe inibire l'ipertono dei pronatori prima di praticare movimenti attivi assistiti.

Il paziente tiene con entrambe le mani e con le braccia parallele all'altezza delle spalle uno spesso bastone di legno. La terapista sta in piedi accanto a lui con un piede su uno sgabello di fronte a lui e gli sorregge il gomito con il ginocchio. È importante che i gomiti o gli arti superiori del paziente vengano sorretti, altri-

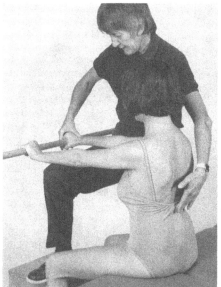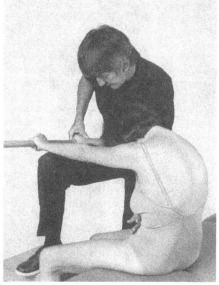

Fig. 6.15 a, b. La paziente muove il tronco mentre tiene un bastone con ambedue le mani (emiplegia destra). a, estensione del tronco con i gomiti appoggiati. b, la terapista aiuta la paziente a flettere il tronco

menti la spalla plegica potrebbe venire traumatizzata (Fig. 6.15 a). La terapista
sorregge la mano plegica del paziente in modo che il polso rimanga dorsiflesso
anche se egli regge il bastone. In seguito ella pone l'altra mano sulla parte inferiore dell'addome del paziente per aiutarlo a flettere la colonna vertebrale. Egli
flette di solito la colonna vertebrale toracica, ma ha difficoltà nella flessione della
regione lombare (Fig. 6.15 b).

La flessione ed estensione prossimale del tronco rispetto alla spasticità distale delle braccia riduce il loro ipertono e la terapista aiuta il paziente a tenere il
bastone con gli arti superiori supinati all'altezza delle spalle (Fig. 6.16). In questa

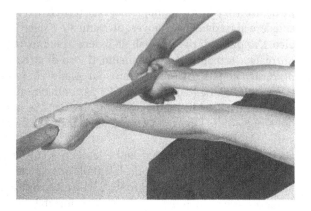

Fig. 6.16. La paziente tiene il
bastone con gli avambracci
supinati (emiplegia destra)

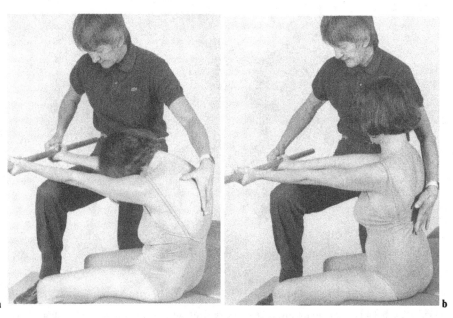

Fig. 6.17 a, b. Movimenti prossimali del tronco rispetto alla spasticità distale del braccio (emiplegia destra). a, flessione. b, estensione

posizione egli avrà probabilmente difficoltà a mantenere le dita flesse e la terapista dovrà tenergli le dita e il pollice in contatto con il bastone e mantenergli il
polso in flessione dorsale.

Il paziente flette ed estende il tronco senza compiere alcun movimento con le
mani, mantenendo i gomiti appoggiati sulla coscia della terapista che regola con
una mano il movimento per impedire l'iperattività di una parte del corpo del
paziente (Fig. 6.17 a),o per facilitargli una maggiore escursione di movimento in
un'altra parte (Fig. 6.17 b).

Quando la terapista sente che le dita e il polso del paziente rimangono sul
bastone nella posizione corretta, toglie lentamente le mani. Quando egli è in
grado di tenere la mano plegica sul bastone gli viene chiesto di togliere la mano
sana e di posarla sul ginocchio (Fig. 6.18).

Allora il paziente cerca di tenere il bastone orizzontale con la mano plegica,
cioè senza che questa vada in pronazione. Può anche girarla leggermente in pronazione e riportarla di nuovo in supinazione.

Con il gomito ancora appoggiato sulla coscia della terapista, porta il bastone
verso la testa, mantenendolo parallelo al tronco (Fig. 6.19 a-c).

Se i gomiti del paziente non sono appoggiati sulla coscia della terapista il
movimento diventa più difficile perché egli deve stabilizzare attivamente la scapola. Impara ad avvicinare il bastone al capo e ad allontanarlo nuovamente senza
che la scapola diventi alata (Fig. 6.20 a). Gradualmente impara a mantenere la
scapola del lato plegico in questa posizione anche se toglie dal bastone la mano
sana (Fig. 6.20 b).

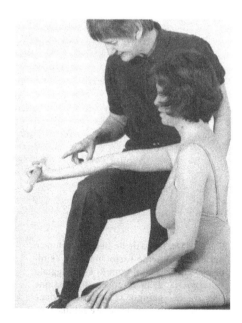

Fig. 6.18. La paziente tiene il bastone con
l'avambraccio supinato, dopo avere inibito la spasticità (emiplegia destra)

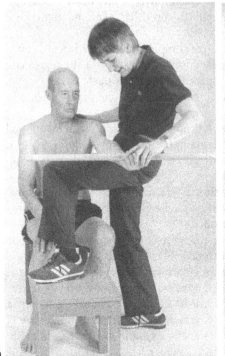

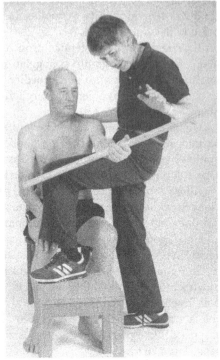

a   b

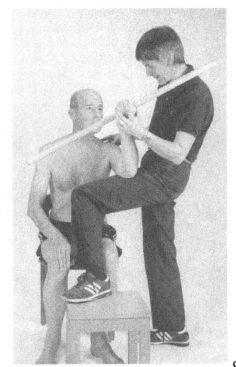

Fig. 6.19 a-c. La paziente tiene il bastone e
muove attivamente l'arto superiore (emiplegia sinistra). **a,** il gomito è appoggiato
sulla coscia della terapista. **b,** flessione
selettiva del gomito. **c,** il bastone viene
mosso con attiva pronazione e supinazione

c

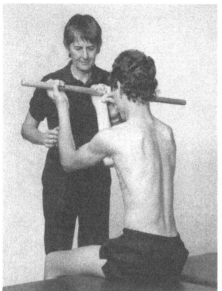 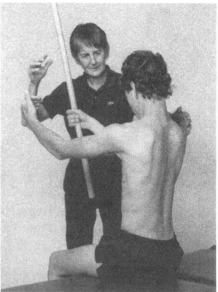

a   b

Fig. 6.20 a, b. Stabilizzare attivamente la scapola muovendo il bastone (emiplegia destra). a, con ambedue le mani. b, soltanto con la mano plegica

6.4 Trasferimento del carico lateralmente

Per muoversi o venire mosso lateralmente in posizione seduta sono necessarie reazioni di equilibrio che dipendono in gran parte dall'attività selettiva del tronco e, in particolare, dalla flessione laterale combinata con l'estensione della colonna vertebrale toracica e di quella lombare. La flessione laterale del tronco contro gravità necessita di una considerevole attività da parte dei muscoli addominali (Flint e Gudgell, 1965) e, in particolare, di una vigorosa contrazione dei muscoli obliqui esterni (Campbell e Green, 1953).

Le reazioni di equilibrio sono necessarie per svolgere attività funzionali in posizione seduta, come mettersi le calze e le scarpe. L'attività muscolare selettiva necessaria per l'esecuzione delle reazioni di equilibrio è essenziale per la normale deambulazione.

Una volta che il paziente è in grado di muoversi liberamente e senza timori verso i due lati del corpo, le reazioni dovrebbero venire migliorate ed eseguite con maggiore precisione e decrescente assistenza, finché non si producono automaticamente e persino velocemente, con improvvisi cambiamenti di direzione.

6.4.1 Muoversi verso il lato plegico

Persino il paziente bene addestrato tenderà a mantenere l'equilibrio per mezzo di movimenti evasivi che necessitano di un'attività meno selettiva (Fig. 6.21 b).

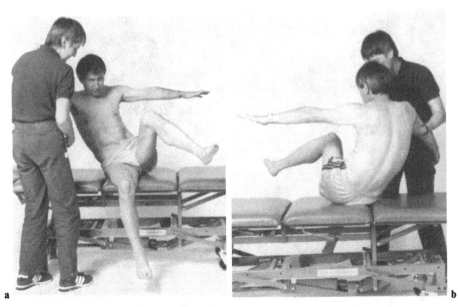

a   b

Fig. 6.21 a, b. Reazioni di equilibrio trasferendo il carico sul lato plegico (emiplegia destra). a, veduta anteriore: il movimento del tronco non è selettivo e l'arto inferiore sano viene troppo abdotto. b, veduta posteriore: la colonna vertebrale si flette in uno schema di massa

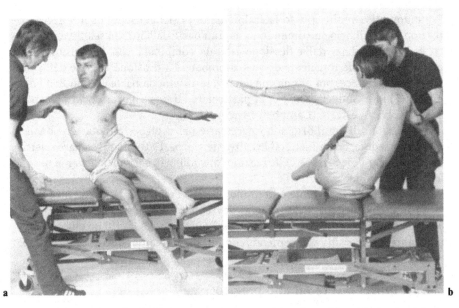

a   b

Fig. 6.22 a, b. Reazioni di equilibrio con trasferimento del carico sul lato plegico (emiplegia destra). a, con attività selettiva del tronco l'arto inferiore reagisce in modo normale. b, flessione laterale senza totale flessione della colonna vertebrale

Raddrizza il capo, flette lateralmente il tronco e solleva il braccio e la gamba sani in abduzione ed estensione. Tuttavia la flessione laterale del tronco non è un movimento selettivo. Il paziente si piega indietro sulla superficie di appoggio flettendo nello stesso tempo tutto il tronco. Non riesce a estendere la colonna vertebrale toracica e quella lombare per cui eleva l'articolazione scapolo-omerale sana per compensare l'inadeguata estensione. Porta l'arto inferiore sano in eccessiva abduzione e il bacino sul lato sano rimane indietro. Istruendo accuratamente il paziente e praticando il movimento con l'assistenza della terapista, si possono esercitare le reazioni corrette (Fig. 6.22 a, b).

6.4.1.1 Sequenza progressiva per insegnare il movimento corretto

La terapista s'inginocchia accanto al paziente sul lettino e con un braccio davanti a lui e uno dietro gli pone le mani all'altezza delle costole inferiori sul lato più lontano. Gli chiede di permetterle di muoverlo senza che egli opponga resistenza al movimento, ma anche senza cercare di aiutarla attivamente. Gli muove il tronco lateralmente e ritmicamente utilizzando le mani per ottenere che egli fletta passivamente la colonna vertebrale lombare di lato, mentre con le braccia gli tiene esteso il tronco. Con il capo dietro il paziente, è in grado di osservare la regione lombare e di vedere se la flessione laterale abbia realmente luogo nella colonna vertebrale lombare (Fig. 6.23).

Quando la flessione passiva del tronco ha luogo senza sforzo, la terapista si mette seduto accanto al paziente e gli sposta il carico sul lato plegico. Mettendogli la mano sotto l'ascella, lo aiuta ad allungare in modo normale il lato plegico, e con l'altra mano alla vita sul lato sano, gli indica il punto in cui l'accorciamento deve avere luogo (Fig. 6.24 a).

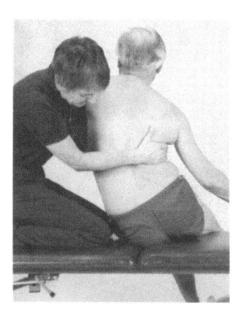

Fig. 6.23. Mobilizzazione passiva per la flessione laterale della colonna vertebrale lombare (emiplegia sinistra)

Molti pazienti eleveranno l'articolazione scapolo-omerale sana nel tentativo di compensare l'inadeguata estensione dell'anca sul lato plegico. Ma l'innalzamento del cingolo scapolare impedisce la flessione laterale del tronco. La terapista utilizza la mano per indicare al paziente che egli deve invece abbassare la spalla (Fig. 6.24 b).

Quando il paziente è in grado di muoversi a sufficienza verso il lato plegico, la terapista gli chiede di sollevare l'arto inferiore sano (Fig. 6.25). Una volta che egli è in grado di spostare il carico senza sforzo sul lato plegico con soltanto un'assistenza minima da parte della terapista, ella può mettersi in piedi di fronte

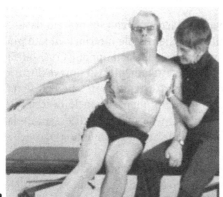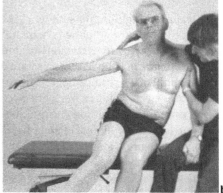

a   b

Fig. 6.24 a, b. Facilitare la flessione laterale attiva del tronco trasferendo il carico sul lato plegico (emiplegia sinistra). **a,** la terapista presta assistenza per accorciare il lato sano e allungare quello plegico. **b,** correggere l'elevazione di compenso del cingolo scapolare sul lato sano

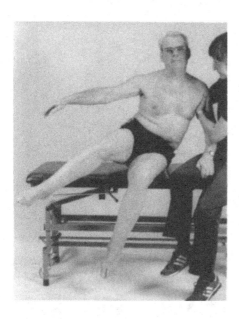

Fig. 6.25. Mantenere l'estensione del tronco con flessione laterale quando l'arto inferiore sano viene sollevato (emiplegia sinistra)

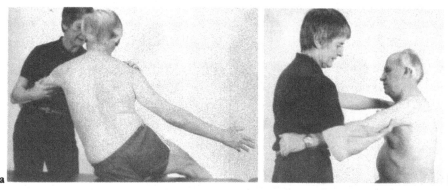

Fig. 6.26 a, b. Facilitare le reazioni di equilibrio con trasferimento del carico sul lato plegico (emiplegia sinistra). a, la terapista sorregge l'arto superiore plegico e guida la spalla sana verso il basso. b, l'arto superiore plegico viene sostenuto da sotto per proteggere la spalla

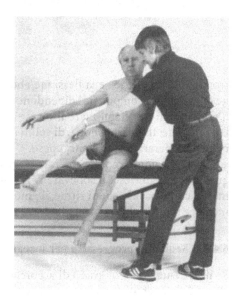

Fig. 6.27. Correggere la reazione della gamba sana (emiplegia sinistra)

a lui. Se l'arto superiore del paziente non può funzionare attivamente, ella lo porta lateralmente verso di sé, tenendolo per la parte superiore in modo da proteggere la spalla e aiutarlo ad allungare il lato (Fig. 6.26 a, b). Lo aiuta con l'altra mano a sollevare la gamba sana nella posizione corretta, fornendogli tutta l'assistenza necessaria (Fig. 6.27).

6.4.2 Spostare il tronco verso il lato sano

Il paziente ha grande difficoltà a trasferire il carico del tronco sul lato sano. Le normali reazioni di equilibrio comprendono la flessione laterale del collo e del

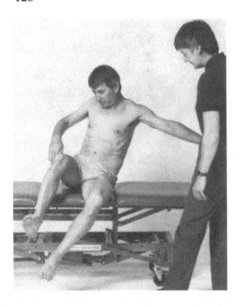

Fig. 6.28. Reazioni di equilibrio anormali dovute all'inadeguata attività selettiva del tronco quando il carico viene trasferito verso il lato sano (emiplegia destra)

tronco sul lato plegico e la flessione/abduzione della gamba plegica in estensione. Tutte queste componenti dipendono da una considerevole attività dei muscoli addominali per stabilizzare il torace e il bacino e anche per flettere il tronco lateralmente. Il paziente non è di solito in grado di abdurre la gamba in estensione per adoperarla come contrappeso.

L'articolazione scapolo-omerale plegica si eleva e il tronco non si accorcia su quel lato. Se egli riesce a sollevare l'arto inferiore, esso si flette in uno schema di massa, con il bacino che si ritrae, il ginocchio che non si può estendere selettivamente, e il piede che va in supinazione e in flessione dorsale (Fig. 6.28).

6.4.2.1 Sequenza progressiva per insegnare il movimento corretto

Se il paziente non è in grado di accorciare attivamente il lato plegico del tronco (Fig. 6.29), la terapista s'inginocchia accanto a lui dalla parte del lato sano. Egli le pone il braccio sano al di sopra della spalla. Ella mette un braccio di fronte e l'altro dietro a lui con le mani all'altezza delle costole inferiori sul lato plegico. Gli chiede di permettere che il movimento abbia luogo senza alcuna resistenza e lo muove ritmicamente verso di lei, usando la spalla posta sotto il braccio del paziente per allungargli il lato sano e le mani per accorciargli il lato plegico (Fig. 6.30). In questa posizione la terapista è nuovamente in grado di osservare se la colonna vertebrale lombare del paziente si flette realmente.

Quando la flessione laterale passiva ha luogo senza sforzo, si siede accanto a lui dalla parte del lato plegico e gli chiede di allontanarlo da lei. Premendogli con una mano sull'articolazione scapolo-omerale plegica, gli facilita la reazione di raddrizzamento del capo. Adopera l'altra mano per stimolargli con il pollice e l'indice la flessione laterale del tronco. Deve anche rammentargli di mantenere

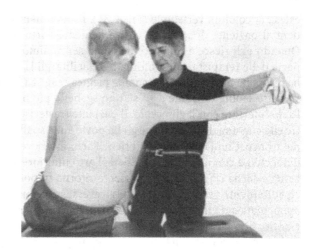

Fig. 6.29. Inadeguata flessione laterale del tronco quando il carico viene trasferito sul lato sano (emiplegia sinistra)

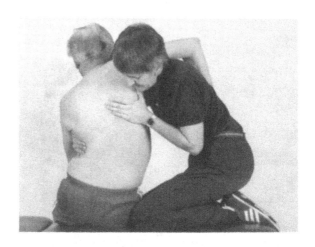

Fig. 6.30. Mobilizzare la flessione laterale del tronco come preparazione al suo attivo accorciamento da parte del paziente (emiplegia sinistra)

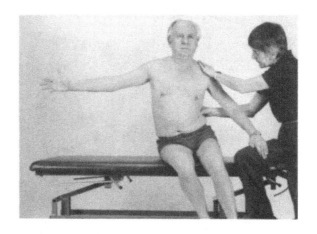

Fig. 6.31. Facilitare l'attiva flessione laterale del tronco trasferendo il carico sul lato sano (emiplegia sinistra)

estesa la colonna vertebrale (Fig. 6.31). Il movimento viene eseguito senza chiedere al paziente di sollevare coscientemente l'arto inferiore plegico dal lettino.
Quando egli riesce a muovere il tronco senza aiuto o con minima assistenza da
parte della terapista, quest'ultima può facilitargli la reazione della gamba. Se egli
ha difficoltà a lasciare che la gamba plegica reagisca in modo corretto, la terapista
si mette seduta di fronte a lui su uno sgabello più basso del lettino e gli sostiene
l'arto inferiore con il ginocchio. Il paziente trasferisce il carico sul lato sano mentre ella con una delle mani che gli ha posto sulla spalla lo aiuta ad accorciare il lato
del tronco. Con l'altra mano gli tiene l'arto inferiore plegico esteso e rilassato sul
ginocchio e con una gamba gli tiene l'arto inferiore sano in adduzione e in rotazione esterna (Fig. 6.32 a). Il paziente ritorna in posizione seduta e poi si sposta
ripetutamente verso il lato sano e viceversa, rilassando coscientemente la gamba
appoggiata sul ginocchio della terapista finché l'ipertono non è opportunamente
ridotto. Ella gli tiene il ginocchio plegico in estensione, gli inibisce l'adduzione
della gamba mentre con l'altra mano gli impedisce la supinazione del piede quan-

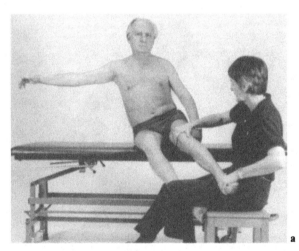

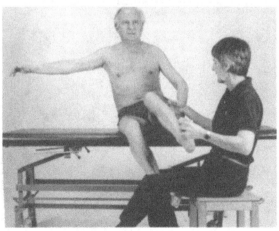

Fig. 6.32 a, b. Recuperare
le reazioni di equilibrio
dell'arto inferiore plegico
(emiplegia sinistra). a, la
terapista sostiene il peso
dell'arto inferiore e inibisce lo schema di flessione
totale (emiplegia sini-
stra). b, la terapista guida
l'arto inferiore in posi-
zione corretta

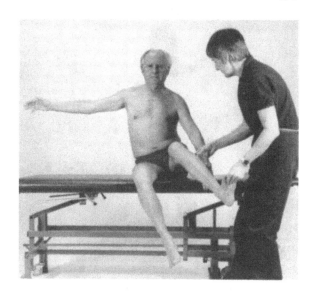

Fig. 6.33. La terapista facilita la reazione dell'arto inferiore dal piede fornendo al paziente solo minima assistenza (emiplegia sinistra)

do compie movimenti prossimali rispetto alla spasticità distale. Quando sente che il ginocchio e il piede del paziente non vanno più in flessione, non appena egli ha ben trasferito il carico sul lato sano, gli solleva la gamba e gli chiede di lasciarla sospesa. Gli sostiene parte del peso per evitare che egli eserciti un eccessivo sforzo per mantenere sospesa la gamba in posizione corretta (Fig. 6.32 b).

Alla fine, quando il paziente è in grado di trasferire il carico sul lato sano in modo corretto e senza assistenza, la terapista si mette in piedi di fronte a lui e gli facilita la reazione dell'arto inferiore dal piede fornendogli soltanto minima assistenza.

Veloci cambiamenti di direzione con automatiche reazioni di equilibrio sono molto importanti per la vita di ogni giorno. Molti pazienti mostrano reazioni normali durante le terapie quando sono stimolati dalla terapista, ma non riescono a reagire in modo corretto se la situazione cambia. Tuttavia il paziente dovrebbe essere in grado di reagire velocemente e automaticamente non solo quando la terapista gli sta accanto e gli guida il braccio lateralmente, ma anche quando ella sta dietro di lui e gli segnala con le mani improvvisi cambiamenti di direzione (Fig. 6.34 a, b).

6.5 Flessione selettiva laterale della parte inferiore del tronco

Il paziente siede a gambe incrociate l'una sull'altra e con i piedi che inizialmente non toccano il pavimento. Appoggia il carico sul lato della gamba sottostante e solleva il gluteo dell'altro lato dalla superficie di appoggio e l'abbassa di nuovo più volte. Durante lo svolgimento di questo esercizio rimane con la colonna ver-

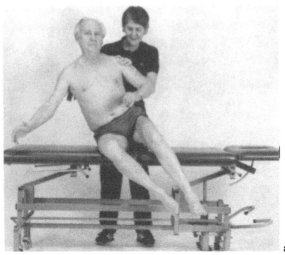

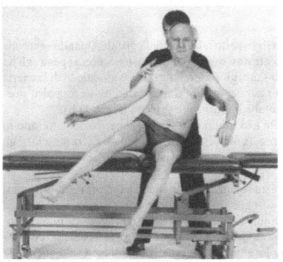

Fig. 6.34 a, b. Reazioni automatiche a veloci e inaspettati cambiamenti di direzione (emiplegia sinistra). **a**, trasferimento del carico sul lato sano. **b**, trasferimento del carico sul lato plegico

tebrale in estensione e con le spalle alla medesima altezza in modo che il movimento abbia luogo selettivamente nella colonna vertebrale lombare. L'esercizio viene svolto su ambedue i lati, incrociando ogni volta la gamba appropriata.

La terapista è in piedi di fronte al paziente e gli pone una mano sulla colonna vertebrale toracica, tenendogli il braccio sulla spalla sul lato dell'arto inferiore che sostiene il carico. Quando egli solleva il gluteo, può aiutarlo a stabilizzare la colonna vertebrale toracica. Se egli non raddrizza il capo sulla verticale, può guidarlo con il braccio, chiedendogli nello stesso tempo di allontanare il capo dall'avambraccio con cui gli circonda il capo (Fig. 6.35 a, b). La terapista pone l'altra mano sotto la natica del paziente sul lato opposto e lo aiuta ad alzarla ritmicamente dal lettino senza sforzo. Può anche chiedergli di mantenere il gluteo sollevato dal lettino.

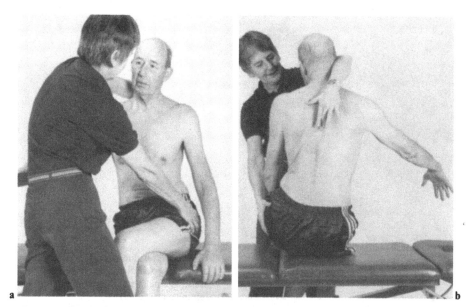

Fig. 6.35 a, b. Trasferimento laterale selettivo della parte inferiore del tronco con una gamba incrociata sull'altra (emiplegia sinistra). **a,** con il carico sulla gamba sottostante, il paziente alza e abbassa il gluteo sul lato opposto. **b,** la terapista facilita il movimento per alzare il gluteo e, con l'altra mano, aiuta il paziente a stabilizzare la colonna vertebrale toracica

Questa posizione di partenza facilita la flessione laterale selettiva della parte inferiore del tronco con il carico sulla gamba sottostante, poiché la pesante leva dell'altra gamba è sorretta da sotto e non dipende dai muscoli soprastanti per sostenerne il carico. L'azione di incrociare una gamba sull'altra implica un automatico trasferimento di carico sul lato della gamba sottostante. Se il paziente ha difficoltà a mantenere la gamba plegica incrociata sull'altra, a causa della reazione spastica del lato colpito del bacino o dell'ipertono estensorio del ginocchio, la terapista tiene l'arto in posizione corretta con le proprie gambe, mentre usa le mani per facilitare il corretto movimento del tronco del paziente. Quando l'esercizio viene eseguito di nuovo, la spasticità della gamba viene inibita dal movimento prossimale del tronco. La terapista può ridurre l'assistenza per tenere l'arto inferiore del paziente in posizione corretta e per stabilizzare il torace (Fig. 6.36). Il paziente in seguito pratica il movimento appoggiando sul pavimento la pianta del piede del lato del corpo che sostiene il carico (Fig. 6.37 a, b).

6.6 Flessione laterale attiva del tronco contro gravità

Il paziente si piega verso il lato sano e appoggia il carico sul gomito. Poi ritorna in stazione seduta con il tronco eretto senza adoperare l'arto superiore sano per staccarsi dal lettino, ma tenendolo invece con il gomito piegato in flessione di 90°.

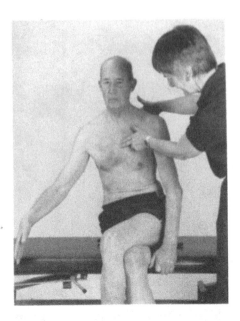

Fig. 6.36. Flessione laterale selettiva della colonna vertebrale lombare con limitata assistenza nella stabilizzazione del torace (emiplegia sinistra)

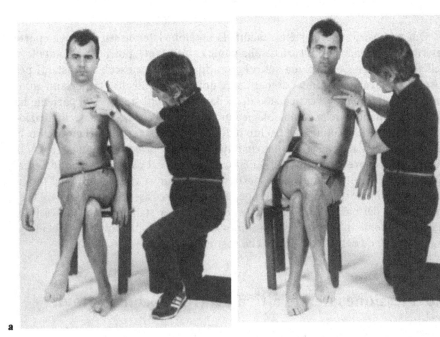

a   b

Fig. 6.37 a, b. Flessione laterale selettiva della parte inferiore del tronco con il piede del lato che sostiene il tronco sopra il pavimento (emiplegia sinistra). a, carico sul lato sano. b, carico sul lato plegico

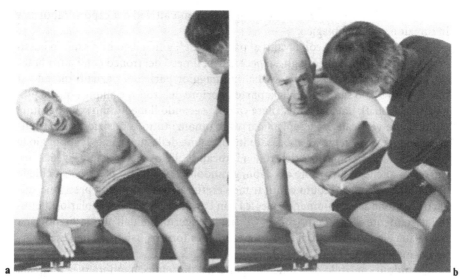

Fig. 6.38 a, b. Flessione laterale attiva del tronco contro gravità ritornando in posizione seduta con il tronco eretto (emiplegia sinistra). a, errata posizione di partenza. b, correzione della posizione del capo e del tronco

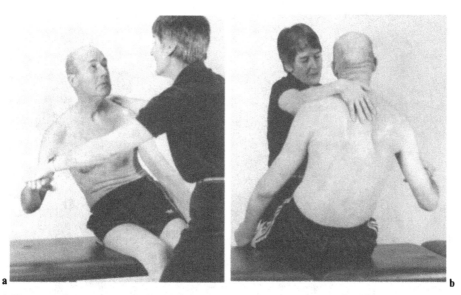

Fig. 6.39 a, b. La terapista facilita la flessione laterale attiva del tronco contro gravità mentre il paziente si muove avanti e indietro in posizione seduta a tronco eretto (emiplegia sinistra). a, sorregge leggermente la mano sana dall'alto per tenerla staccata dal lettino. b, preme con l'avambraccio verso il basso sul lato plegico per stimolare la flessione laterale del collo e del tronco

I muscoli della parte superiore del tronco vengono attivati e il capo si raddrizza in direzione del lato plegico.

La terapista sta in piedi davanti al paziente e gli guida il gomito sano in basso verso il lettino, sorreggendogli, se necessario, il peso del tronco con l'altro braccio che gli ha messo dietro la spalla. La maggior parte dei pazienti quando si piega verso il lato sano accorcia la parte inferiore del tronco e allunga quella plegica (Fig. 6.38 a). L'attività muscolare cambia secondo il medesimo schema ritornando sulla verticale. La terapista corregge innanzi tutto la posizione di partenza e insegna al paziente ad abbassare in direzione della superficie di appoggio le costole della parte inferiore del tronco indicandoglielo con la mano (Fig. 6.38 b). Corregge anche la posizione del capo, girandolo verso il lato plegico. Gli chiede di mettersi di nuovo seduto con il tronco eretto e gli esercita una pressione sull'articolazione scapolo-omerale plegica con l'avambraccio per stimolarlo a flettere lateralmente il collo e il tronco. Gli tiene leggermente dall'alto la mano sana con la sua e gli rammenta di non adoperarla per fornire assistenza nell'esecuzione del movimento (Fig. 6.39 a, b).

Quando il controllo del tronco da parte del paziente è migliorato, la terapista può interrompere il movimento e aumentare l'attività muscolare prolungando il tempo nel quale egli deve mantenere una parte del corpo in posizione corretta.

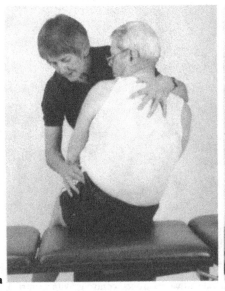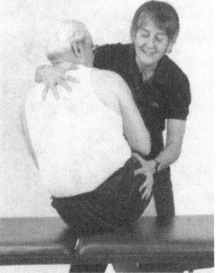

a   b

Fig. 6.40 a, b. Prestare assistenza al paziente per muoversi in avanti e indietro in posizione seduta. **a**, con il carico sul lato sano la terapista aiuta il paziente a muovere l'articolazione coxo-femorale plegica. **b**, muove l'articolazione coxo-femorale sul lato opposto caricando con cura il lato plegico

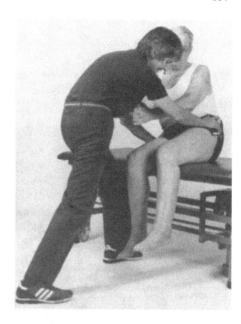

Fig. 6.41. Il paziente muove prima un gluteo e dopo l'altro nella direzione desiderata con minore assistenza (emiplegia sinistra)

6.7 Spostarsi in avanti e indietro

Quando corregge la sua posizione sul lettino o a letto, il paziente impara a muoversi sui glutei, avanti o indietro, secondo la necessità. Se il movimento non gli
viene insegnato con cura, il paziente si mette in questa posizione adoperando la
mano sana. Il risultato di questa attività completamente unilaterale è una forte
estensione dell'arto inferiore plegico nello schema estensorio spastico. Dovrebbe
invece intrecciare le mani sulla linea mediana del corpo e muoversi su un gluteo
per volta nella direzione desiderata.

La terapista facilita il movimento corretto stando in piedi di fronte al paziente
e mettendogli una mano sotto il gluteo da sollevare. Gli mette l'altra mano dietro
la spalla sul lato controlaterale per permettergli di trasferire il carico su quel lato e
di mantenere il tronco in posizione eretta. Lo aiuta ad alzare la natica dalla superficie del lettino e a muoverla avanti o indietro (Fig. 6.40 a). Sposta le mani ogni
volta sul lato opposto per facilitare il movimento dell'altro gluteo (Fig. 6.40 b).

Quando il paziente prende parte attiva al movimento, la terapista gli fornisce
minore assistenza. Una volta che egli è in grado di mantenere il tronco eretto, ella
facilita questa attività con le mani, una sopra ciascun lato del bacino, per aiutar-
ne la rotazione. Il paziente tiene le mani intrecciate di fronte a sé mentre si muove
avanti e indietro (Fig. 6.41).

Alla fine egli impara a "camminare" automaticamente in avanti o indietro sui
glutei ogni volta che si muove in stazione seduta (Fig. 6.42 a, b).

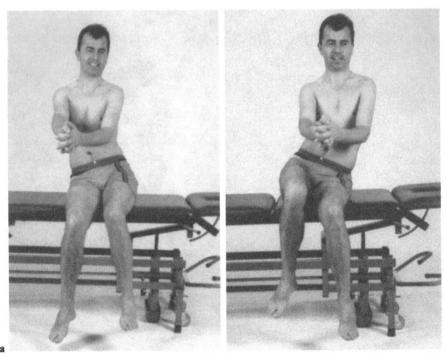

a   b

Fig. 6.42 a, b. Muoversi in stazione seduta senza assistenza spostandosi in avanti e indietro sui glutei (emiplegia sinistra)

6.8 Conclusioni

Certe attività della vita quotidiana possono venire svolte per migliorare l'attività dei muscoli addominali se esse vengono compiute nel modo più normale possibile. Come già descritto nel capitolo precedente, il paziente può imparare a sedersi partendo dalla stazione supina senza mettersi in stazione eretta con la mano sana, ma usando invece i muscoli del tronco. Quando incrocia le gambe fra loro per infilarsi i pantaloni o mettersi le scarpe, impara a farlo attivamente, invece di alzare la gamba plegica con l'aiuto della mano sana. Il movimento è più selettivo se tiene il tronco eretto mentre flette la gamba per metterla sopra l'altra. Se possibile, il paziente impara a mettersi le calze e le scarpe mantenendo la gamba sospesa con flessione attiva, anziché incrociando le gambe fra loro. Sia che egli compia questa attività con l'aiuto della mano plegica o soltanto con la mano sana, è importante che la gamba sia fra le sue braccia e non venga tenuta in una posizione di abduzione o di rotazione esterna (Fig. 6.43 a, b). Quando tiene il ginocchio di fronte a sé, flette la colonna vertebrale lombare e attiva i muscoli addominali inferiori (Fig. 6.43 c, d). Il piede dell'altra gamba dovrebbe rimanere bene appoggiato sul pavimento. La terapista dovrebbe osservare come il paziente svol-

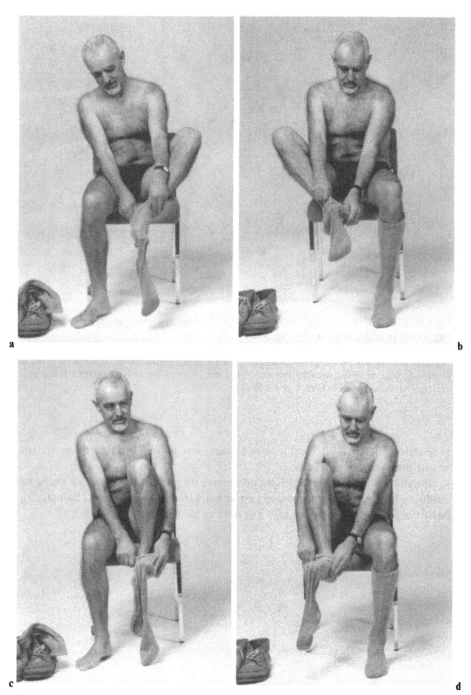

Fig. 6.43 a-d. Mettersi le scarpe e i calzini tenendo la gamba attivamente sollevata (emiplegia destra). **a, b**, con l'anca in abduzione e in rotazione esterna, i muscoli addominali inferiori non vengono attivati. **c, d**, tenendo il ginocchio in mezzo agli arti inferiori, la colonna vertebrale lombare si flette e i muscoli addominali inferiori vengono attivati

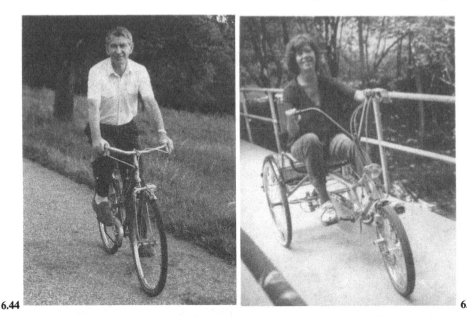

Fig. 6.44. Imparare ad andare in bicicletta è piacevole e stimola anche l'attività del tronco (emiplegia destra). (Paragonare con le Figg. 3.23 e 3.39 b)

Fig. 6.45. Una paziente con una disabilità più grave può avere inizialmente invece la necessità di un triciclo con un sedile, anziché con un sellino per poter gioire della campagna (emiplegia destra). (Paragonare con le Figg. 3.29 e 3.35 a)

ge le attività della vita di ogni giorno e valutare se gli può insegnare a eseguirne alcune in modo più efficiente.

Imparare ad andare in bicicletta può essere un piacevole diversivo e anche un modo molto efficace per stimolare l'attività del tronco e l'equilibrio. La maggior parte dei pazienti però riesce solo a andare su un triciclo (Fig. 6.45).

7 Passaggio dalla stazione seduta a quella eretta

I pazienti hanno difficoltà a portarsi in stazione eretta dalla stazione seduta in modo normale, poiché questo movimento necessita dell'attività selettiva del tronco e degli arti inferiori nello stesso tempo. Normalmente quando ci alziamo in piedi, portiamo il tronco esteso così in avanti che il capo sta al di sopra dei piedi o persino al di là di essi. Quando il tronco si sposta in avanti, si attivano gli estensori delle articolazioni coxo-femorali e delle ginocchia e, quando solleviamo i glutei dalla superficie di appoggio, muoviamo inizialmente le ginocchia in avanti. Perciò le caviglie si devono ancor più dorsiflettere anche se aumenta l'at-

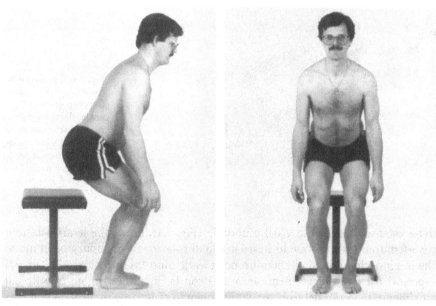

7.1

7.2

Fig. 7.1. Passare dalla posizione seduta a quella in stazione eretta richiede una selettiva attività estensoria nel tronco e negli arti inferiori (individuo normale)

Fig. 7.2. Passando dalla stazione seduta a quella in stazione eretta, le ginocchia non si allontanano, né si avvicinano fra loro, e le braccia per reazione oscillano leggermente in avanti (individuo normale)

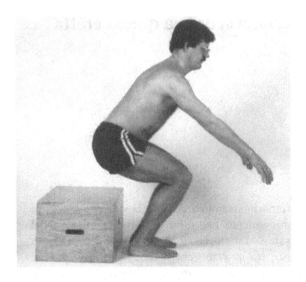

Fig. 7.3. Gli arti superiori vengono attivamente estesi soltanto se lo sgabello è molto basso (individuo normale)

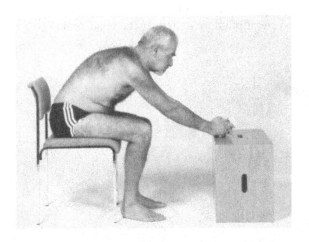

Fig. 7.4. Il paziente ha difficoltà a estendere il tronco quando ha le anche flesse e a flettere le anche quando viene richiesta un'attività estensoria (emiplegia destra)

tività estensoria dell'anca e del ginocchio (Fig. 7.1). Entrambe le articolazioni coxo-femorali mantengono lo stesso grado di rotazione e di abduzione in modo che le ginocchia non si allontanino né si avvicinino fra loro (Fig. 7.2). Gli arti superiori oscillano leggermente in avanti con la quantità di moto causata dal movimento in avanti del tronco; soltanto quando ci alziamo in piedi da uno sgabello basso noi estendiamo attivamente gli arti superiori per portare in avanti un carico maggiore (Fig. 7.3). Passare dalla stazione seduta a quella in stazione eretta è un'attività molto importante per il paziente, perché, se egli la esegue in modo anormale, rinforzerà una sinergia di movimenti di massa che produrrà il risultato di aumentare, attraverso la costante ripetizione del movimento, la spasticità

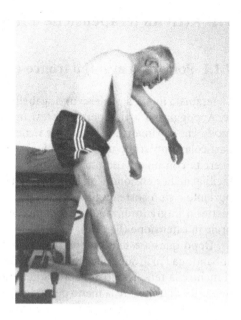

Fig. 7.5. Un paziente sta in piedi in modo scorretto, usando uno schema di estensione totale della gamba che gli impedisce di portare il carico sufficientemente in avanti (emiplegia destra)

estensoria. Se egli si alza in piedi in modo anormale, anche i suoi primi passi saranno anormali. Se è svolta correttamente, questa attività è molto utile per recuperare i movimenti selettivi degli arti inferiori e del tronco che, a loro volta, miglioreranno lo schema di deambulazione del paziente.

Le tre più comuni difficoltà per il paziente sono:

1. Egli non può estendere il tronco quando le anche sono flesse, né flettere sufficientemente le anche, quando è richiesta un'attività estensoria (Fig. 7.4). Non è perciò in grado di portare il carico abbastanza in avanti al di sopra dei piedi.
2. L'arto inferiore plegico va in adduzione poiché è necessaria una attività estensoria e il paziente non è in grado di compiere il movimento di estensione senza l'adduzione, che è una componente della sinergia estensoria. Il tallone dell'arto inferiore plegico può alzarsi dal pavimento, poiché la flessione plantare ha luogo insieme alla flessione del ginocchio.
3. Dato che il paziente non è in grado di portare il carico sufficientemente in avanti, e poiché gli estensori dell'articolazione coxo-femorale e i flessori plantari agiscono simultaneamente, egli si sposta verso l'indietro, poiché, nel suo sforzo di portarsi in stazione eretta, il ginocchio si muove indietro anziché in avanti (Fig. 7.5).

Nello svolgimento degli esercizi per superare questi problemi e per recuperare l'attività selettiva dei gruppi muscolari coinvolti, la terapista deve facilitare il normale schema di movimento e impedire la comparsa di questi movimenti anormali.

7.1 Attività terapeutiche e funzionali

7.1.1 Portare in avanti il tronco esteso

La terapista mette il piede su uno sgabello posto direttamente di fronte al paziente. Appoggia gli arti superiori estesi in avanti del paziente sulla sua coscia in modo che vi rimangano rilassati e i gomiti o le braccia siano sostenuti cosicché l'articolazione scapolo-omerale plegica sia alla stessa altezza di quella sana. Esercita con una mano una pressione sulla colonna vertebrale del paziente per facilitarne l'estensione. Con l'altra esercita una pressione contraria sul torace del paziente o può sostenergli se necessario la spalla plegica. Adduce la gamba per metterlo in grado di muovere il tronco in avanti mantenendo la colonna vertebrale in estensione (Fig. 7.6).

Dopo questa estensione preparatoria con le braccia in appoggio, il paziente abbandona l'arto superiore lungo i fianchi e porta attivamente il tronco in avanti mentre la terapista lo aiuta a mantenerlo in estensione (Fig. 7.7). Può avere la necessità di utilizzare la mano per mantenergli il ginocchio allineato con il piede.

Alcuni pazienti possono inizialmente non essere in grado di estendere la colonna vertebrale anche senza inclinare il tronco in avanti.

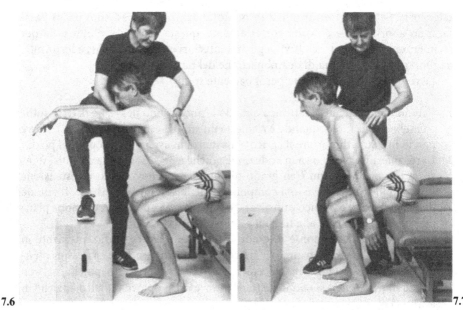

7.6   7.7

Fig. 7.6. Recuperare l'estensione del tronco con le braccia in appoggio. Le mani del paziente non dovrebbero venire intrecciate poiché questo movimento di flessione ostacola l'estensione della colonna vertebrale toracica (emiplegia destra)

Fig. 7.7. L'estensione attiva della colonna vertebrale viene mantenuta quando il tronco è portato in avanti (emiplegia destra)

Per fornire maggiore assistenza la terapista mette un ginocchio contro la colonna vertebrale del paziente all'altezza della cifosi e adopera le mani per aiutarlo a portare indietro le articolazioni scapolo-omerali. Gli chiede di allontanare questa parte della schiena dal ginocchio e gli fornisce in questo modo un chiaro punto di riferimento. Usando la stessa facilitazione, incoraggia il paziente a inclinare più volte il tronco in avanti e a ritornare nuovamente in posizione con il tronco eretto, spingendosi ogni volta sempre più lontano (Fig. 7.8). Il paziente dovrebbe solo procedere nel movimento più lontano possibile senza perdere l'estensione della colonna vertebrale.

Alcuni pazienti, in particolare quelli la cui anca va in adduzione quando portano il tronco in avanti, possono imparare il movimento più facilmente, se prima si piegano completamente in avanti e dopo estendono la colonna vertebrale senza estendere le anche (Fig. 7.9).

La terapista siede accanto al paziente dalla parte del lato plegico. Gli pone la gamba sulla coscia e gli tiene l'anca abdotta e il ginocchio al di sopra del piede. La pressione della sua gamba impedisce che il paziente alzi il tallone dal pavimento quando egli si inclina in avanti (Fig. 7.10).

Il paziente si piega in avanti mantenendo il naso nel mezzo dello spazio fra le sue gambe e abbandonando nel contempo gli arti superiori lungo il corpo finché non tocca i piedi con le mani.

Dovrebbe venire incoraggiato a lasciare il capo abbandonato in avanti con il collo rilassato (Fig. 7.11 a). Quando si sarà piegato più volte in avanti ritornando ogni volta nella posizione di partenza, la terapista noterà che egli non porta più la gamba in adduzione e potrà ridurre l'assistenza. Al paziente viene anche chiesto di lasciare la gamba dov'è senza muoverla e di lasciare consapevolmente il piede piatto sul pavimento senza esercitarvi alcuna pressione.

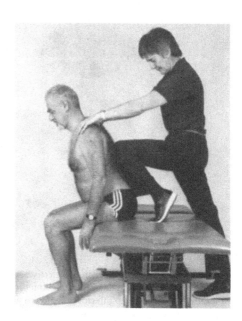

Fig. 7.8. Facilitare l'estensione del tronco quando il paziente si inclina in avanti (emiplegia destra)

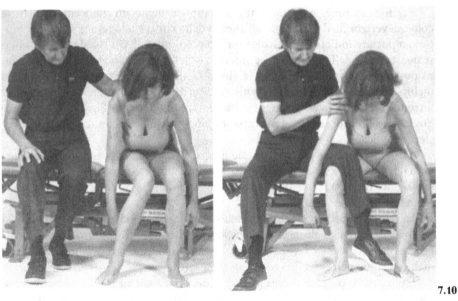

7.9

7.10

Fig. 7.9. L'anca della paziente va in adduzione quando porta il tronco in avanti (emiplegia destra)

Fig. 7.10. Prevenire l'adduzione dell'anca quando la paziente porta il tronco in avanti (emiplegia destra)

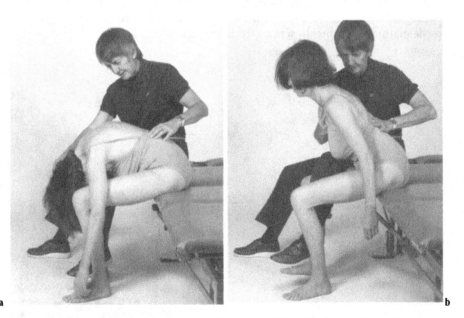

a

b

Fig. 7.11 a, b. Facilitare l'estensione selettiva del tronco e dell'arto inferiore plegico (emiplegia destra). **a,** la paziente si rilassa, completamente flessa in avanti con le braccia lungo il corpo. **b,** la terapista le tiene l'arto inferiore plegico in abduzione e l'aiuta a estendere il tronco

Lasciando la propria gamba sopra quella del paziente, la terapista gli insegna a estendere il dorso senza mettersi in posizione seduta. Mettendogli una mano sullo sterno lo aiuta a estendere la colonna vertebrale toracica. Con l'altra mano esercita una pressione contraria sulla colonna vertebrale lombare e gli impedisce di muovere il corpo indietro (Fig. 7.11 b). Il paziente dovrebbe tenere il capo in linea con la colonna vertebrale e non iperestendere il collo quando estende il dorso.

Mantenendo accuratamente il dorso in posizione corretta, egli ritorna in posizione con il tronco eretto e lo porta in avanti. Le articolazioni delle anche sono gli assi intorno ai quali si svolge il movimento. La colonna vertebrale non deve prendere parte ad alcun movimento di flessione.

7.1.2 Passaggio in stazione eretta dalla stazione seduta

7.1.2.1 Con l'aiuto della terapista

Se questa attività è per il paziente ancora molto difficile, la terapista può dovergli fornire una considerevole assistenza per ottenere un normale schema di movimento. Siede di fronte al paziente e tiene il ginocchio plegico fra le sue ginocchia, in modo da poter controllare il movimento in avanti del ginocchio al di sopra del piede, come pure la necessaria abduzione dell'anca. Dice al paziente di non tentare di alzarsi in piedi, ma semplicemente di inclinarsi in avanti verso di lei. Mette la mano plegica del paziente sotto il braccio e gli tiene leggermente la parte superiore del braccio per proteggergli la spalla. Con l'altra mano lo aiuta a estendere la colonna vertebrale toracica, indicandogli l'area cifotica che è di solito all'altezza delle vertebre T8-T10 (Fig. 7.12 a). Dopo che egli ha esteso la colonna vertebrale, la terapista gli chiede di sollevare i glutei dalla superficie di appoggio senza premere contro la sua mano. Adopera le ginocchia per tendere in avanti le sue, impedendogli nel contempo di sollevare il tallone dal pavimento (Fig. 7.12 b). Utilizza la mano che gli ha messo sulla colonna vertebrale toracica per facilitargli il necessario movimento in avanti. Quando il paziente è in stazione eretta, la terapista gli lascia libero l'arto superiore plegico e lo aiuta a estendere le anche, prestando assistenza con una mano agli estensori delle anche e con l'altra agli addominali inferiori per raddrizzare il bacino (Fig. 7.12 c). Dalla sua posizione di fronte al paziente, può assisterlo ovunque è necessario, poiché ha ambedue le mani libere (Fig. 7.13 a). Può aiutarlo con le ginocchia a trasferire il carico sull'arto inferiore plegico, senza permettergli di portare indietro il ginocchio in iperestensione, anche se solleva il piede sano dal pavimento (Fig. 7.13 b).

Quando la terapista aiuta il paziente a mettersi di nuovo seduto, fornisce in gran parte lo stesso aiuto dato per metterlo in grado di portarsi in stazione eretta. Gli tiene l'arto inferiore plegico contro il corpo e lo mette in grado di abbassarsi lentamente sul lettino, mantenendo il carico in avanti con l'altra mano che gli ha posto sulla colonna vertebrale toracica. Il movimento prossimale del tronco rispetto alla spasticità dell'arto superiore inibisce l'ipertono dei flessori e prepara il braccio a una partecipazione più attiva.

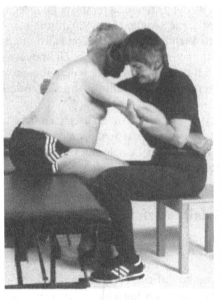

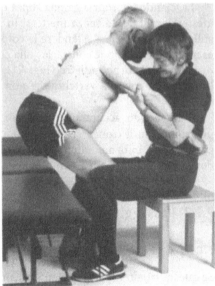

a

b

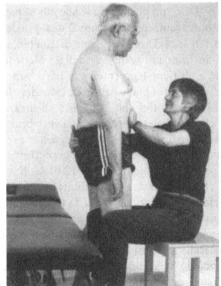

c

Fig. 7.12 a-c. Facilitare l'attività per portarsi in stazione eretta dalla posizione seduta (emiplegia destra). **a**, la terapista tiene il ginocchio plegico del paziente fra le sue ginocchia e gli sostiene il braccio colpito. **b**, gli porta il ginocchio in avanti al di sopra del piede e lo aiuta a estendere il tronco. **c**, gli corregge la posizione del bacino

7.1.2.2 Con le mani appoggiate su uno sgabello

La terapista aiuta il paziente a porre le mani con il palmo aperto su uno sgabello posto dl fronte a lui. Se necessario gli tiene il gomito in estensione, esercitando una pressione sulla mano per tenerla in posizione corretta quando egli solleva i glutei dalla superficie di appoggio e porta il carico in avanti sulle braccia (Fig. 7.14). La terapista guida con l'altra mano il ginocchio del paziente al di sopra del

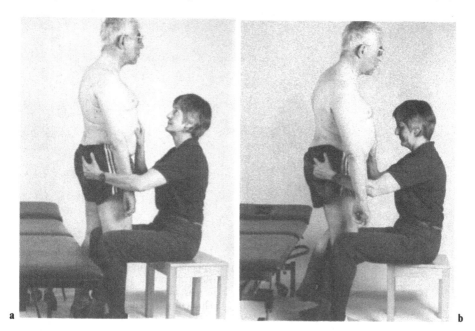

Fig. 7.13 a, b. Il carico viene trasferito sulla gamba plegica (emiplegia destra). **a**, la terapista guida con le ginocchia il carico del paziente verso il lato plegico. **b**, il paziente solleva il piede dal pavimento

piede, in modo che egli estenda attivamente la gamba senza addurre l'anca. Una benda arrotolata posta sotto le dita del piede inibisce la loro flessione.

Egli mantiene le ginocchia leggermente flesse, estende la colonna vertebrale e curva leggermente il dorso (Fig. 7.15 a, b). L'angolo di flessione al ginocchio rimane costante mentre egli flette ed estende il tronco.

Con il dorso esteso il paziente muove selettivamente il bacino da un lato all'altro, impiegando per questo movimento i flessori laterali della colonna vertebrale lombare. La terapista stabilizza il torace del paziente fra il proprio corpo e la parte superiore del braccio, adoperando le mani per facilitargli il movimento laterale isolato del bacino (Fig. 7.16 b).

Il paziente mette le mani con il palmo aperto per terra di fronte a lui e successivamente solleva i glutei dal lettino. La terapista lo aiuta a mantenere il gomito in estensione e a impedire l'adduzione dell'anca (Fig. 7.17. a, b).

Se questa attività è per il paziente inizialmente difficile, si può ridurre gradualmente l'altezza dello sgabello di fronte a lui finché egli non può compiere il movimento con le mani a terra. Per lui di solito è più facile iniziare abbassando i glutei sul lettino quando l'altezza dello sgabello è ridotta, che alzarli partendo dalla posizione seduta. Dopo avere abbassato il sedile, diventa possibile per il paziente l'esecuzione del movimento necessario per estendere concentricamente le gambe (Fig. 7.18 a, b).

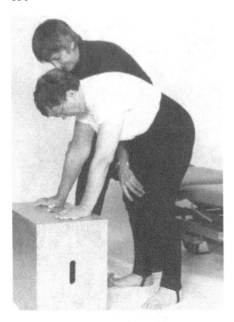

Fig. 7.14. Stazione eretta con le mani appoggiate su uno sgabello. La terapista tiene il gomito plegico del paziente in estensione e lo aiuta a muovere il ginocchio (emiplegia destra)

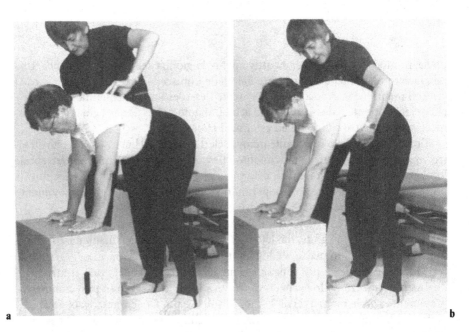

a   b

Fig. 7.15 a, b. La paziente muove attivamente il tronco con il carico su ambedue le braccia (emiplegia destra). **a**, estende la colonna vertebrale. **b**, flette la colonna vertebrale senza alterare la posizione delle ginocchia

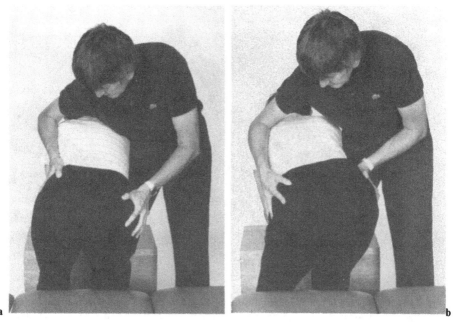

Fig. 7.16 a, b. Flessione laterale selettiva del tronco con il carico su ambedue gli arti superiori (emiplegia destra). a, la terapista tiene con la gamba il braccio plegico in estensione e aiuta la paziente a stabilizzare il torace. b, la terapista facilita con le mani il movimento laterale del bacino

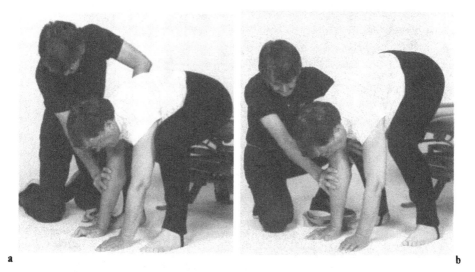

Fig. 7.17 a, b. Appoggiando entrambi i palmi a terra, la paziente recupera l'attività estensoria selettiva della gamba plegica (emiplegia destra). a, correggere la posizione di partenza. b, la paziente solleva i glutei dal lettino

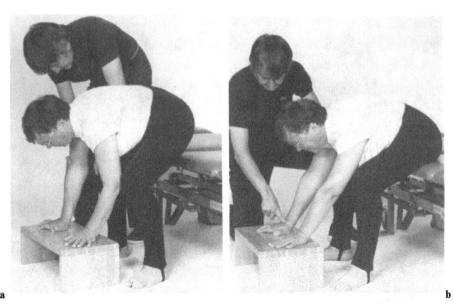

a   b

Fig. 7.18 a, b. Imparare a estendere selettivamente la gamba plegica con le mani appoggiate su uno sgabello basso (emiplegia destra). **a,** la terapista aiuta la paziente a mantenere l'estensione del gomito e corregge la posizione del ginocchio plegico. **b,** la paziente si siede sul lettino

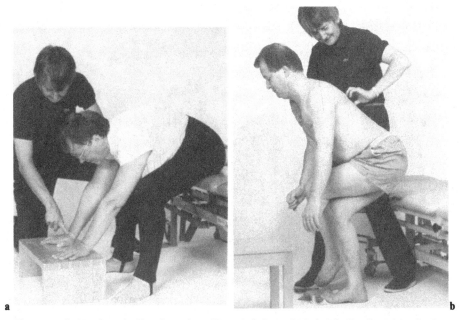

a   b

Fig. 7.19 a, b. Trasferendo il carico solo sull'arto inferiore plegico si facilita l'attività selettiva estensoria (emiplegia destra). **a,** con la gamba sana sovrapposta a quella plegica, il paziente viene aiutato a sollevarsi dal lettino. **b,** egli mantiene l'equilibrio mentre estende il tronco

7.1.2.3 Trasferimento del carico solo sull'arto inferiore plegico

Il paziente incrocia la gamba sana su quella plegica e si alza dal lettino. La terapista mette un braccio sul dorso e facilita il movimento ponendogli una mano sul trocantere. Gli mette una spalla dietro il dorso per impedirgli di spingere indietro il tronco (Fig. 7.19 a). Uno sgabello o una sedia di fronte a lui gli dà il coraggio di inclinarsi sufficientemente in avanti, perché sa di poter adoperare la mano sana per recuperare l'equilibrio in caso di necessità.

Una volta che il paziente è in grado di trasferire il carico sull'arto inferiore in questa posizione, la terapista gli chiede di estendere il dorso (Fig. 7.19 b). Egli può anche esercitarsi a flettere ed estendere il ginocchio sul quale grava il carico. Questa attività è molto utile perché assicura l'estensione selettiva dell'arto inferiore plegico sul quale grava il carico. L'arto inferiore sano incrociato su quello plegico impedisce che il tallone si alzi dal pavimento e assicura la flessione dorsale della caviglia, nonostante l'estensione attiva del ginocchio e dell'anca. Una benda arrotolata posta sotto le dita del piede del paziente li mantiene in estensione dorsale. I flessori laterali del tronco vengono selettivamente attivati per mantenere l'equilibrio su una base così limitata.

7.1.3 Alternare l'attività selettiva estensoria a quella flessoria del tronco e delle anche

La preparazione per la sequenza di attività in seguito descritte può essere iniziata non appena il paziente incomincia a sedersi fuori dal letto indipendentemente dal suo grado di disabilità. Con il miglioramento delle sue abilità, la sequenza può venire gradualmente ampliata e l'attività selettiva che il paziente recupera produrrà il risultato di aiutarlo a portarsi in stazione eretta e a deambulare in modo più normale.

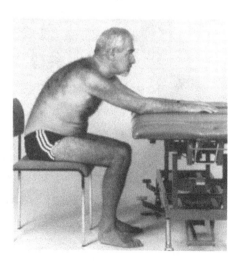

Fig. 7.20. Difficoltà a estendere il tronco anche quando le braccia sono appoggiate su un tavolo (emiplegia destra)

Il paziente appoggia le braccia sopra un tavolo di fronte a lui ed è spesso incapace di estendere sufficientemente la colonna vertebrale (Fig. 7.20).

La terapista esercita una leggera, ma decisa pressione sul dorso del paziente e gli estende passivamente la colonna vertebrale (Fig. 7.21).

Una volta che egli può estendere la colonna vertebrale toracica, ella lo aiuta a estenderla nella giunzione lombosacrale. Preme i pollici contro l'area cifotica che può quasi sempre venire osservata all'altezza della 5ª vertebra lombare (Fig. 7.22). Il paziente esegue attivamente il movimento e poi flette ed estende alternativamente la colonna vertebrale lombare, mentre stabilizza la colonna vertebrale toracica. Il movimento diventa sempre più selettivo e il bacino più mobile (Fig. 7.23 a, b).

Il paziente si porta le mani al torace, con la mano sana sopra quella plegica. Porta in avanti il tronco in estensione rispetto alle anche senza permettere che la colonna vertebrale si fletta in alcun modo (Fig. 7.24 a, b). Quando si muove, può lasciar cadere gli arti inferiori lungo i fianchi. La terapista lo aiuta a stabilizzare il tronco in estensione ponendogli una mano sopra le sue sullo sterno, mentre con l'altra gli facilita l'estensione della colonna vertebrale toracica. Al paziente viene chiesto di tenere il capo eretto come il tronco, poiché di solito estende il collo in modo iperattivo nel tentativo di estendere il tronco.

Una volta che è in grado di svolgere il movimento in avanti e indietro senza la mano della terapista sopra lo sterno, ella può adoperare quella mano per impedire che egli porti l'anca in adduzione e per aiutarlo a tenere il ginocchio in linea con il piede (Fig. 7.25). Quando il paziente è in grado di muovere il tronco esteso senza fatica né assistenza, il tavolo o il lettino non è più necessario. Ma egli avrà ancora necessità di uno sgabello di fronte a sé che gli infonda il coraggio di inclinarsi sufficientemente in avanti, quando deve sollevarsi dal lettino.

Il paziente porta in avanti il tronco in estensione finché il capo non è allineato con i piedi, mentre le braccia scendono lungo i fianchi. La terapista lo aiuta

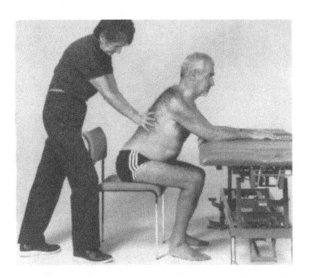

Fig. 7.21. Recuperare l'estensione passiva della colonna vertebrale (emiplegia destra)

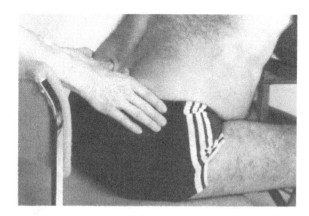

Fig. 7.22. Aiutare il paziente a estendere la parte inferiore della colonna vertebrale lombare (emiplegia destra)

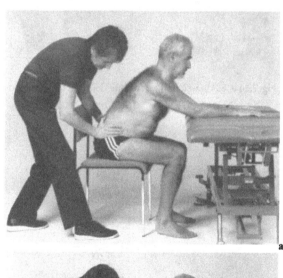

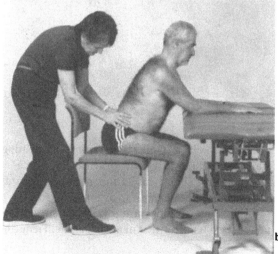

Fig. 7.23 a, b. Estendere e flettere selettivamente la colonna vertebrale lombare (emiplegia destra)

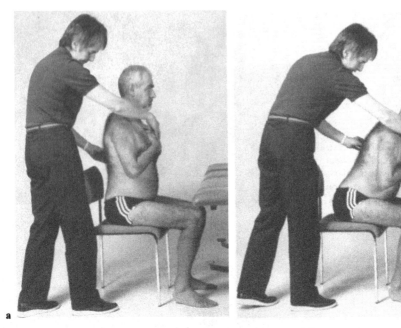

Fig. 7.24 a, b. Mantenere l'estensione del tronco inclinandosi in avanti (emiplegia destra)

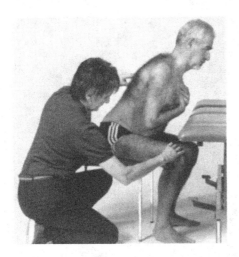

Fig. 7.25. L'adduzione dell'anca plegica viene impedita quando il paziente porta il tronco in avanti (emiplegia destra)

ancora una volta a stabilizzare il tronco mettendogli una mano sullo sterno e l'altra sulla colonna vertebrale toracica (Fig. 7.26 a).

Il paziente si alza dal lettino, ma tiene ancora il tronco in estensione e flette solo le anche per portarlo in avanti (Fig. 7.26 b).

Il paziente si abbassa nuovamente sul lettino e si inclina indietro alzando nello stesso tempo attivamente le gambe. Tiene anche, piedi e ginocchia ad ango-

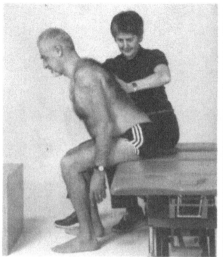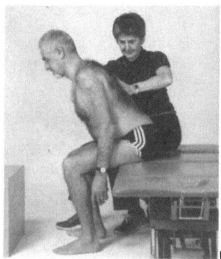

a   b

Fig. 7.26 a, b. Facilitare l'estensione del tronco trasferendo il carico su entrambi gli arti inferiori (emiplegia destra). **a,** la terapista pone una mano sullo sterno del paziente e l'altra sulla colonna vertebrale toracica. **b,** il paziente si solleva dal lettino

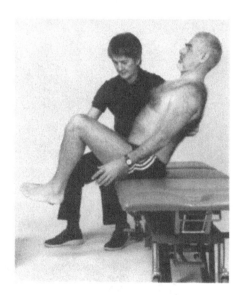

Fig. 7.27. Il paziente si dondola indietro staccando i piedi da terra e tenendo le anche e le ginocchia ad angolo retto (emiplegia destra)

lo retto. Inizialmente la terapista deve aiutarlo a flettere la gamba plegica nell'angolo desiderato. Quando egli dondola indietro ella adopera una mano per aiutarlo a estendere la colonna vertebrale toracica. Il capo del paziente rimane in linea con la posizione del tronco (Fig. 7.27).

Il paziente ripete la sequenza di movimento, dondolandosi prima in avanti ed alzando i glutei dal lettino e poi indietro, flettendo le gambe. La terapista avrà

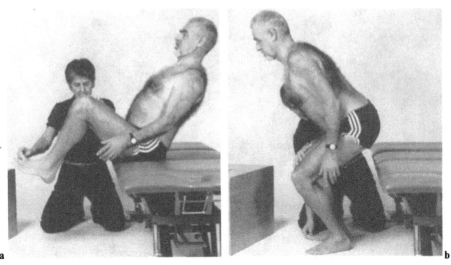

a   b

Fig. 7.28 a, b. Il paziente alterna l'attività estensoria con quella flessoria del tronco e delle anche. La terapista corregge la posizione del ginocchio e del piede plegici (emiplegia destra). **a**, attività flessoria. **b**, attività estensoria

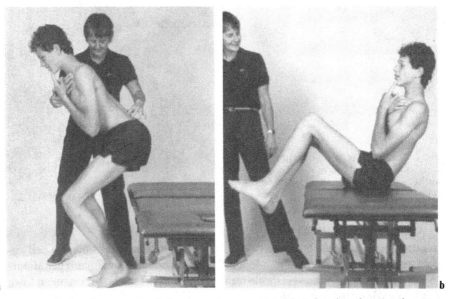

a   b

Fig. 7.29 a, b. Il paziente esercita la flessione plantare attiva del piede sul quale grava il carico (emiplegia destra). **a**, tiene le ginocchia allineate con i piedi quando si alza dal lettino. **b**, cerca di mantenere l'estensione del tronco quando stacca i piedi da terra

spesso la necessità di sorreggergli il piede plegico in flessione dorsale quando esso ritorna a terra e anche quando egli flette attivamente le gambe (Fig. 7.28 a, b).

Una volta che il paziente è in grado di padroneggiare questo esercizio, la terapista può aggiungervi ogni altra variante che metta in rilievo l'attività selettiva e aumenti il grado di difficoltà. Per i pazienti che hanno raggiunto un livello di recupero avanzato, queste attività possono essere incluse nel programma da svolgere a casa.

7.1.3.1 Includere la flessione plantare attiva del piede

Il paziente dondola in avanti e successivamente indietro nello stesso modo di prima, ma quando si alza dal lettino, carica il peso solo sull'avampiede e sulle dita dei piedi utilizzando attivamente la flessione plantare delle caviglie. Deve mantenere le ginocchia in linea con i piedi. Se porta le mani al torace e mette sul mento l'indice della mano sana, tiene automaticamente il capo in posizione corretta (Fig. 7.29 a, b). Deve cercare di non flettere in alcun punto la colonna vertebrale lombare durante i movimenti indietro del tronco. Questa attività stimola la flessione plantare attiva della caviglia insieme all'estensione selettiva del ginocchio nella fase di carico. Quando il paziente alza i piedi da terra e porta indietro il carico, accentua la flessione selettiva delle gambe e mantiene l'estensione selettiva del tronco, nonostante l'attiva flessione dell'anca e la notevole attività dei muscoli addominali inferiori.

7.1.3.2 A gambe incrociate

Il paziente incrocia una gamba sull'altra durante la fase dell'esercizio in cui non viene esercitato il carico e porta quest'ultimo in avanti lasciando i piedi nella nuova posizione con i bordi esterni che si toccano l'uno con l'altro. Quando inclina nuovamente il tronco indietro, incrocia l'altra gamba sopra la prima. Esercitare il carico a gambe incrociate favorisce l'estensione delle anche, perché queste ultime si devono estendere attivamente in rotazione esterna e senza adduzione (Fig. 7.30 a, b). Questo esercizio richiede anche una considerevole attività da parte dei flessori laterali del tronco per mantenere l'equilibrio.

7.1.3.3 Mentre si svolge un altro compito

Per rendere il movimento più automatico e senza sforzo, il paziente può continuare il movimento in avanti e indietro, mentre svolge un altro compito, per esempio mentre indossa una camicia (Fig. 7.31 a, b) o legge un libro.

7.1.4 Alzarsi da un lettino alto o dal letto

Le attività durante le quali un paziente viene aiutato a portarsi in stazione eretta da un lettino alto o da un letto possono migliorare sia l'estensione selettiva dell'arto inferiore plegico che il controllo selettivo del tronco. Il paziente sta in piedi

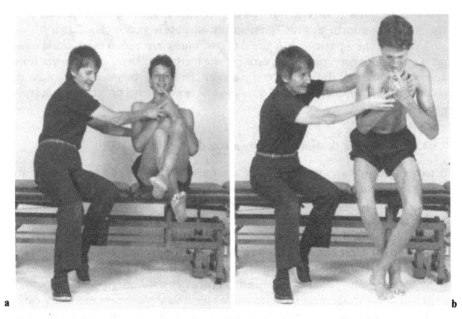

a   b

Fig. 7.30 a, b. Il paziente alterna l'attività selettiva flessoria con quella selettiva estensoria del tronco e delle anche con le gambe incrociate fra loro (emiplegia destra). a, flessione. b, estensione

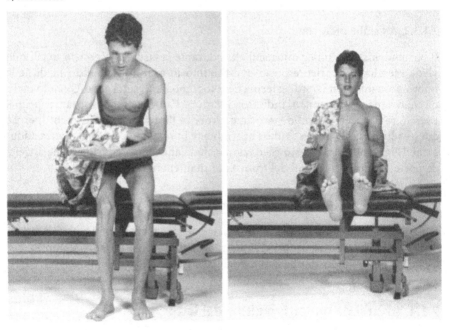

a   b

Fig. 7.31 a, b. Il paziente alterna l'attività selettiva estensoria con quella selettiva flessoria del tronco e delle anche mentre indossa una camicia (emiplegia destra)

su una gamba e solleva l'anca controlaterale sopra il lettino. Questa attività è anche utile per riportare un paziente a letto o su un lettino non regolabile in altezza.

7.1.4.1 Attività di trasferimento del paziente su un letto alto

Quando il paziente è ancora costretto su una carozzina e non è in grado di trasferire il carico a sufficienza sulla gamba plegica, la terapista o l'infermiera dovranno fornirgli piena assistenza per trasferirlo su un letto o un lettino che non può venire abbassato.

Ella posiziona il paziente in piedi in modo che s'inclini con la schiena contro il letto. Con una coscia di fronte al ginocchio plegico e l'altra dietro a questo tira il paziente verso di sé sorreggendo il tronco con le braccia e stabilizzando la gamba plegica con le cosce (Fig. 7.32 a).

Il paziente solleva l'arto inferiore sano da terra e la terapista gli mette una mano sotto una coscia e solleva i glutei sopra il letto (Fig. 7.32 b).

Il peso dei paziente viene sostenuto dal letto non appena la terapista cambia la posizione delle mani. Gli posiziona un braccio intorno alla spalla sana per metterlo in grado di trasferire il carico sul lato sano. Alza con l'altra mano l'arto inferiore plegico del paziente e gli riporta il gluteo sul letto (Fig. 7.32 c).

7.1.5 Raggiungere la stazione eretta e ritornare in stazione seduta su letti di diverse altezze

7.1.5.1 Trasferimento di carico sull'arto inferiore plegico

Quando il paziente siede sul lettino, la terapista si inginocchia accanto a lui e guida lentamente il piede plegico verso il pavimento. Egli mantiene il tronco eretto e sorregge attivamente il peso della gamba plegica diminuendo gradatamente l'attività dei gruppi muscolari flessori senza che la gamba vada in estensione. Tenendogli le dita dei piedi in piena estensione dorsale, la terapista lo aiuta a impedire lo sviluppo della sinergia di estensione totale e gli appoggia il piede con la pianta distesa sul pavimento (Fig. 7.33).

Sta in piedi accanto al paziente e adopera una mano per aiutarlo a estendere l'anca plegica, come descritto nel Capitolo 8. Quando lo aiuta ad alzarsi sull'arto inferiore plegico e ad abbassare lentamente l'altro piede sul pavimento gli posiziona l'altro braccio sul dorso e la mano all'altezza della cintola (Fig. 7.34 a).

Per ritornare in stazione seduta sul lettino, il paziente flette l'arto inferiore sano, avendo cura che il ginocchio plegico non vada in iperestensione quando appoggia i glutei sulla superficie di appoggio dietro di sé. La terapista lo aiuta a eseguire correttamente il movimento mantenendogli l'anca plegica in avanti e ponendogli il ginocchio al di sopra del piede (Fig. 7.34 b). Questo esercizio viene ripetuto indietro e avanti anche mentre l'arto inferiore sano rimane sospeso senza raggiungere mai completamente il pavimento.

Quando il paziente è in grado di eseguire questo esercizio con sicurezza e in modo corretto, la terapista si inginocchia di fronte a lui quando egli si alza dal let-

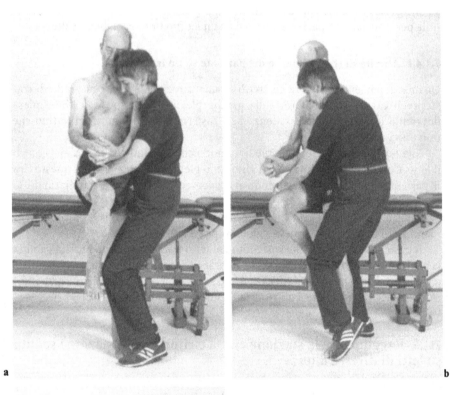

a

b

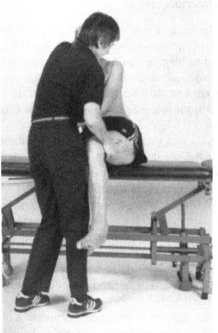

c

Fig. 7.32 a-c. La terapista aiuta un paziente costretto in una carrozzina a trasferirsi su un lettino alto (emiplegia sinistra). a, la terapista tiene il ginocchio plegico del paziente fra le cosce. b, il gluteo sano viene alzato sopra il lettino. c, il gluteo plegico viene portato sul lettino

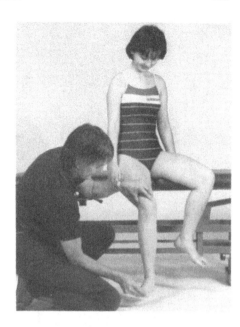

Fig. 7.33. Prima che la paziente si porti in stazione eretta da un lettino alto, la terapista le posiziona il piede plegico piatto sul pavimento (emiplegia destra)

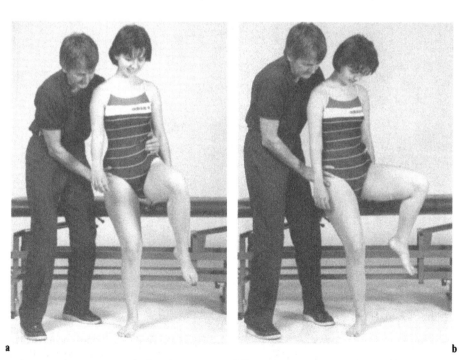

a   b

Fig. 7.34 a, b. La terapista facilita il movimento della paziente per portarsi in stazione eretta da un lettino alto e per ritornare in posizione seduta con il carico sulla gamba plegica (emiplegia destra)

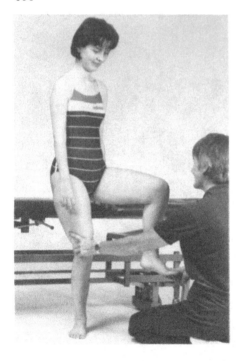

Fig. 7.35. La paziente sposta tutto il carico sull'arto inferiore plegico quando si porta in stazione eretta da un lettino alto e vi ritorna in posizione seduta (emiplegia destra)

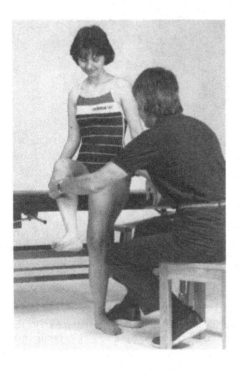

Fig. 7.36. Facilitare il movimento della paziente per portarsi in stazione eretta e ritornare in posizione seduta trasferendo il carico sulla gamba sana (emiplegia destra)

tino e vi ritorna a sedere. Gli tiene leggermente le dita del piede sano e gli indica la direzione del movimento in avanti e indietro, Il paziente si porta in stazione eretta trasferendo il carico sulla gamba plegica e, senza posare il piede sul pavimento, gli viene chiesto di ritornare in posizione seduta e di alzarsi di nuovo. La terapista aiuta il paziente a impedire che il ginocchio plegico vada in adduzione con rotazione interna ed estensione (Fig. 7.35). Questo esercizio migliora l'estensione selettiva dell'arto inferiore per la fase di appoggio della deambulazione.

7.1.5.2 Trasferimento di carico sull'arto inferiore sano

Dalla posizione seduta sul lettino il paziente porta il piede sano sul pavimento. Inizialmente la terapista deve sedere su uno sgabello di fronte a lui e lo aiuta ad abbassare il piede plegico in maniera controllata. Gli sorregge lateralmente l'arto inferiore sano per metterlo in grado di trasferire sufficiente carico su quel lato perché esso gli fornisce stabilità e serve da punto di riferimento per il trasferimento laterale del carico. La terapista guida il paziente quando egli si alza in piedi e ritorna nuovamente a sedersi (Fig. 7.36). Il paziente dovrebbe tenere il tronco eretto durante tutto lo svolgimento di questa attività.

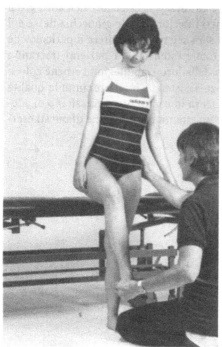 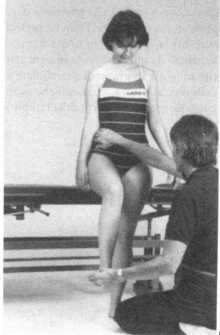

Fig. 7.37 a, b. Portarsi in stazione eretta da un lettino alto trasferendo il carico sulla gamba sana (emiplegia destra). a, la terapista tiene il piede plegico della paziente in dorsiflessione. b, ella adopera la mano per impedire l'elevazione laterale del bacino quando la paziente abbassa il piede sul pavimento

Quando egli ha imparato il movimento corretto e si sente sicuro, la terapista s'inginocchia ai suoi piedi e può fornirgli minore assistenza. Gli tiene con una mano il piede plegico con le dita in estensione dorsale e lo aiuta a impedire la supinazione della gamba quando la muove (Fig. 7.37 a, b). Con l'altra mano lo aiuta a non sollevare lateralmente il bacino quando egli flette l'arto inferiore plegico per portarlo in avanti e indietro.

Questo esercizio migliora il controllo selettivo del tronco e dell'arto inferiore plegico per la fase di oscillazione durante la deambulazione.

7.2 Conclusioni

Gli esercizi di preparazione del paziente a portarsi in stazione eretta dalla stazione seduta sono utilissimi per recuperare il controllo selettivo del tronco e l'estensione selettiva dell'arto inferiore plegico. Quando ci incliniamo in avanti in stazione seduta, le gambe assumono immediatamente la funzione di sostegno del tronco, mentre vengono attivati gli estensori dell'anca e del ginocchio. Quando solleviamo i glutei dalla superficie di appoggio, gli estensori delle gambe devono intervenire per impedire la flessione. La ripetizione degli esercizi descritti in questo capitolo aumenta il tono muscolare e rafforza gli estensori dell'anca e del ginocchio. A causa della posizione degli arti inferiori, con le ginocchia flesse e il piede in dorsiflessione, l'attività praticata sarà selettiva ed eviterà il pericolo che aumenti la spasticità in uno schema di totale estensione. I pazienti trarranno beneficio da questa attività in ogni stadio della loro riabilitazione. Anche coloro che sono già in grado di deambulare senza assistenza, miglioreranno la qualità della loro andatura. I pazienti che sono ancora in carrozzina necessitano di adeguata assistenza da parte della terapista e un'attenta progressione di questi esercizi.

8 Esercizi in stazione eretta

L'abilità a stare in stazione eretta richiede una considerevole capacità di adattamento da parte dei muscoli posturali del tronco che controllano la lunga leva mobile formata dalla colonna vertebrale o dalla serie delle piccole leve che la costituiscono. Stare in stazione eretta richiede anche un'adeguata attività muscolare degli arti inferiori per sostenere il carico del corpo soprastante. Nonostante l'attività di stabilizzazione dei muscoli intorno alle articolazioni coxo-femorali, il bacino deve potersi muovere liberamente. Per mantenere l'equilibrio ed eseguire le attività funzionali in stazione eretta, il tronco non può venire fissato in una data postura per compensare l'inadeguata muscolatura degli arti inferiori. Il capo deve analogamente potersi muovere liberamente. La mobilità in stazione eretta è un requisito fondamentale per la normale deambulazione.

Gli esercizi in stazione eretta sono molto importanti nel programma di trattamento e hanno il vantaggio di esercitare nello stesso tempo il corretto carico sulla gamba plegica. Più a lungo il paziente sta in piedi con l'assistenza della terapista, meno timoroso sarà dell'altezza alla quale non è più abituato. Durante i primi stadi dopo la comparsa dell'emiplegia egli può avere trascorso un periodo considerevole a letto o seduto, completamente assistito, su una carozzina. Perciò stare per la prima volta in stazione eretta a terra, può sembrargli veramente un grande passo!

Un distorto feedback sensorio farà sentire il paziente insicuro in stazione eretta perché l'unico contatto certo con l'ambiente è la suola della scarpa del piede sano sul pavimento, il controllo necessario per posizionare le altre parti del corpo dipende dalle informazioni fornite dal suo sistema sensoriale interno e tali informazioni sono spesso confuse e poco precise. Il paziente dovrà anche riabituarsi alla nuova altezza e imparare di nuovo la sensazione della postura in stazione eretta.

8.1 Importanti considerazioni prima di iniziare gli esercizi in stazione eretta

Prima di essere in grado di stare in stazione eretta, il paziente necessita di un'accurata attività muscolare preparatoria in stazione supina e in quella seduta e, in particolare, dell'estensione selettiva dell'anca e del ginocchio. Se il paziente possiede tono muscolare estensorio e controllo attivo insufficienti, dovrà usare lo schema di totale estensione, che comprende la flessione plantare del piede o un meccanismo di compenso con il quale egli blocca il ginocchio in iperestensione, inclinando in avanti il tronco e flettendo l'anca. Gli esercizi propedeutici alla stazione eretta del paziente sono stati descritti nei capitoli precedenti e da Davies (1985).

A causa del coinvolgimento di diverse articolazioni, le possibilità di ricorrere a movimenti alternativi o di compenso sono molteplici. La terapista deve osservare con molta attenzione che le varie parti del corpo vengano posizionate correttamente. La più lieve variazione di postura può dare luogo a un'attività muscolare molto diversa.

Dovrebbe porgere assistenza al paziente in modo tale che egli non debba adoperare l'arto superiore sano come sostegno, altrimenti l'attività del braccio sostituirà il lavoro del tronco e non sarà possibile riacquistare il suo corretto e importante controllo.

Quanto più la percezione tattile-cinestesica del paziente è distorta, tanto maggiori informazioni egli necessiterà dall'ambiente circostante. Oggetti reali concreti, come un tavolo posto di fronte a lui, lo aiuteranno a orientare la posi-

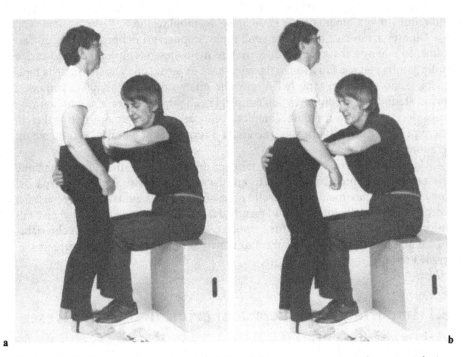

a   b

Fig. 8.1 a, b. Facilitazione del movimento selettivo del bacino in avanti e indietro (emiplegia destra). a, la terapista pone una mano sugli estensori dell'anca della paziente e l'altra mano sui muscoli addominali inferiori. b, le tiene con le ginocchia le anche in abduzione e in rotazione esterna

zione del suo corpo nello spazio. Istruzioni come "tieni la coscia appoggiata contro il tavolo" o "sposta l'anca finché non tocca il tavolo", sono per lui molto più facili da eseguire che "tieni l'anca in avanti" o "sposta a sinistra il carico".

Questi esercizi dovrebbero venire svolti con il paziente a piedi nudi in modo che i movimenti del piede e delle dita possano venire osservati ed inclusi nel trattamento. Solo in questo modo si può mantenere la piena estensibilità del tendine di Achille e del flessori delle dita del piede e inibire la spasticità. La più lieve contrattura del tendine di Achille pregiudicherà considerevolmente la deambulazione e il suo accorciamento impedirà al paziente di portare il carico in avanti al di sopra del piede durante la fase appoggio. Di conseguenza egli dovrà adottare dei meccanismi di compenso del capo, del tronco, del ginocchio e dell'anca. Una benda arrotolata posta sotto le dita del piede del paziente durante gli esercizi di carico inibirà la spasticità distale e manterrà la lunghezza del tendine di Achille e dei flessori delle dita del piede.

8.2 Attività per esercitare i movimenti selettivi del tronco e delle gambe

8.2.1 Oscillazione del bacino avanti e indietro

Il paziente è in stazione eretta con il carico su entrambi gli arti inferiori e le ginocchia flesse (di circa 20°). La terapista siede su uno sgabello di fronte a lui per tenergli le gambe abdotte e ruotate esternamente, in modo che le ginocchia siano nella direzione sopra i piedi. Gli pone una mano sui glutei e l'altra sui muscoli addominali inferiori per facilitargli il movimento isolato del bacino in avanti e indietro (Fig. 8.1 a, b). Il paziente tiene le ginocchia nella stessa posizione nonostante il movimento del bacino.

Cerca anche di stabilizzare la colonna vertebrale toracica mentre quella lombare si flette e si estende ritmicamente (Fig. 8.2 a, b).

Quando il paziente può muovere il bacino liberamente e ritmicamente in avanti e indietro, trasferisce il carico sulla gamba plegica senza interrompere il movimento. Esso continua anche quando egli solleva da terra il piede sano (Fig. 8.3 a, b).

La terapista gli chiede di tenere il ginocchio immobile di fronte a sé, altrimenti egli farebbe oscillare quest'ultimo, anziché il bacino, in avanti e indietro, adoperando i muscoli del lato plegico.

8.2.2 Trasferimento di carico sull'arto inferiore plegico con abduzione e adduzione dell'anca controlaterale

Il paziente flette leggermente le ginocchia e porta il carico sul lato plegico. La terapista siede su uno sgabello di fronte a lui, spostata verso il suo lato plegico.

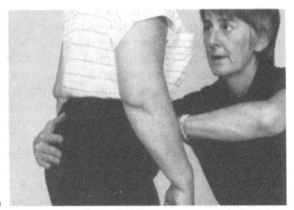

a

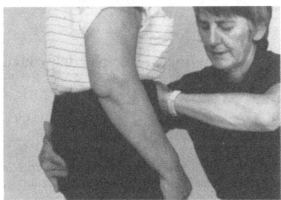

b

Fig. 8.2 a, b. Stabilizzazione della colonna ver-
tebrale toracica, mentre
quella lombare viene al-
ternativamente. a, estesa.
b, flessa (emiplegia de-
stra)

Gli tiene la gamba sul lato esterno di quella plegica per indicargli fino a che punto
egli deve spostare il carico, cioè fino a quando il bordo laterale della gamba del
paziente non esercita una ferma pressione contro la sua. Gli corregge la postura
con le mani: con una lo aiuta a estendere il lato plegico, con l'altra ad attivare i
muscoli addominali (Fig. 8.4).

Il paziente posiziona allora il piede sano sulla faccia mediale del ginocchio
plegico e, mantenendo inalterata la posizione del tronco, del bacino o della
gamba sulla quale grava il carico, porta la gamba sana in abduzione con rotazione esterna e successivamente in adduzione con rotazione interna (Fig. 8.5 a, b).

8.2.3 Flessione anteriore del tronco e ritorno in verticale

Il paziente è in stazione eretta con le cosce contro un lettino o un tavolo di fronte a sé di altezza tale da raggiungere il livello delle anche. La terapista sta in piedi
dietro di lui per spingergli i glutei in avanti ed estendergli il dorso e le spalle (Fig.
8.6). Se egli non è in grado di estendere sufficientemente le ginocchia o può farlo
solo nello schema di flessione plantare del piede e delle dita del piede, bisogne-

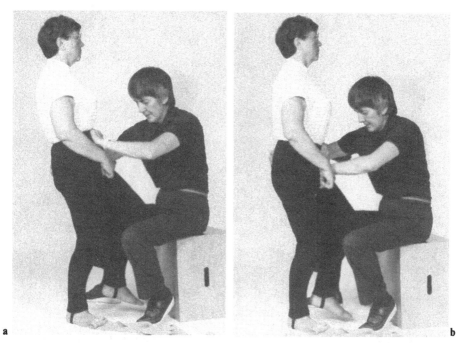

a
b

Fig. 8.3 a, b. Muovere il bacino ritmicamente in avanti e indietro con il piede sano sollevato da terra (emiplegia destra)

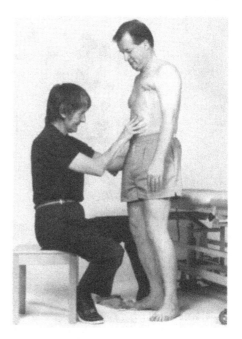

Fig. 8.4. Correggere la posizione di partenza per trasferire il carico sulla gamba plegica con abduzione e adduzione dell'anca controlaterale (emiplegia destra)

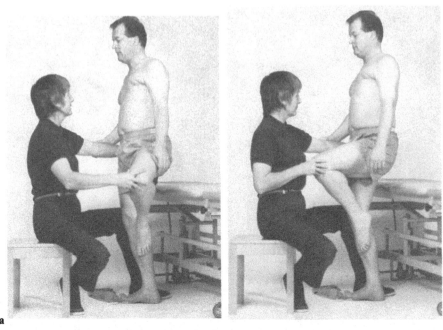

a   b

Fig. 8.5 a, b. Il paziente trasferisce il carico sulla gamba plegica con abduzione e adduzione dell'anca controlaterale. Il piede sano viene posto medialmente sul ginocchio plegico (emiplegia destra). **a**, abduzione con rotazione esterna. **b**, adduzione con rotazione interna

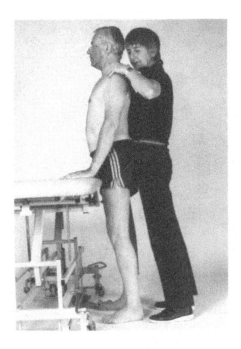

Fig. 8.6. Il paziente è in stazione eretta in posizione di completa estensione con le cosce appoggiate contro un lettino (emiplegia destra)

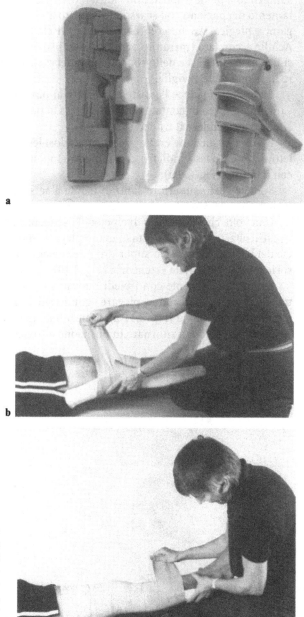

Fig. 8.7 a-c. Utilizzo di un tutore per mantenere il ginocchio in estensione. **a**, diversi tipi di tutori. **b**, la terapista inizialmente fissa il tutore al ginocchio con una fascia elastica. **c**, la fascia elastica è avvolta sull'intero tutore

rebbe fargli indossare un tutore. Esso è costituito da materiale spesso e resistente come gesso, plastica, o tela con stecche di metallo e dovrebbe venire fissato alla gamba del paziente con una leggera fasciatura elastica (Fig. 8.7 a-c). Lo scopo del tutore è di mantenere il ginocchio in estensione, senza che egli debba fare sforzi spingendo il piede o spostando l'anca indietro. È anche un utile ausilio per il trattamento dei pazienti con scarso movimento attivo o insufficiente sensibilità nella gamba plegica. Anche coloro che hanno il clono della caviglia o il tendine di Achille accorciato trarranno beneficio dall'uso dei tutore nell'esercizio del carico sulla gamba plegica e nello spostamento del carico in avanti con sempre maggiore flessione della caviglia.

La terapista riduce l'assistenza fornita al paziente e gli chiede di tenere attivamente le cosce in contatto con il lettino. Gli pone l'altra mano sullo sterno per aiutarlo a estendere il tronco (Fig. 8.8).

Egli sta in stazione eretta e, appoggiandosi leggermente con la mano sana sul lettino, fa un passo indietro con il piede sano, mantenendo le cosce in contatto con il lettino (Fig. 8.9 a).

Solleva l'arto superiore sano di fronte a sé senza cambiare la posizione del tronco (Fig. 8.9 b).

Una volta che è in grado di ripetere la sequenza dei movimenti senza eccessiva difficoltà, la terapista porta la mano plegica con il palmo disteso sulla superficie del lettino, tiene l'arto superiore in estensione per inibirgli la spasticità flessoria e facilita l'attività estensoria (Fig. 8.10).

Stando inizialmente con i piedi nuovamente paralleli, il paziente intreccia le mani e la terapista lo aiuta a piegare i gomiti sul lettino tenendo il ginocchio sano il più esteso possibile (Fig. 8.11 a). Mentre mantiene le cosce contro il lettino, la terapista gli chiede di ritornare in posizione a tronco eretto senza spingersi con il

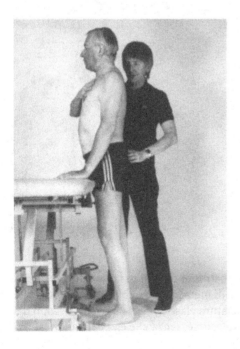

Fig. 8.8. Aiutare il paziente a tenere le anche in avanti mentre estende il tronco (emiplegia destra)

gomito. Egli deve rimanere con il collo flesso finché non è di nuovo in stazione eretta. Il movimento non dovrebbe svolgersi con il collo in estensione (Fig. 8.11 b).

Il paziente ripete il movimento mettendo il piede sano dietro di sé. La terapista si assicura che la coscia plegica non perda il contatto con il lettino (Fig. 8.12 a, b).

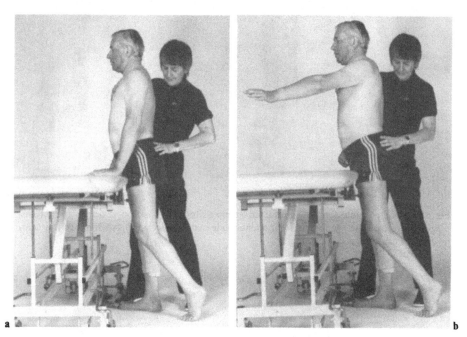

a   b

Fig. 8.9 a, b. Fare un passo indietro con la gamba sana e sollevare successivamente la mano appoggiata sul lettino (emiplegia destra)

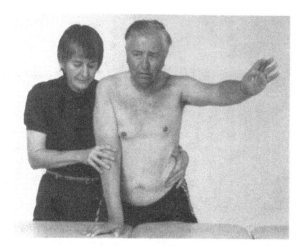

Fig. 8.10. Inibizione della spasticità nell'arto superiore plegico (emiplegia destra)

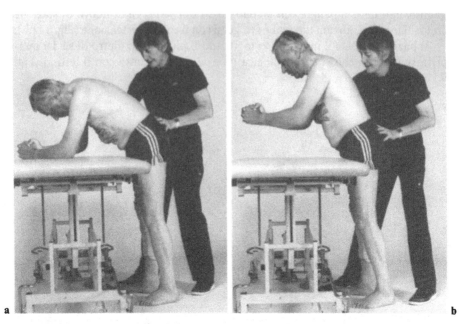

Fig. 8.11 a, b. Il paziente abbassa i gomiti sul lettino e ritorna in posizione a tronco eretto (emiplegia destra). **a,** pone i gomiti sul lettino tenendo le mani intrecciate. **b,** sta di nuovo in stazione eretta senza spingersi con le mani

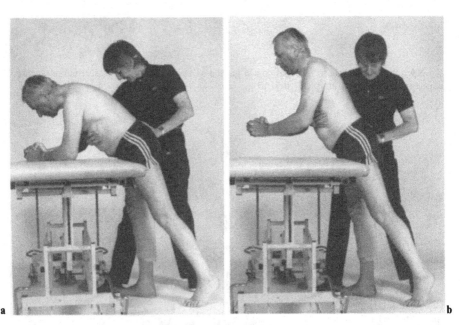

Fig. 8.12 a, b. Il paziente abbassa i gomiti sul lettino e ritorna in posizione a tronco eretto caricando completamente la gamba plegica (emiplegia destra)

8.2.4 Flessione anteriore del tronco e ritorno in verticale stando in piedi su una superficie inclinata

Il paziente è in piedi su una superficie inclinata con il lettino di fronte a sé. Una benda arrotolata sotto le dita del piede accentua l'effetto della superficie inclinata, aumentando la flessione dorsale della caviglia e delle dita del piede (Fig. 8.13). La terapista corregge la posizione del tronco e gli chiede di allontanarsi leggermente dal lettino e di avvicinarsi ad esso di nuovo, utilizzando le caviglie come unico asse del movimento.

Tenendo le anche contro il lettino, il paziente fa un passo indietro con il piede sano e lo lascia appoggiato con l'alluce in contatto con la superficie di appoggio. Successivamente solleva l'arto superiore sano di fronte a sé (Fig. 8.14).

Si flette in avanti, inizialmente con i piedi paralleli fra loro e in seguito con il piede sano dietro di sé, fino ad abbassare i gomiti sul lettino. Tenendo le mani intrecciate e la fronte appoggiata su di esse, ritorna in posizione a tronco eretto. Fino a quando tiene la fronte in contatto con le mani non estenderà il collo per estendere il tronco (Fig. 8.15 a-c). La terapista gli facilita il movimento ponendogli un braccio intorno all'addome e guidandolo verso l'alto. Lo aiuta anche a tenere le cosce in contatto con il lettino mentre egli ripete il movimento.

Questo esercizio non solo migliora l'estensione selettiva dell'anca, ma riduce in modo straordinario l'ipertono dei flessori plantari della caviglia. Questo è un

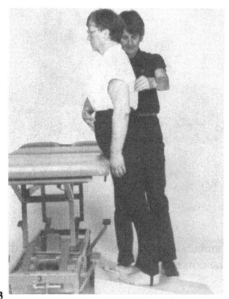
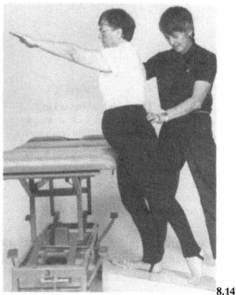

8.13   8.14

Fig. 8.13. Estensione del tronco e delle anche stando in piedi su una superficie inclinata con una benda arrotolata sotto le dita del piede plegico (emiplegia destra)

Fig. 8.14. La paziente sta in piedi sulla superficie inclinata con il carico sull'arto inferiore plegico e la mano sana sollevata dal lettino (emiplegia destra)

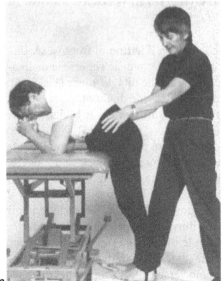
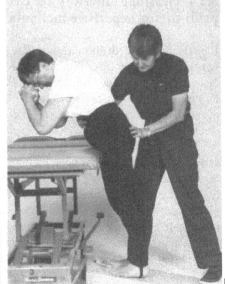
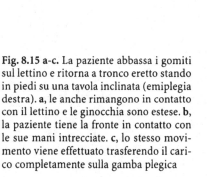
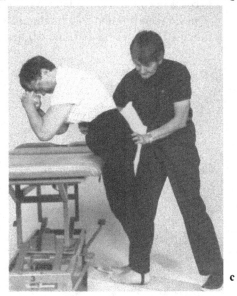

Fig. 8.15 a-c. La paziente abbassa i gomiti sul lettino e ritorna a tronco eretto stando in piedi su una tavola inclinata (emiplegia destra). a, le anche rimangono in contatto con il lettino e le ginocchia sono estese. b, la paziente tiene la fronte in contatto con le sue mani intrecciate. c, lo stesso movimento viene effettuato trasferendo il carico completamente sulla gamba plegica

esercizio che può aiutare il paziente a deambulare senza l'aiuto di un tutore o di una valva che gli tenga il piede in flessione dorsale.

8.2.5 Trasferimento di carico sull'arto inferiore plegico mettendo il piede sano su uno scalino

Il paziente sta in piedi con il carico sull'arto inferiore plegico e mette il piede sano su uno scalino di fronte a lui. La terapista sta in piedi dalla parte del lato ple-

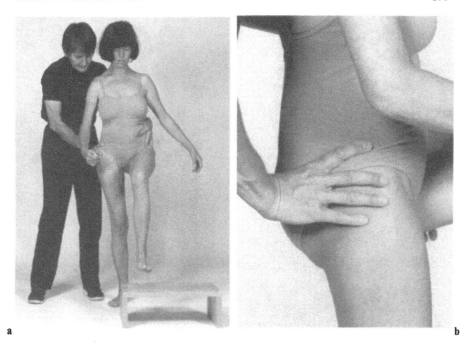

a   b

Fig. 8.16 a, b. La terapista facilita l'estensione dell'anca quando il piede sano è posto su uno scalino basso (emiplegia destra). a, il ginocchio della paziente è nella stessa direzione del piede. b,
la terapista aiuta la paziente a effettuare l'estensione dell'anca con rotazione esterna

gico del paziente e lo aiuta con una mano a estendere l'anca, mentre con l'altra
dalla parte opposta lo aiuta a tenere il carico sull'arto inferiore plegico (Fig. 8.16
a). Lo aiuta a estendere l'anca plegica posizionandogli il pollice sulla testa del
femore e guidando quest'ultima in avanti per mezzo di un'appropriata pressione.
In altre parole, adopera la mano come estensore aggiuntivo dell'anca del paziente, correggendogli la posizione del bacino rispetto al femore e quella del femore
rispetto al piede (Fig. 8.16 b). In questo modo egli è in grado di impedire che il
ginocchio scatti indietro in iperestensione. Altrimenti sarebbe impossibile al
paziente vincere per mezzo del solo pollice la forza dei muscoli estensori che
spingono indietro il ginocchio. La mano della terapista può solo facilitargli il
movimento corretto mentre egli cerca di controllare per proprio conto la posizione del ginocchio stesso, dopo aver compreso ciò che si richiede da lui.

Il paziente mette con cautela il piede sullo scalino e successivamente lo riporta sul pavimento. Quando egli è in grado di esercitare un controllo migliore, la
terapista gli chiede di battere ripetutamente il piede sullo scalino senza che la
gamba plegica compia altri movimenti. Dovrebbe insegnargli a posare a terra
tutta la pianta del piede e non solo a sfiorarla con l'alluce, che richiede una minore attività. Il paziente aumenta gradualmente il numero dei battiti con il piede.

Una volta che il paziente può eseguire questa attività ripetutamente e in modo
corretto, la terapista può aumentare l'altezza del gradino (Fig. 8.17 a, b). Battere sul
gradino con il piede sano richiede una sempre maggiore attività selettiva dell'anca

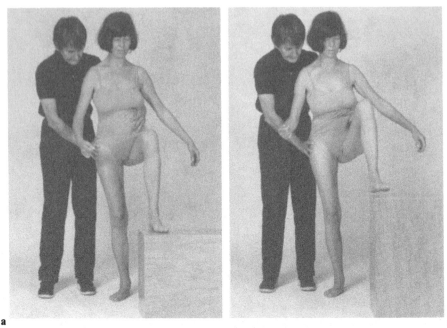

a   b

Fig. 8.17 a, b. Battere il piede sano su un gradino. L'altezza del gradino viene aumentata (emiplegia destra)

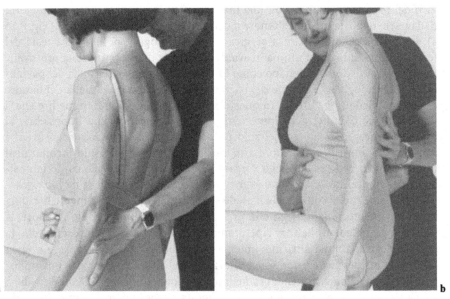

a   b

Fig. 8.18 a, b. La terapista aiuta la paziente a estendere la colonna vertebrale toracica quando solleva la gamba sana (emiplegia destra). **a,** difficoltà a stabilizzare la parte superiore del tronco. **b,** la terapista le sorregge il torace

unita a minore attività dei muscoli addominali inferiori (Fig. 8.18 a). Se il paziente
ha imparato a controllare l'anca senza assistenza da parte della terapista, allora
questa può sorreggergli il torace, ponendogli una mano sul dorso all'altezza oppor-
tuna e l'altra davanti, sulla parte inferiore della gabbia toracica (Fig. 8.18 b).

N.B. Il paziente non dovrebbe in alcun caso esercitare il carico con il ginocchio
iperesteso, poiché in primo luogo eserciterebbe un movimento scorretto che può
essere più tardi difficile da correggere e, in secondo luogo, se si adopera la sinergia di estensione totale, aumenta la spasticità dei flessori plantari della caviglia.

Se non è in grado di mantenere la gamba in estensione a causa di disturbi di
sensibilità, ipotono, o spasticità flessoria, questa attività può venire praticata con
un tutore che tiene il ginocchio esteso. Il paziente sarà spesso in grado di ripetere senza tutore il movimento immediatamente dopo che ne abbia percepito le
sensazioni, il tono muscolare è stato sufficientemente accresciuto o la spasticità è
stata ridotta attraverso il carico (Fig. 8.19 a, b).

Per mettere in grado il paziente di sperimentare il movimento del ginocchio
plegico, la terapista può fornirgli un totale sostegno e guidargli la gamba nelle
posizioni corrette. Sta in piedi accanto al paziente, gli pone una gamba dietro il
ginocchio e l'altra davanti e avvicina il suo corpo verso di sé. Adopera una mano
per aiutarlo a sollevare l'arto inferiore sano (Fig. 8.20). Abducendo e adducendo
alternativamente le gambe, la terapista flette ed estende il ginocchio plegico del
paziente (Fig. 8.21 a, b). Gli tiene le mani intrecciate intorno alla vita e, tenendo-

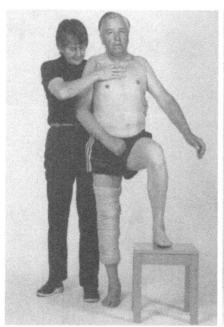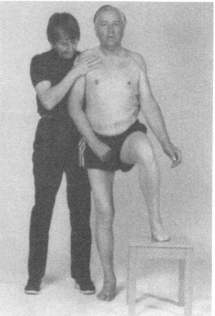

a   b

Fig. 8.19 a, b. Il paziente apprendere a estendere attivamente la gamba plegica (emiplegia
destra). a, il tutore per estendere il ginocchio mette in grado il paziente di fare l'esperienza del
carico sulla gamba plegica. b, immediatamente dopo egli mantiene attivamente l'estensione

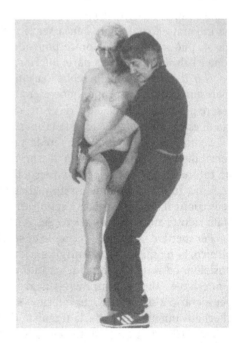

Fig. 8.20. Sperimentare il movimento del ginocchio caricando la gamba plegica. La terapista sorregge il ginocchio del paziente fra le gambe e lo aiuta a tenere sospeso l'arto inferiore sano (emiplegia sinistra)

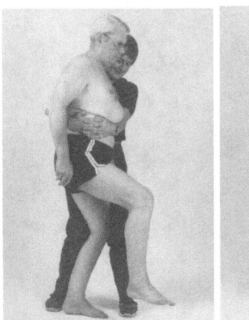

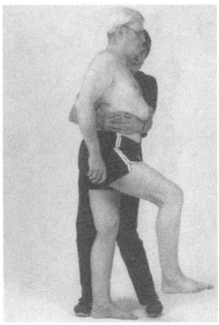

a   b

Fig. 8.21 a, b. Facilitare l'attività estensoria nel ginocchio plegico durante il carico. La terapista sposta verso di sé il carico del paziente e, adducendo e abducendo alternativamente le gambe gli flette ed estende lentamente il ginocchio (emiplegia sinistra)

gli il carico bene appoggiato sulla gamba plegica, provvede all'allungamento del lato plegico. Il paziente non dovrebbe posare sullo scalino il piede sano o eseguire altre attività mentre viene aiutato in questo modo, altrimenti non percepirebbe l'attività dell'arto inferiore plegico. Quando percepisce il movimento corretto, la terapista gli chiede di prendere attivamente parte all'estensione e alla flessione del ginocchio plegico, mentre riduce l'assistenza fornitagli con le gambe. Quando il paziente è in grado di estendere il ginocchio senza l'aiuto della terapista, ella può ancora una volta posizionare lo sgabello di fronte a lui ed egli vi posa sopra il piede sano mentre controlla attivamente l'arto inferiore plegico.

8.2.6 Caricare la gamba plegica abducendo la gamba sana

Il paziente posa il piede sano su un gradino di fronte a sé, con l'aiuto della terapista che sta in piedi di lato. Solleva il piede e lo pone inizialmente su un lato e successivamente nel mezzo del gradino. Come nell'attività precedente, il paziente dovrebbe posare ogni volta il piede con la pianta distesa e non limitarsi a prendere contatto con la superficie di appoggio soltanto con l'alluce (Fig. 8.22). La terapista può mettere la propria parte anteriore dell'anca dietro quella plegica del paziente, aiutandolo a tenerla in avanti in estensione, mentre con una mano gli mantiene la spalla plegica in posizione corretta.

La terapista posiziona un gradino ad una certa distanza dal lato sano del paziente. Lo aiuta con una mano a estendere l'anca plegica quando egli alza la gamba sana di lato per posarla sul gradino. Gli mette l'altra mano sulla vita per

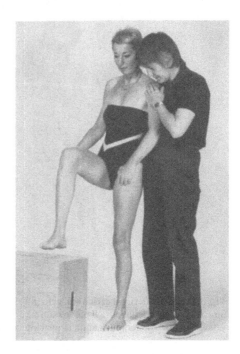

Fig. 8.22. Trasferire il carico sull'arto inferiore plegico posando inizialmente il piede sano su un lato del gradino e successivamente sull'altro lato (emiplegia sinistra)

mantenergli il carico sull'arto inferiore plegico in posizione corretta (Fig. 8.23 a). È necessaria una maggiore attività selettiva estensoria da parte dell'anca della gamba che sostiene il carico se il paziente pone il piede sano sul gradino con le dita dirette in avanti anziché di lato.

Solleva il piede sano dal gradino e lo tiene sospeso al di sopra di esso mentre mantiene il tronco e la gamba plegica in posizione corretta (Fig. 8.23 b). Successivamente pone di nuovo il piede sul gradino e, dopo avere ripetuto il movimento alcune volte, lo porta di nuovo a terra.

Quando il paziente è in grado di mantenere l'anca plegica in estensione senza assistenza, mentre porta in abduzione la gamba sana, la terapista può inibire la reazione flessoria associata del braccio plegico. Con il torace sostiene il braccio esteso abdotto; con una mano sorregge la mano del paziente con le dita in estensione dorsale e con l'altra sulla vita dalla parte del lato sano mantiene il carico sulla gamba plegica (Fig. 8.24).

Quando il controllo del paziente sul movimento è migliorato, la terapista può spostare la mano che gli aveva posto all'altezza della vita, sotto la spalla plegica per sorreggergli il braccio in abduzione con rotazione esterna quando egli pone il piede sano di lato sul gradino e lo posa di nuovo sul pavimento (Fig. 8.25).

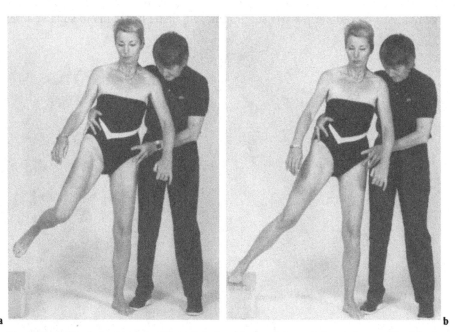

a   b

Fig. 8.23 a, b. Trasferire il carico sull'arto inferiore plegico abducendo la gamba sana (emiplegia sinistra). a, la paziente posa il piede sano su un gradino posto di lato con le dita dei piedi orientate in avanti. b, la terapista aiuta la paziente a estendere l'anca

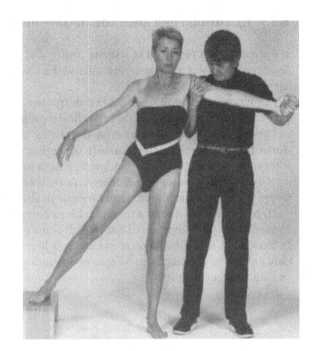

Fig. 8.24. Trasferire il carico sull'arto inferiore plegico con abduzione dell'anca. La terapista sorregge il braccio della paziente con il torace e le tiene il carico sul lato plegico (emiplegia sinistra)

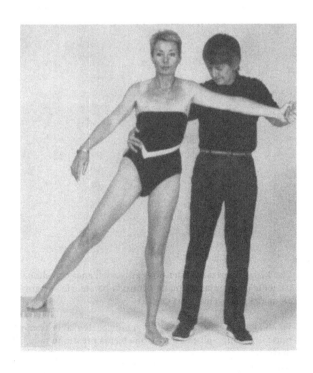

Fig. 8.25. Inibire la spasticità flessoria nell'arto superiore plegico quando la paziente posiziona il piede sano su uno sgabello di lato e cerca di controllare l'anca che sostiene il carico (emiplegia sinistra)

8.2.7 Estensione dell'anca con abduzione e rotazione esterna

Il paziente sta in piedi con la schiena contro una parete e flette le ginocchia con le anche abdotte e ruotate esternamente. Fa scivolare il dorso lungo la parete mentre flette le ginocchia.

La terapista siede su uno sgabello di fronte a lui ed esercita con le mani e le ginocchia una pressione laterale su quelle del paziente in modo da porgli le anche in abduzione e in rotazione esterna. Il paziente avrà spesso difficoltà a tenere il dorso flesso contro la parete, mentre la perdita di abduzione durante l'attività estensoria delle anche gli farà andare i piedi in pronazione (Fig. 8.26).

La terapista gli insegna a tendere i muscoli addominali e gli esercita una più ferma pressione sulle ginocchia per tenerle in abduzione (Fig. 8.27).

Il paziente tiene il capo e tutta la schiena contro la parete e flette le ginocchia al massimo e poi le estende di nuovo. Egli cerca ogni volta di andare sempre più in basso (Fig. 8.28 a, b). La terapista adopera le mani per esercitargli sulle ginocchia una ferma pressione verso l'esterno in modo che esse siano rivolte verso l'asse longitudinale dei piedi.

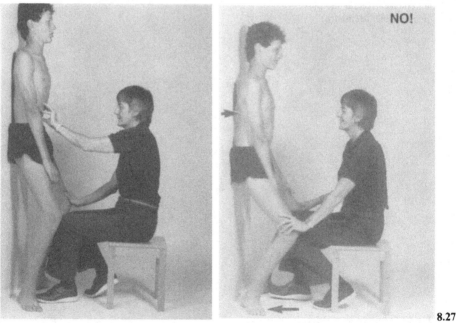

8.26   8.27

Fig. 8.26. Recuperare l'estensione attiva dell'anca con abduzione e rotazione esterna. Il dorso del paziente deve rimanere piatto contro la parete e le sue ginocchia devono essere rivolte in direzione dei piedi (emiplegia destra)

Fig. 8.27. Correggendo la posizione di partenza, la terapista chiede al paziente di tendere i muscoli addominali ed esercita una ferma pressione sulle ginocchia verso l'esterno (emiplegia destra)

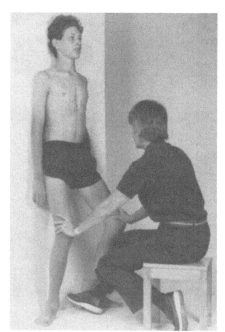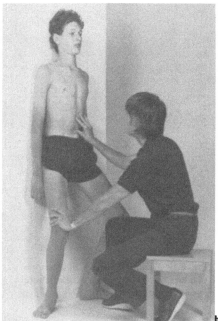

a b

Fig. 8.28 a, b. Fare scivolare il dorso lungo la parete con le anche abdotte e ruotate esternamente (emiplegia destra). **a**, la terapista stimola l'attività dei muscoli addominali del paziente quando egli flette ed estende lentamente le ginocchia. **b**, ella esercita sulle ginocchia una pressione verso l'esterno in modo che esse siano rivolte nella direzione dei piedi

8.2.8 Flessione plantare attiva delle caviglie con le ginocchia flesse

La flessione plantare dell'arto inferiore plegico viene eseguita inizialmente in posizione seduta (Fig. 8.29) e in piedi (Fig. 8.30 a, b) con la terapista che guida il movimento corretto. Successivamente il paziente si porta in stazione eretta di fronte a una parete e vi si appoggia leggermente con la mano sana. Egli flette le ginocchia quando alza simultaneamente i talloni dal pavimento tanto quanto flette plantarmente i piedi, in modo da mantenere il capo alla stessa altezza.

Inizialmente avrà difficoltà a tenere il tronco in estensione quando flette le ginocchia. Anche il suo piede plegico tenderà a invertirsi quando lo flette plantarmente in modo attivo e le dita del piede si fletteranno, anziché estendersi (Fig. 8.31 a). La terapista s'inginocchia accanto al paziente e lo aiuta a mantenere l'estensione ponendogli una mano sulla colonna vertebrale toracica, gli insegna a tendere nello stesso tempo i muscoli addominali e lo aiuta con l'altra mano a estendere le dita del piede (Fig. 8.31 b).

Il paziente stabilizza il tronco da solo e la terapista facilita il movimento corretto del piede plegico, cioè con le dita del piede estese senza che il piede si inverta (Fig. 8.32 a).

Egli dovrebbe tenere i talloni uniti quando li stacca dal pavimento e le ginocchia rivolte nella stessa direzione dei piedi e non in quella mediale.

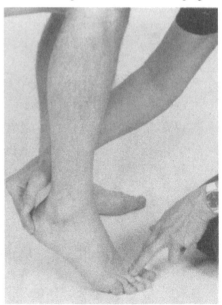

Fig. 8.29. Facilitare l'attiva di flessione plantare del piede plegico senza flettere le dita (emiplegia destra)

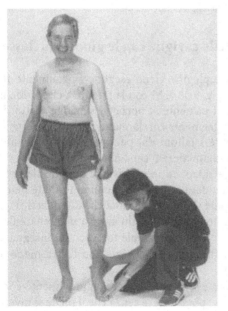

a

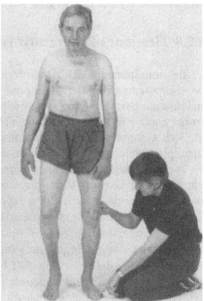

b

Fig. 8.30 a, b. Imparare a flettere plantarmente il piede in modo selettivo (emiplegia sinistra). **a**, la terapista facilita il movimento corretto. **b**, il paziente ripete il movimento con il piede sano

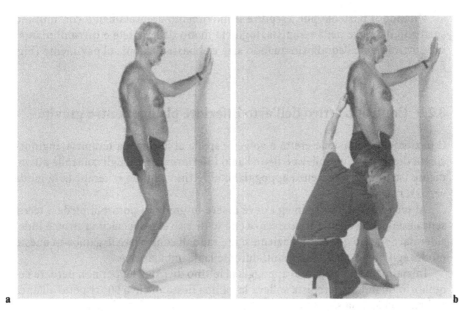

Fig. 8.31 a, b. Alzarsi sulle punte dei piedi appoggiandosi a una parete (emiplegia destra). **a**, il paziente ha difficoltà a mantenere il tronco in estensione e a impedire l'inversione plantare del piede e la flessione delle dita. **b**, la terapista corregge la posizione del tronco e del piede

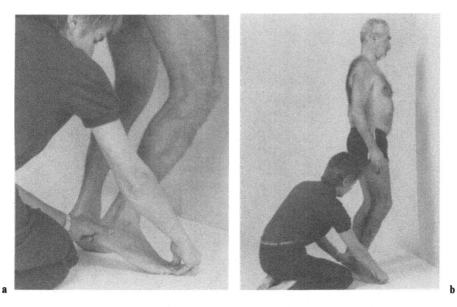

Fig. 8.32 a, b. Facilitare la flessione plantare del piede selettiva durante il carico (emiplegia destra). **a**, la terapista inibisce la flessione delle dita del piede e corregge la posizione della caviglia. **b**, il paziente tiene attivamente la posizione corretta senza appoggiarsi alla parete

Quando il paziente può eseguire il movimento accuratamente con minimo
sostegno da parte della terapista, toglie la mano dalla parete e cerca di mantenere attivamente l'equilibrio quando alza e abbassa i talloni sul pavimento (Fig.
8.32 b).

8.2.9 Controllo attivo dell'arto inferiore plegico contro gravità

Il paziente è in stazione eretta e volge le spalle al lettino. La terapista, inginoc-
chiata di fronte a lui, solleva e flette l'arto inferiore plegico. Egli controlla attivamente l'arto inferiore, senza appoggiarsi al lettino quando la terapista la guida
verso terra.

Al termine dell'esercizio egli deve essere in grado di posare il piede a terra,
senza esercitarvi alcun carico e senza che su di esso si svolga alcuna attività inde-
siderata. Soltanto quando il paziente è in grado di controllare la gamba in questo
modo, egli può oscillarla in avanti durante la deambulazione.

Inizialmente il paziente si appoggia al lettino dietro di lui per non perdere l'e-
quilibrio quando la terapista solleva la gamba flessa di circa 90° rispetto all'anca
e al ginocchio. Ella siede su uno sgabello di fronte a lui, flette la gamba plegica e,
mentre l'abbassa lentamente a terra, gli chiede di reggerne il peso senza perdere
il controllo e senza spingere il piede contro il pavimento (Fig. 8.33 a, b). La maggior parte dei pazienti ha difficoltà a trasferire il carico sulla gamba sana mentre
mantiene il tronco in estensione.

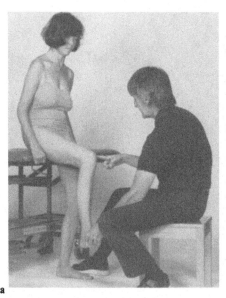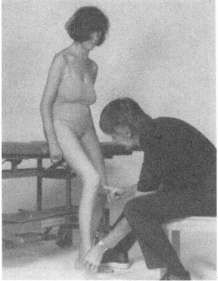

a   b

Fig. 8.33 a, b. Imparare a controllare attivamente l'arto inferiore plegico contro gravità (emiplegia destra). a, inizialmente la paziente si appoggia ad un lettino. b, cerca di abbassare lentamente il piede a terra

Quando il paziente è in grado di controllare la gamba lungo l'intera escursione di movimento con i glutei appoggiati al lettino, si mette in stazione eretta e trasferisce il carico sull'arto inferiore sano. La terapista siede inizialmente su uno sgabello in modo da poter adoperare una delle gambe per fornirgli appoggio e infondergli sicurezza. Egli mantiene con la propria gamba una ferma pressione contro quella della terapista mentre questa corregge la postura del tronco (Fig. 8.34).

Mantenendo la gamba sana in contatto con quella della terapista, il paziente partecipa al movimento quando ella solleva la gamba plegica e pone il piede plegico sulla propria coscia dell'altra gamba. La terapista corregge la posizione del paziente e, in particolare, l'elevazione troppo attiva del bacino sul lato plegico finché egli non è in grado di lasciare la gamba rilassata in appoggio, senza sforzo eccessivo e rimanendo con il tronco eretto (Fig. 8.35).

La terapista tiene le dita del paziente in estensione dorsale e gli chiede di sostenere attivamente il peso della gamba plegica mentre la guida verso terra. Egli cerca di non spingere il piede in basso mentre esso si avvicina ai pavimento. Se il paziente solleva il bacino sul lato plegico, mentre mantiene il controllo della gamba durante questa attività flessoria eccentrica, la terapista gli pone la mano rimasta libera sulla cresta iliaca di quel lato e gli insegna a lasciarla in posizione neutra (Fig. 8.36 a, b). Quando il paziente ha migliorato il controllo, la terapista s'inginocchia di fronte a lui per guidargli il piede a terra (Fig. 8.37).

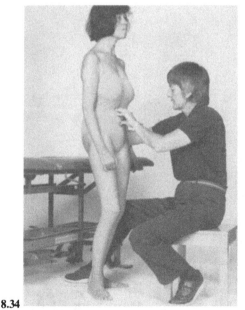 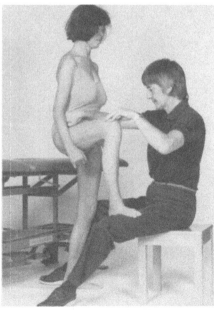

8.34   8.35

Fig. 8.34. Trasferire il carico sull'arto inferiore sano senza appoggiarsi al lettino e rilassando l'arto inferiore plegico (emiplegia destra)

Fig. 8.35. Stare in stazione eretta sull'arto inferiore sano con il piede plegico appoggiato sul ginocchio della terapista (emiplegia destra)

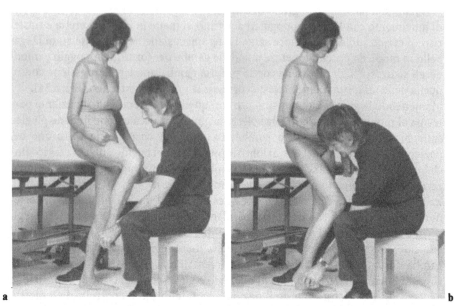

a   b

Fig. 8.36 a, b. Controllare attivamente la gamba contro gravità (emiplegia destra). **a**, la terapista tiene le dita del piede della paziente in estensione dorsale e le chiede di sostenere il peso della gamba. **b**, il lato del bacino non si è sollevato nonostante l'attività flessoria della gamba

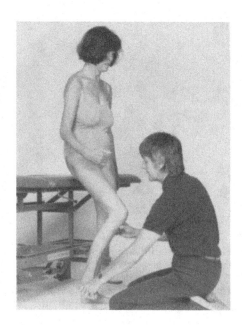

Fig. 8.37. Controllo attivo dell'arto inferiore plegico con minimo aiuto da parte della terapista fino a quando il piede si appoggia rilassato sul pavimento (emiplegia destra)

8.2.10 Controllo attivo dell'arto inferiore plegico quando l'anca è estesa

Durante la deambulazione il paziente avrà anche la necessità di controllare l'arto inferiore plegico quando l'anca è estesa, come si verifica all'inizio della fase di oscillazione. Per deambulare indietro occorre possedere l'abilità di flettere il ginocchio mentre l'anca viene attivamente estesa.

La terapista sta in piedi dietro il paziente e gli solleva la gamba plegica da terra. Per aiutarlo a mantenere l'equilibrio, dovrebbe porre l'altra mano intorno al suo lato sano e sorreggergli il tronco dalla parte anteriore del torace (Fig. 8.38).

Posiziona l'arto inferiore plegico fra le proprie gambe e lo tiene fermo mentre gli corregge la posizione del bacino (Fig. 8.39 a). Riduce progressivamente l'assistenza in modo da sorreggergli solo la spalla o i lati del bacino (Fig. 8.39 b).

Una volta che il paziente è in grado di rimanere in equilibrio in questa posizione, la terapista afferra con la mano il piede del paziente e lo abbassa lentamente sul pavimento, chiedendogli nel contempo di controllare attivamente il movimento. Posa a terra il piede del paziente che mantiene l'equilibrio mentre lo rilassa (Fig. 8.40).

I flessori laterali del tronco devono esercitare un'azione molto efficace per sostenere il bacino dall'alto, poiché altrimenti la gamba plegica lo dovrebbe sostenere attivamente dal basso.

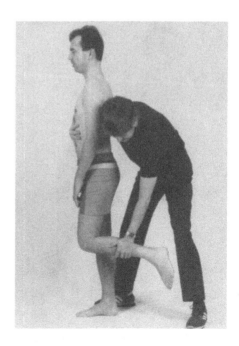

Fig. 8.38. La terapista sorregge il paziente mentre, stando alle sue spalle, solleva il piede dal pavimento. Gli mette una mano sulla parte anteriore del torace (emiplegia sinistra)

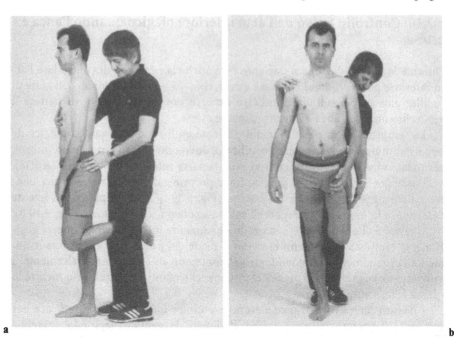

a
b

Fig. 8.39 a, b. Tenere il bacino orizzontale in stazione eretta sull'arto inferiore sano (emiplegia sinistra). **a,** la terapista tiene il piede plegico del paziente fra le ginocchia. **b,** il paziente rilassa la gamba e impedisce che l'anca vada in abduzione

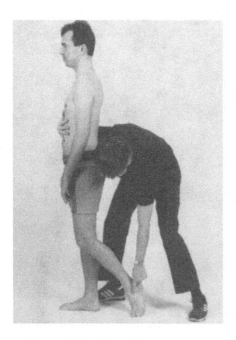

Fig. 8.40. Abbassare lentamente il piede plegico indietro sul pavimento (emiplegia sinistra)

8.2.11 Muovere attivamente gli arti superiori in stazione eretta

Le attività che comprendono il movimento degli arti superiori in stazione eretta stimolano l'attività del tronco e aiutano il paziente ad abituarsi a stare in piedi senza timore. Inoltre egli ne trarrà motivo di divertimento.

8.2.11.1 Tenere un bastone con ambedue le mani

Il paziente afferra un bastone con ambedue le mani e lo tiene di fronte a sé. La terapista dà al bastone colpi in veloce successione e insegna al paziente a mantenersi in equilibrio (Fig. 8.41).

I muscoli addominali del paziente vengono attivati dai colpi veloci della mano della terapista contro il bastone. Ella può cambiare la sua posizione da un lato all'altro per attivare i muscoli desiderati.

8.2.11.2 Colpire una palla con un bastone

Il paziente è in stazione eretta con le ginocchia leggermente flesse. Una terza persona gli lancia una palla rigida che egli respinge con un bastone che tiene con ambedue le mani in posizione orizzontale. La terapista, che sta in piedi dalla parte del lato plegico del paziente, gli mantiene il carico equamente distribuito sugli arti inferiori e lo può aiutare a tenere la mano plegica sul bastone.

Il paziente tiene le braccia estese e respinge la palla verso la persona che gliela lancia (Fig. 8.42). Questa attività stimola l'estensione del tronco.

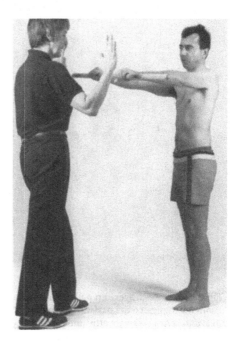

Fig. 8.41. Dare colpi in veloce successione al bastone tenuto dal paziente stimola l'attività dei muscoli addominali (emiplegia sinistra)

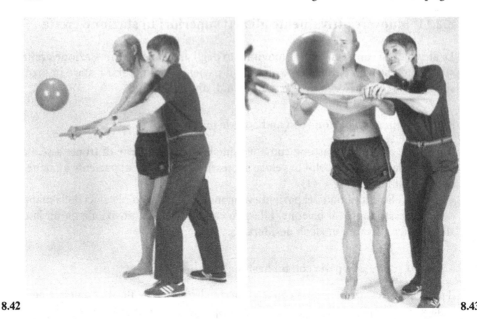

Fig. 8.42. Colpire una palla con un bastone tenuto con ambedue le mani in posizione orizzontale (emiplegia sinistra)

Fig. 8.43. Tenere il bastone con i gomiti flessi e respingere successivamente la palla (emiplegia sinistra)

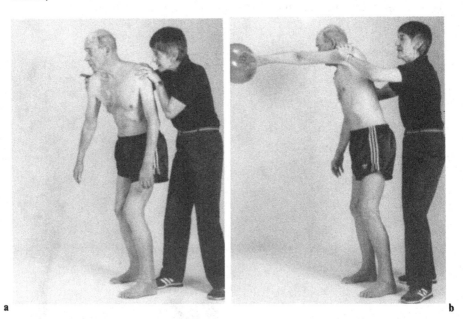

a   b

Fig. 8.44 a, b. Respingere un palloncino con la mano plegica (emiplegia sinistra). **a,** la terapista ruota il lato plegico del paziente verso l'indietro. **b,** il paziente lascia oscillare il braccio plegico in avanti senza sollevare attivamente la mano

il paziente tiene il bastone con i gomiti flessi e respinge la palla estendendo i gomiti. Con questo esercizio si stimola l'attività dei muscoli addominali per stabilizzare il tronco (Fig. 8.43).

8.2.11.3 Respingere un palloncino con la mano plegica

La terapista sta in piedi accanto al paziente tenendogli una mano su ciascuna delle spalle. Gli ruota il lato plegico verso l'indietro e, quando una terza persona gli lancia un palloncino, lo aiuta a oscillare il braccio e a ruotare il lato del tronco in avanti in modo che egli colpisca il palloncino con la mano. Dice al paziente di non cercare di alzare attivamente la mano, ma di lasciarla oscillare in avanti come se fosse una racchetta da tennis. In questo modo il braccio si muove in avanti normalmente e non si flette nella sinergia di flessione totale (Fig. 8.44 a, b).

8.3 Conclusioni

La stazione eretta effettuata in modo corretto e sicuro migliorerà automaticamente l'abilità del paziente a deambulare in modo più normale. La maggior parte dei pazienti ha difficoltà a trasferire il carico sia sul lato sano che su quello plegico. Stare in stazione eretta con il carico su una sola gamba richiede una considerevole attività da parte del tronco poiché il bacino del lato del corpo che non poggia sul terreno deve essere tenuto sospeso dall'alto. L'esercizio accurato delle singole componenti del passo migliorerà lo schema di deambulazione di gran lunga meglio che lo stesso deambulare.

9 Esercizi con la palla

Esercizi accuratamente scelti con una palla per fisioterapia possono formare una parte utile del programma di trattamento. La palla con la sua forma e i suoi movimenti caratteristici è per tutti noi qualcosa di molto familiare e un oggetto che conosciamo fino dalla nostra prima infanzia. Durante lo sviluppo degli schemi motori adulti la maggior parte degli esseri umani è stata seduta sopra una palla, ha tirato, preso, lanciato o colpito una palla. Perciò si può dire che queste esperienze hanno formato una parte integrante del nostro apprendimento motorio. Perfino nei paesi dove la palla come noi la conosciamo non esiste, i bambini hanno fatto analoghe esperienze, come con tronchi d'albero, pietre rotonde che rotolano o pelli arrotolate. La palla può essere molto utile nel trattamento dei pazienti per diverse ragioni.

Pazienti di tutte le età traggono spunti di divertimento praticando queste attività poiché esse introducono varietà ed elementi di svago in ciò che può diventare una monotona routine. Ogni giorno o persino due volte al giorno il paziente dovrebbe praticare una serie di attività per imparare di nuovo a stare in piedi, deambulare, o controllare il braccio. Poiché la riabilitazione è necessariamente a lungo termine, tali attività verranno praticate molte volte, per cui le varianti che la palla offre saranno molto apprezzate dalla terapista come pure dal paziente.

La palla fornisce ai paziente informazioni relative all'ambiente circostante e lo aiuta a svolgere correttamente i movimenti.

- Il paziente è in grado di raggiungere una nuova abilità che può constatare da solo senza dover dipendere dall'incoraggiamento della terapista che gli dice di aver eseguito il movimento "leggermente meglio". Il successo conseguito è per lui un'esperienza positiva.
- Il modo in cui la palla si muove o non si muove mette la terapista in grado di osservare più facilmente l'attività di compenso.
- La palla sostiene il peso di una parte del corpo del paziente e i muscoli desiderati possono venire attivati senza molto sforzo anche se il paziente non è in grado di muoversi in modo indipendente.
- Si possono stimolare attività muscolari poco evidenti e altamente coordinate lavorando con pazienti che hanno raggiunto un livello molto alto di recupero.

L'uso della palla è stato inserito in diverse metodologie di trattamento. Le attività selezionate in questo capitolo sono quelle che hanno dato prova di essere particolarmente utili per molti pazienti emiplegici.

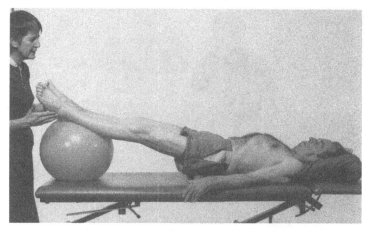

Fig. 9.1. Sollevare entrambi i glutei dal lettino con le ginocchia estese (emiplegia sinistra)

L'attività muscolare viene stimolata in tre modi diversi:

1. Il paziente muove la palla in una direzione specifica.
2. Il paziente mantiene una certa posizione e impedisce il movimento della palla.
3. Il paziente reagisce quando la palla si muove o viene mossa.

Per l'attività muscolare risultante sono ancora validi i principi del tentacolo e del ponte descritti nel Capitolo 2. Il *tentacolo* è quella parte del corpo che si muove nello spazio dalla parte appoggiata sulla palla. Il *ponte* è la parte o le parti del corpo sostenute fra la palla e il pavimento (Klein-Vogelbach, 1990). La dimensione della palla è molto importante per le attività nelle quali il paziente è in posizione seduta o supina con il peso che grava interamente su di essa. Quando il paziente è seduto sulla palla, la distanza verticale fra l'articolazione dell'anca e il pavimento deve essere almeno la stessa, se non appena superiore a quella fra l'articolazione del ginocchio e il pavimento. La palla dovrebbe venire riempita con sufficiente aria in modo che sotto il peso del paziente perda solo leggermente la sua forma e possa ancora rotolare.

9.1 Esercizi con la palla in stazione supina

Il paziente è in posizione supina appoggiato sul dorso e con i piedi sostenuti dalla palla. Solleva i glutei dalla superficie di appoggio stando attento a non muovere la palla in alcun modo.

Quando non è ancora in grado di mettersi sul pavimento, questo esercizio viene praticato in stazione supina sopra un lettino. La terapista aiuta il paziente

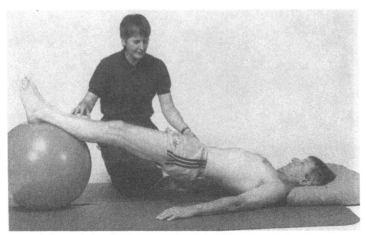

Fig. 9.2. Tenere la palla nella stessa posizione quando i glutei sono sollevati dalla superficie di appoggio (emiplegia destra)

a porre gli arti inferiori sopra la palla che ha posizionato direttamente in linea con l'asse longitudinale del corpo. Lo svolgimento di questo esercizio è più facile se la palla viene inizialmente posta più vicino alle ginocchia del paziente.

Gli arti superiori del paziente rimangono lungo i lati mentre estende le ginocchia premendo sulla palla allontanandola e alza i glutei dal lettino. Mantiene le ginocchia estese e cerca di mantenere la palla assolutamente immobile (Fig. 9.1). Se la palla si muove, la terapista porge assistenza guidando le gambe del paziente in modo che egli possa percepire la correzione.

Non dovrebbe tenere ferma la palla poiché il paziente non si accorgerebbe di essere aiutato. Il medesimo esercizio può venire eseguito su un tappeto di gomma posto sul pavimento (Fig. 9.2). Mano a mano che il controllo del paziente migliora, la palla viene posta progressivamente più lontano fino ad arrivare sotto i suoi talloni. I flessori del tronco del paziente devono lavorare attivamente per evitare che la palla si muova lateralmente.

La terapista chiede al paziente di sollevare l'arto superiore sano a circa 90° di flessione rispetto al cingolo scapolare. L'attività del tronco viene aumentata quando il braccio del paziente non preme contro il pavimento per stabilizzare la palla (Fig. 9.3 a, b).

Se egli possiede sufficiente movimento attivo nell'arto superiore plegico, lo solleva e lo tiene parallelamente a quello sano, se invece è paralizzato, la terapista lo tiene in estensione, lo solleva e lo abbassa nuovamente chiedendogli di non opporre resistenza al movimento in alcuna direzione (Fig. 9.4).

Quando il paziente ha recuperato sufficiente controllo del tronco, cioè è in grado di tenere ferma la palla senza usare le braccia, la terapista gli chiede di girare le gambe su un lato del corpo finché il bordo laterale della gamba sottostante non è in contatto con la palla. L'altra gamba viene sostenuta da quella sottostante e il paziente cerca di non abbassare il bacino sul pavimento (Fig. 9.5).

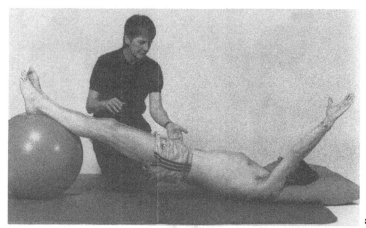

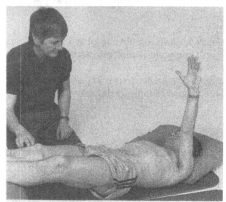

Fig. 9.3 a, b. Utilizzare l'attività del tronco per impedire che la palla si muova quando viene sollevato l'arto superiore sano. Il bacino rimane orizzontale (emiplegia destra)

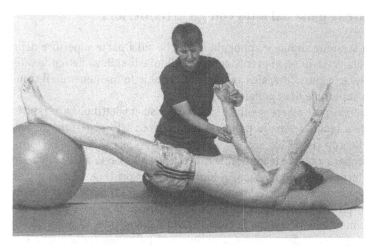

Fig. 9.4. Mantenere la posizione della palla quando l'arto superiore plegico viene mosso passivamente senza che il paziente opponga resistenza (emiplegia destra)

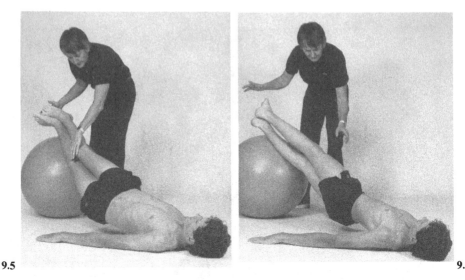

9.5   9.6

Fig. 9.5. Ruotare ambedue gli arti inferiori verso il lato sano con i glutei sollevati dalla superficie di appoggio (emiplegia destra)

Fig. 9.6. Mantenere ferma la palla mentre gli arti inferiori del paziente vengono ruotati verso il lato plegico (emiplegia destra)

Impara a eseguire questa attività su ambedue i lati e a mantenere il bacino lungo l'asse longitudinale del corpo. La terapista toglie le mani ed egli tiene ferma la palla mentre lascia le braccia rilassate lungo i lati del corpo (Fig. 9.6).

9.1.1 Sollevare la palla dal letto con gli arti inferiori

Il paziente è in stazione supina e appoggia le gambe sulla parte superiore della palla. Tira la palla verso di sé, vi preme contro i talloni e la solleva flettendo attivamente le anche e le ginocchia; alza anche i glutei dal letto mantenendo il tronco disteso sulla superficie di appoggio.

Questo esercizio può essere svolto inizialmente su un lettino. La terapista aiuta il paziente a tenere ferma la palla e a mantenere l'arto superiore plegico lungo il lato del corpo (Fig. 9.7).

Il paziente impara a tenere le ginocchia divaricate e alla stessa altezza quando alza i glutei da terra tendendo i muscoli addominali inferiori (Fig. 9.8). Mantiene la schiena e le spalle aderenti al pavimento, nonostante fletta la parte inferiore del tronco. Quando può sollevare correttamente la palla, egli la muove da un lato all'altro mentre mantiene la schiena in contatto con il pavimento. Utilizza selettivamente i flessori laterali del tronco per muovere la palla mentre le anche e le ginocchia rimangono nella stessa posizione fra loro durante tutto il movimento (Fig. 9.9 a, b).

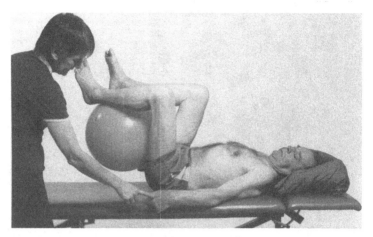

Fig. 9.7. Sollevare la palla con ambedue le gambe dal lettino senza che l'arto superiore plegico si fletta (emiplegia sinistra)

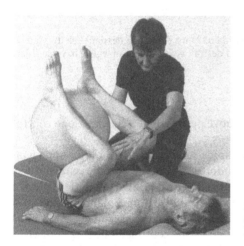

Fig. 9.8. Mantenere le ginocchia divaricate alla stessa altezza quando la palla viene sollevata (emiplegia sinistra)

L'attività flessoria necessaria per sollevare la palla può essere alternata con quella estensoria impiegata per sollevare i glutei dal lettino come descritto nella sequenza precedente (Fig. 9.3).

9.1.2 Abdurre e addurre un arto inferiore mentre l'altro è appoggiato sulla palla

Il paziente è in stazione supina con una gamba appoggiata sulla palla. Egli solleva l'altra gamba finché l'anca non è flessa almeno di 90° e la muove ritmicamente da un lato all'altro abducendo e adducendo l'anca medesima. La palla sulla

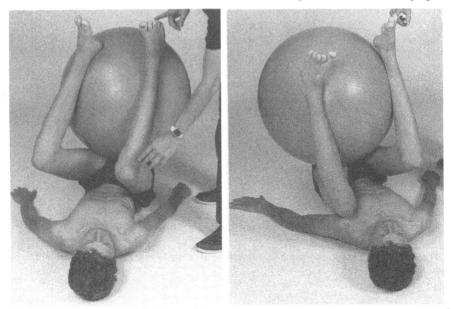

a   b

Fig. 9.9 a, b. Tenere la palla sospesa e muoverla da un lato all'altro con flessione selettiva laterale della colonna vertebrale lombare (emiplegia destra). **a**, verso il lato plegico. **b**, verso il lato sano

quale è appoggiato l'arto inferiore si muove per reazione nella direzione controlaterale.

Il tronco del paziente è in stazione supina su un tappeto e il capo è appoggiato su un cuscino. Ha l'arto superiore abdotto in contatto con il pavimento e le palme rivolte in basso. La terapista lo aiuta ad appoggiare l'arto inferiore plegico sulla palla in posizione rilassata ed egli solleva il piede sano. Mantenendo l'anca flessa a un angolo maggiore di 90°, adduce la gamba sana, lasciando che la gamba plegica si muova insieme alla palla nella direzione controlaterale (Fig. 9.10 a).

La terapista tiene una mano sopra ciascun arto inferiore del paziente per aiutarlo nel movimento quando egli porta la gamba sana in abduzione, abducendo nello stesso tempo anche quella plegica (Fig. 9.10 b).

Il paziente ripete questo movimento ritmicamente da abduzione ad adduzione e la terapista gli fornisce sempre minore assistenza finché egli riesce a muoversi per conto proprio (Fig. 9.11).

Questa attività può essere svolta anche quando il paziente è in stazione supina su un lettino (Fig. 9.12 a, b).

Quando il movimento viene svolto con facilità, il paziente solleva il braccio sano a circa 90° di flessione con la spalla. Se possiede qualche movimento volontario nel braccio plegico, può tenere un bastone orizzontalmente con ambedue le mani (Fig. 9.13). La stabilizzazione del tronco diventa più attiva se egli non preme il braccio sano contro il pavimento. Il paziente che è in grado di controllare più

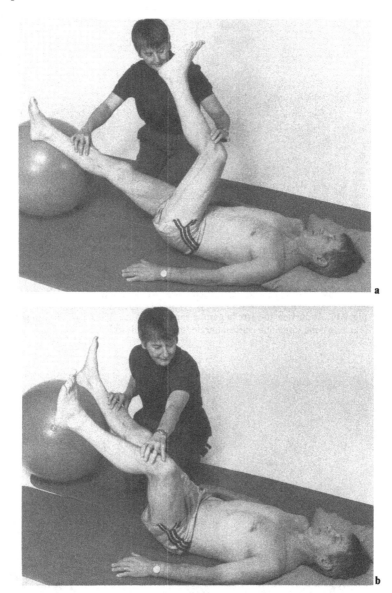

Fig. 9.10 a, b. Abdurre e addurre ritmicamente la gamba sana con la gamba plegica appoggiata su una palla (emiplegia destra)

attivamente il braccio plegico, lo tiene verticalmente, parallelo a quello sano, mentre muove gli arti inferiori. Avrà inizialmente difficoltà a mantenere il braccio plegico in questa posizione (Fig. 9.14 a). La terapista lo aiuta a mantenere il braccio in posizione corretta e riduce progressivamente l'assistenza (Fig. 9.14 b).

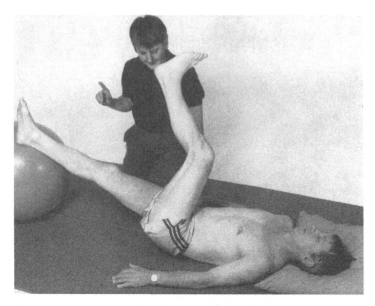

Fig. 9.11. Abdurre e addurre la gamba sana con l'anca flessa a 90°. L'altra gamba si muove per reazione nella direzione controlaterale (emiplegia destra)

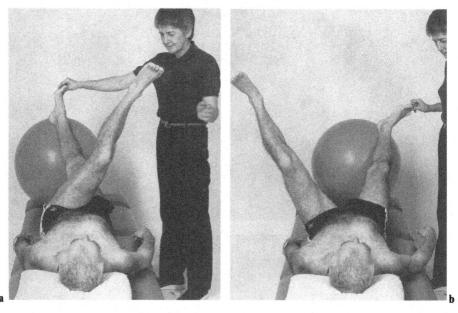

Fig. 9.12 a, b. In stazione supina sopra un lettino abdurre e addurre la gamba sana stabilizzando il tronco (emiplegia destra)

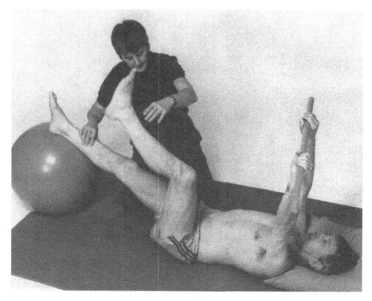

Fig. 9.13. Reggere orizzontalmente un bastone con ambedue le mani, mentre la gamba sana si muove (emiplegia destra)

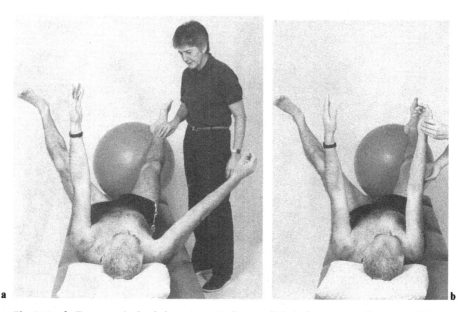

Fig. 9.14 a, b. Tenere ambedue le braccia verticali e parallele fra loro mentre il paziente abduce e adduce gli arti inferiori (emiplegia destra). **a**, il paziente ha difficoltà a mantenere la posizione dell'arto superiore plegico. **b**, la terapista corregge la posizione dell'arto superiore

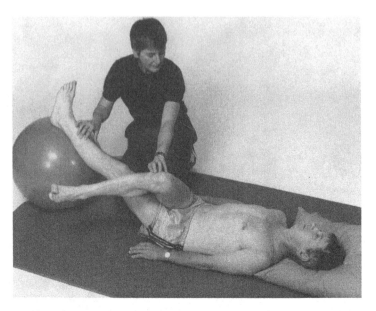

Fig. 9.15. Abdurre e addurre la gamba plegica con la gamba sana appoggiata su una palla. La terapista facilita il movimento ritmico (emiplegia destra)

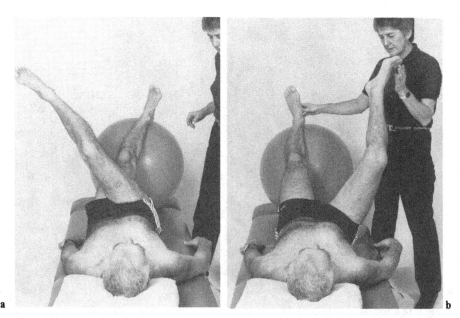

Fig. 9.16 a, b. Abdurre e addurre ritmicamente la gamba plegica con la gamba sana che si muove nella direzione controlaterale (emiplegia destra)

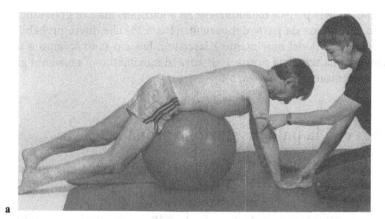

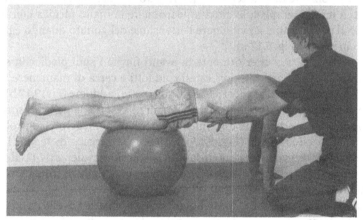

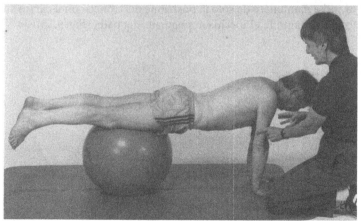

Fig. 9.17 a-c. In posizione prona con il carico su ambedue gli arti superiori (emiplegia destra). **a**, il paziente si mette sopra la palla partendo da una posizione in ginocchio e la terapista porta la mano plegica con il palmo aderente al pavimento. **b**, egli trasferisce il carico in avanti e tiene il tronco esteso lungo l'asse longitudinale del corpo. **c**, tiene ferma la palla con le gambe estese e addotte

La stessa attività può essere praticata con la gamba sana apppoggiata sulla palla e muovendo quella plegica da adduzione ad abduzione, ma è di gran lunga più difficile da controllare da parte del paziente (Fig. 9.15) che dovrà probabilmente ridurre la velocità del movimento e lasciare il braccio sano accanto a sé sopra il pavimento. La terapista presta assistenza al movimento di entrambi gli arti inferiori se necessario (Fig. 9.16 a, b).

9.2 Esercizi con la palla in stazione prona

9.2.1 Giacere in stazione prona sulla palla con il carico che grava sulle braccia

Partendo da una posizione in ginocchio sul pavimento il paziente si mette sopra la palla davanti a lui. La terapista lo aiuta a posizionare la mano plegica con il palmo aderente al pavimento e a mantenere l'estensione del gomito quando egli sposta il carico in avanti (Fig. 9.17 a).

Il paziente porta il carico ulteriormente in avanti finché i suoi piedi non si staccano da terra. Tiene gli arti inferiori estesi e addotti e cerca di mantenere il tronco lungo l'asse longitudinale del corpo senza abbassare l'addome (Fig. 9.17 b).

Quando le mani del paziente vengono portate più in avanti e la palla gli sorregge il carico sotto le ginocchia più distalmente, è necessario maggiore controllo attivo dei muscoli addominali (Fig. 9.17 c). Dovrebbe cercare di tenere la colonna vertebrale toracica estesa, nonostante la considerevole attività dei muscoli addominali. Ritorna in posizione di partenza con la palla di fronte a sé, aiutato dalla terapista che guida la mano plegica.

Mano a mano che l'abilità del paziente migliora, egli impara a svolgere questo esercizio con sempre minore aiuto da parte della terapista finché è in grado di muoversi in avanti e mantenere da solo la posizione del tronco con il carico su ambedue le braccia e soltanto le ginocchia appoggiate alla palla (Fig. 9.18).

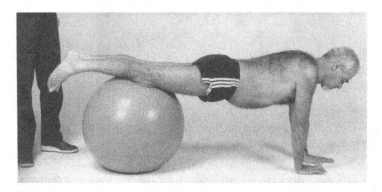

Fig. 9.18. Quando le braccia vengono allontanate dalla palla, è necessaria una maggiore attività da parte dei muscoli addominali (emiplegia destra)

9.2.2 Flessione della parte inferiore del tronco e dell'anca con le ginocchia appoggiate sulla palla

Quando il paziente è in grado di mantenere la posizione prona sopra la palla e sostenere senza timore il carico sulle braccia senza che la terapista lo aiuti a estendere il gomito plegico, può flettere ambedue le gambe e spostare con le ginocchia la palla verso le braccia.

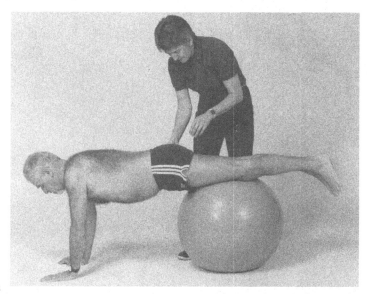

a

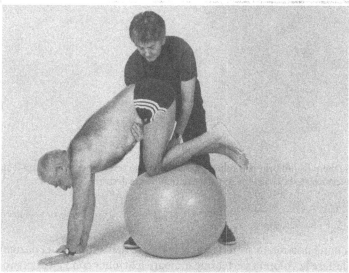

b

Fig. 9.19 a, b. Flettere la parte inferiore del tronco appoggiando entrambe le ginocchia sulla palla. La terapista facilita la flessione della colonna vertebrale lombare del paziente e lo aiuta a flettere la gamba plegica (emiplegia destra)

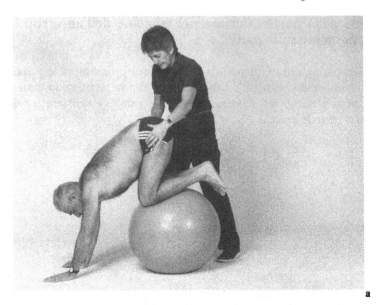

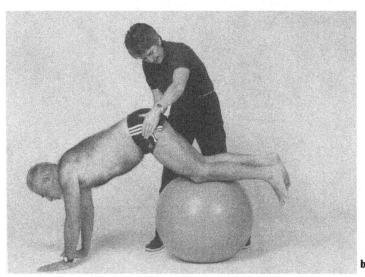

Fig. 9.20 a, b. Mantenere l'equilibrio con minore assistenza e successivamente muovere lentamente la palla indietro verso la posizione di partenza (emiplegia destra)

La terapista pone una mano sotto la parte inferiore dell'addome del paziente
per aiutarlo a flettere la colonna vertebrale lombare e lo aiuta con l'altra mano a
flettere la gamba plegica.

Inoltre, standogli di lato, lo mette in grado di mantenere l'equilibrio (Fig. 9.19
a, b).

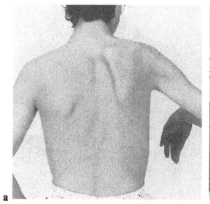
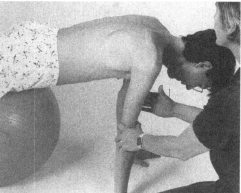

a   b

Fig. 9.21 a, b. Per tenere la palla è necessaria una coordinata stabilizzazione dei flessori laterali del tronco e dei muscoli del cingolo scapolo omerale (emiplegia destra)

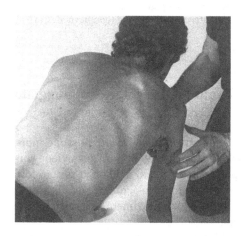

Fig. 9.22. Stimolare l'attività dei muscoli che stabilizzano le scapole sulla parete toracica (paragonare con Fig. 9.30 a, b; emiplegia destra)

Una volta che egli ha le anche e le ginocchia flesse, la terapista gli pone una mano su entrambi i lati del bacino e gli chiede di cercare di mantenere l'equilibrio quando ella gli riduce l'assistenza (Fig. 9.20 a).

Il paziente allontana di nuovo la palla dalle braccia per ritornare nella posizione di partenza. Quanto più lentamente egli muove la palla, tanto maggiore è l'attività dei muscoli addominali (Fig. 9.20 b). Egli può cercare di fermarsi durante il movimento e tenere la palla ferma. Questa sequenza di movimenti richiede non solo una considerevole attività della parte inferiore del tronco, ma anche una coordinata stabilizzazione dei flessori laterali del tronco per evitare che la palla si muova lateralmente e per mantenere l'equilibrio.

Questa attività stimola anche i muscoli che stabilizzano le scapole sulla parete toracica e tutti i muscoli che agiscono sulla spalla (Figg. 9.21 a, b e 9.22).

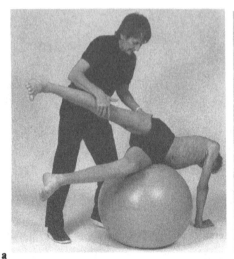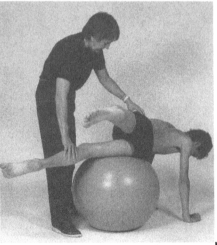

a   b

Fig. 9.23 a, b. Ruotare il tronco finché solo un trocantere viene sostenuto dalla palla. La terapista aiuta il paziente a estendere e ad abdurre l'arto inferiore soprastante (emiplegia destra)

9.2.3 Ruotare il tronco finché soltanto un trocantere è appoggiato sulla palla

I pazienti che hanno raggiunto un livello di recupero più avanzato possono muoversi dalla posizione prona e ruotare il tronco finché soltanto un'anca viene sorretta dalla palla. Il paziente muove la palla verso un lato del corpo ruotando il tronco; la gamba sottostante si muove in avanti sulla palla, mentre quella soprastante viene abdotta ed estesa per aria (Fig. 9.23 a). Il movimento ha inizio con la palla sotto le anche e le cosce del paziente.

La terapista aiuta il paziente ad abdurre, a estendere la gamba soprastante e a controllare il movimento della palla.

Questo esercizio viene svolto verso ambedue i lati e la terapista fornisce al paziente sempre minore assistenza finché egli riesce a tenere da solo la palla in posizione corretta (Fig. 9.23 b).

9.3 Esercizi con la palla in stazione seduta

Una corretta posizione di partenza è molto importante prima di muovere la palla in una qualunque direzione. Il paziente deve essere in grado di ritornare in questa posizione con precisione e senza sforzo in qualsiasi momento. Stare in stazione seduta sulla palla senza muoverla richiede di per sé una continua attività coordinata da parte dei muscoli del tronco.

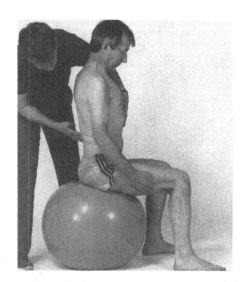

Fig. 9.24. Stare seduti sulla palla con il tronco eretto estendendo la colonna vertebrale lombare (emiplegia destra)

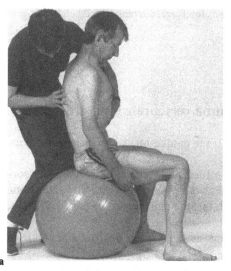

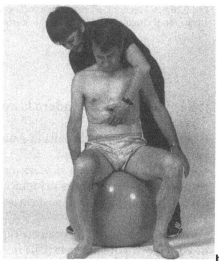

a b

Fig. 9.25 a, b. Flettere la colonna vertebrale lombare (emiplegia destra). **a,** la terapista aiuta a stabilizzare la colonna vertebrale toracica e muove in avanti la palla con il ginocchio. **b,** il paziente fa scivolare la palla in avanti fra le cosce

Il paziente siede sulla palla con i glutei sul centro di essa. Tiene il tronco eretto e le gambe leggermente abdotte con le ginocchia al di sopra dei piedi, cioè con le cosce in linea con i piedi. Le anche formano un angolo retto con le ginocchia.

La terapista sta in piedi dietro il paziente per correggergli la posizione, per fornirgli adeguata assistenza e per controllare, se necessario, la palla con le gambe (Fig. 9.24).

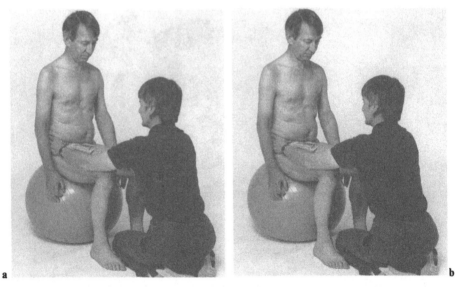

a   b

Fig. 9.26 a,b. Flessione ed estensione della colonna lombare. La terapista facilita il movimento attraverso il cingolo pelvico (emiplegia destra)

9.3.1 Flettere ed estendere la colonna vertebrale lombare

Il paziente fa scivolare la palla in avanti fra le gambe mentre mantiene la colonna vertebrale toracica estesa.

La terapista lo aiuta a stabilizzare il torace, adoperando un braccio per sorreggergli la parte anteriore del torace e l'altra mano per facilitargli l'estensione del dorso. Con una gamba sposta in avanti la palla nella direzione desiderata (Fig. 9.25 a).

Ambedue le anche del paziente rimangono nella stessa posizione di abduzione ed egli cerca di portare la palla in avanti (Fig. 9.25 b).

Quando necessita di minore assistenza, la terapista può inginocchiarsi di fronte a lui e facilitargli il movimento ponendogli le mani sui lati del bacino. Può aiutarlo ad abdurre le anche ponendo i gomiti all'interno delle cosce (Fig. 9.26 a). Il paziente muove alternativamente la palla avanti e indietro il più lontano possibile, flettendo ed estendendo selettivamente la colonna vertebrale lombare (Fig. 9.26 b).

9.3.2 Flessione laterale della colonna vertebrale lombare

Per il paziente è un po' più difficile la flessione laterale isolata della colonna vertebrale lombare.

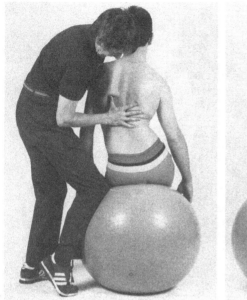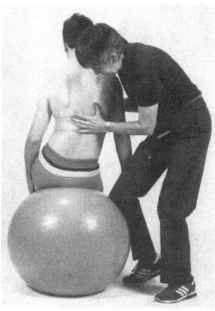

9.27

9.28

Fig. 9.27. Flessione selettiva laterale della colonna vertebrale lombare. La terapista aiuta a stabilizzare la colonna vertebrale toracica e sposta con il ginocchio la palla verso il lato sano (emiplegia sinistra)

Fig. 9.28. Stabilizzare la colonna vertebrale toracica e muovere la palla verso il lato plegico (emiplegia sinistra)

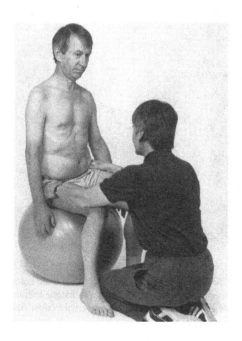

Fig. 9.29. Flessione selettiva laterale del tronco con facilitazione al bacino (emiplegia destra)

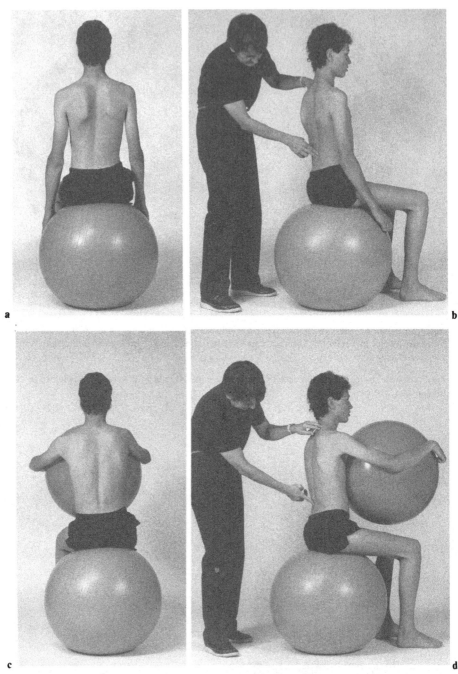

a

b

c

d

Fig. 9.30 a-d. Tenere una palla con ambedue le braccia per correggere la posizione della colonna vertebrale toracica e delle scapole (emiplegia destra). **a**, scapole alate. **b**, estensione iperattiva della colonna vertebrale toracica. **c**, scapole in posizione corretta. **d**, normale cifosi della
colonna vertebrale toracica

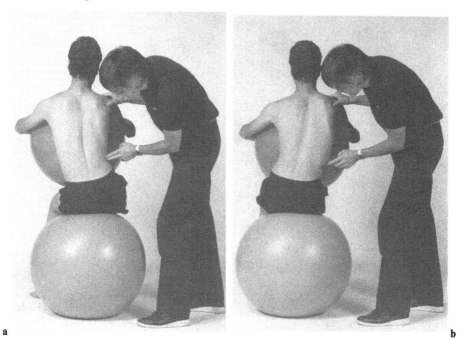

a   b

Fig. 9.31 a, b. Muovere la palla da un lato all'altro e cercare di localizzare il movimento nella colonna vertebrale lombare (emiplegia destra)

La terapista è in piedi accanto al paziente e adopera le braccia per stabilizzargli il torace e alleggerirgli il peso del tronco. Utilizza un ginocchio per spostare la palla lateralmente e il paziente la porta nuovamente nel centro (Fig. 9.27).

La terapista è in piedi sull'altro lato del paziente e ripete il movimento verso il lato opposto. Dalla sua posizione può osservare direttamente la colonna vertebrale e vedere se il movimento si verifica realmente nella regione lombare (Fig. 9.28).

Quando il paziente percepisce il movimento della palla, vi prende parte in modo sempre più attivo. La terapista riduce corrispondentemente l'assistenza e adopera le mani quando è necessario.

Alla fine ella può inginocchiarsi di fronte al paziente e facilitare il movimento del bacino con una mano per lato (Fig. 9.29).

Spesso il paziente iperestende la colonna vertebrale toracica e le scapole non aderiscono più alla parete toracica, ma assumono una posizione alata (Fig. 9.30 a, b).

Se il paziente abbraccia una palla e la tiene contro la gabbia toracica, può aiutarsi a recuperare una normale cifosi della colonna vertebrale toracica e correggere la posizione delle scapole (Fig. 9.30 c, d). Tenendo la palla fra le braccia senza sforzo, il paziente può allora muovere la palla sulla quale è seduto da un lato all'altro cercando di localizzare il movimento nella colonna vertebrale lombare con l'aiuto della terapista. Dovrebbe tenere le spalle alla stessa altezza (Fig. 9.31 a, b).

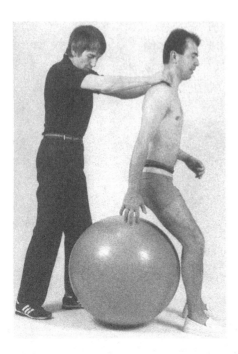

Fig. 9.32. Rimbalzare sulla palla con i piedi che rimangono piatti sul pavimento e con la colonna vertebrale lombare estesa (emiplegia sinistra)

9.3.3 Rimbalzare sulla palla

Il paziente stabilizza il tronco in posizione eretta e rimbalza sulla palla estendendo selettivamente le ginocchia e rilassandole alternativamente. Rimane con le piante dei piedi aderenti al pavimento e con le ginocchia alla stessa altezza dei piedi che rimangono paralleli fra loro. Mano a mano che la sua abilità a mantenere l'equilibrio aumenta, può sollevare i glutei dalla palla ogni terzo rimbalzo, ritornare in contatto con la palla e continuare a rimbalzare (Fig. 9.32).

9.3.4 Cammina con i piedi in avanti finché solo le spalle sono appoggiate sulla palla

Il paziente è in posizione seduta sulla palla e cammina ritmicamente in avanti passo dopo passo fino a quando la palla è approssimativamente sotto le sue scapole e i piedi sotto le sue ginocchia. Cerca di tenere il tronco e le anche orizzontali e di impedire che i glutei si abbassino (Fig. 9.33 a-c).
La terapista tiene il piede del paziente in posizione plantigrada e gli inibisce la flessione delle dita del piede o la sua supinazione, come invece tenderebbe a fare e gli facilita con l'altra mano il movimento del ginocchio. Quanto più i piedi del paziente sono vicini fra loro, tanto più difficile diventa impedire il movimento

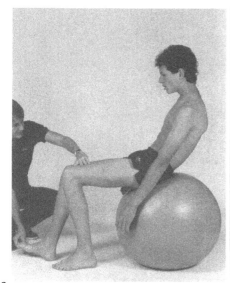
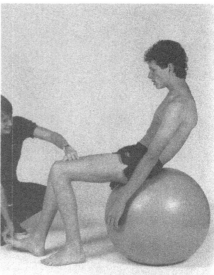

a

b

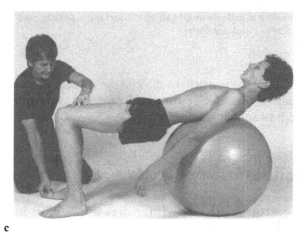

c

Fig. 9.33 a-c. Camminare in avanti finché soltanto le spalle sono appoggiate sulla palla (emiplegia destra). a, la terapista inibisce la supinazione del piede e la flessione delle dita. b, il paziente muove i piedi in avanti passo dopo passo. c, egli tiene il tronco e le cosce orizzontali

laterale della palla. Egli non dovrebbe abdurre le anche; le cosce dovrebbero rimanere allineate con i piedi.

Quando il paziente è in grado di mantenere la posizione del bacino senza aiuto e il piede plegico piatto sul pavimento, la terapista si mette in piedi accanto a lui e gli tiene le braccia parallele fra loro a circa 90° di flessione con la spalla e con i gomiti estesi.

Il paziente ruota il tronco su un lato, muovendo la palla verso quel lato e sollevando il braccio corrispondente verso il soffitto.

La terapista facilita il movimento aiutando il paziente ad alzare un braccio e premendo leggermente sull'altro (Fig. 9.34 a, b). Il movimento viene ripetuto rit-

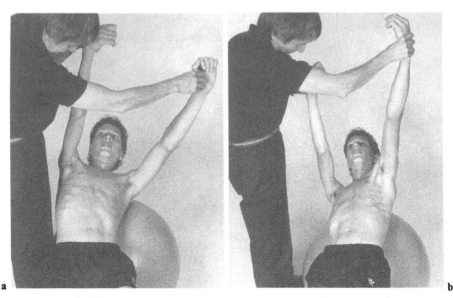

a   b

Fig. 9.34 a, b. Ruotare il tronco e muovere la palla da un lato all'altro. La terapista tiene le braccia in estensione e facilita il movimento (emiplegia destra)

micamente da un lato all'altro. Questa è una attività difficile che richiede il controllo selettivo del tronco e della gamba. Solo i pazienti che hanno raggiunto un livello più avanzato di recupero saranno in grado di eseguirla.

9.4 Esercizi con la palla in stazione eretta

9.4.1 Stare in stazione eretta su un arto inferiore, appoggiando l'altro piede sopra una palla in movimento

Il paziente tiene orizzontalmente un bastone di fronte a sé, con le mani distanti fra loro quanto lo sono le spalle. La terapista gli pone una mano sopra quella plegica per mantenergli il polso in flessione dorsale e gli tiene leggermente l'altra sopra quella sana per tenerla sul bastone.

Il paziente è in stazione eretta sull'arto inferiore plegico e mette il piede sano sopra una grossa palla di fronte a lui. Deve compiere questo movimento senza iperestendere il ginocchio plegico.

La terapista sta in piedi di fronte al paziente e pone anche lei un piede sopra la palla. Sposta la palla in avanti, indietro e verso ciascun lato; il paziente segue il movimento con il piede (Fig. 9.35). Tiene il tronco verticale e l'anca sulla quale grava il carico immobile. Soltanto la gamba sana segue il movimento della palla. Sta in stazione eretta sulla gamba sana e appoggia sulla palla il piede plegico. Può

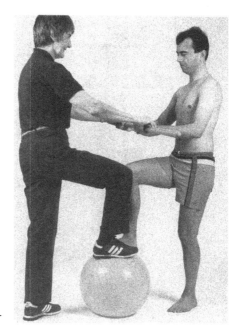

Fig. 9.35. Stare sulla gamba plegica con l'altro piede sopra la palla (emiplegia sinistra)

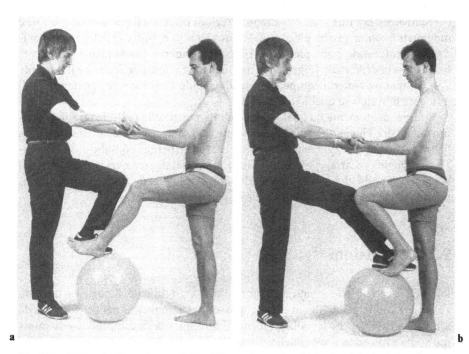

a   b

Fig. 9.36 a, b. Seguire il movimento della palla con la gamba plegica (emiplegia sinistra)

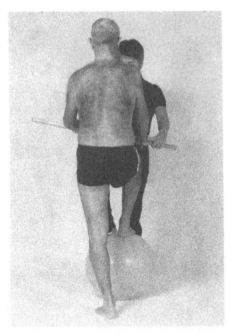

Fig. 9.37. Compiere un movimento compensatorio adducendo l'anca e spostando lateralmente il bacino (emiplegia destra)

darsi che la terapista debba aiutarlo per mettere il piede plegico in una posizione rilassata senza flettere le dita.

Muove ancora una volta la palla in direzioni diverse e il paziente segue i suoi movimenti con la gamba plegica. Egli cerca di non opporre resistenza al movimento mantenendo con il piede così rilassato da aderire con la pianta alla superficie rotonda della palla (Fig. 9.36 a, b). Bisogna porre attenzione che il paziente non compia movimenti compensatori, adducendo l'anca sana e spostando lateralmente il bacino su quel lato (Fig. 9.37).

Indipendentemente da quale piede egli ha posto sulla palla, la terapista continua a tenergli la mano plegica sul bastone ed è sempre pronta ad afferrarlo con l'altra mano per proteggere il paziente nel caso che perda l'equilibrio. Se la situazione diviene precaria, ella porta il piede immediatamente a terra e stabilizza il bastone in modo che egli lo possa adoperare per reggersi finché non è nuovamente in stazione eretta con ambedue i piedi di nuovo a terra.

9.5 Conclusioni

Purché l'esercizio selezionato non gli risulti troppo difficile, il paziente lavorerà volentieri con la palla. Alcuni esercizi possono essere inclusi nel programma da svolgere a casa, poiché la palla gli fornisce un feedback di controllo che lo informa se sta svolgendo il movimento in modo corretto. Anche i parenti o gli amici che aiutano i pazienti maggiormente disabili a svolgere gli esercizi a casa, troveranno più facile riconoscere se il movimento è svolto in modo corretto o no, osservando la palla e comprendendo come il movimento si dovrebbe svolgere. Persino la semplice azione di stare seduto sulla palla a tronco eretto mantenendola ferma, stimola un'attività coordinata dei muscoli del tronco. Si può consigliare al paziente di sedere in questo modo sulla palla per un certo periodo ogni giorno mentre, per esempio, guarda il programma televisivo favorito o parla con i suoi nipoti.

10 La deambulazione

La deambulazione è la più universale di tutte le attività umane (Murray e coll., 1964) e la parola "deambulare", in tutte le sue forme, è stata usata non solo in poesia, ma anche in associazione con molti altri aspetti, funzionali e culturali, della nostra vita. La deambulazione amplifica e arricchisce la nostra vita quotidiana, allarga le nostre possibilità di raggiungere qualcosa e di gioirne e facilita il nostro carico di lavoro. Essa significa per noi molto di più che la spiegazione letteraria della locomozione come "la traslazione del centro di gravità attraverso lo spazio lungo una linea con il minimo dispendio di energia (Basmajian, 1979), o la classica definizione del vocabolario:

- Deambulare: l'azione di muoversi a piedi senza correre o procedere velocemente.
- Deambulazione: "degli esseri umani o di altri bipedi: procedere con movimento alterno delle gambe in modo che un piede sia sempre sul terreno".

Lo *Shorter Oxford Dictionary* (1985) presenta, in aggiunta, [per l'uso inglese, n.d.T] molti altri significati e sinonimi come:

- andare da un luogo ad un altro; viaggiare, girovagare;
- mostrarsi in pubblico, andare in un posto o in una regione;
- andare qua e là o andare a piedi da un posto a un altro per esercitarsi, per svago o per passare il tempo;
- andare insieme a qualcuno come espressione per indicare un giovane uomo e una giovane donna che intendono sposarsi;
- comportarsi (bene o male) secondo gli esempi forniti dalla Bibbia, camminare con Dio, nel senso di "condurre una vita pia" o di avere stretto contatto con Dio.

In combinazione come in "cammino di vita", questa parola si riferisce allo stato sociale, al rango, al commercio, alla professione o all'occupazione.
La deambulazione viene espressa come il particolare modo di camminare di un individuo "Dal suo camminar gentile, si riconosce la regina dell'amore" (Dryden, citato nello *Shorter Oxford Dictionary* 1985)
È quindi chiaro che la deambulazione con tutte le sue associazioni ha un significato speciale per gli esseri umani. La sua educazione gioca perciò un ruolo importantissimo nella riabilitazione. Certamente un paziente emiplegico desidera ardentemente essere nuovamente in grado di camminare con tutto ciò che implica per lui. Imparare a camminare è uno scopo che egli può comprendere e immaginare, un traguardo che per lui significa molto.

L'abilità di camminare senza un bastone o senza grucce presenta molti vantaggi. Il paziente sarà in grado di usare la mano sana per svolgere dei compiti, poiché non sarà impegnato ad adoperarla come sostegno. Se il paziente vuole camminare in modo funzionale e per svago, la sua deambulazione deve essere sicura, svolgersi in modo automatico e non richiedere un eccessivo dispendio di energia. Tuttavia non ci si può aspettare che egli deambuli in questo modo finché non ha raggiunto un sufficiente controllo del suo arto inferiore e del tronco, praticando gli esercizi descritti nei capitoli precedenti e in *Steps to Follow* (Davies, 1985).

10.1 Osservare, analizzare e facilitare la deambulazione. Considerazioni teoriche

Molti Autori hanno presentato differenti aspetti della deambulazione normale o della locomozione e molti hanno anche analizzato le difficoltà esperimentate dai pazienti emiplegici. La lettura dei loro contributi aiuterà i terapisti a comprendere questi problemi e li metterà in grado di trattare i pazienti in modo più efficace (Basmajian, 1979; Brooks, 1986; Davies, 1985; Klein-Vogelbach, 1986; Knuttson, 1981; Montgomery, 1987; Murray e coll., 1964; Perry, 1969; Saunders e coll., 1953). Alcuni elementi fondamentali della deambulazione e le parti del corpo coinvolte dovrebbero venire considerate quando si osserva o si facilita la deambulazione.

10.1.1 Ritmo e cadenza

L'andatura normale è ritmica e quasi senza sforzo. La maggior parte della gente deambula ad una velocità compresa fra 0.91 e 1.52 metri al secondo o compie da 112 a 120 passi al minuto. La durata di ogni ciclo, cioè l'intervallo di tempo fra l'appoggio del tallone a terra e quello successivo dello stesso piede, è circa 1 secondo. A questa velocità il "dispendio di energia" è minimo, ma è già possibile una ragionevole velocità di propulsione. Basmajian (1979) scrive: "se si permette a un individuo di deambulare senza imporgli una determinata frequenza del passo, sceglierà per una data velocità il passo che gli permette la minima attività muscolare".

La natura ritmica della deambulazione è facile da riconoscere, perché ambedue i piedi raggiungono il terreno con la stessa forza e producono lo stesso suono. Perfino quando si compie una curva, il ritmo non cambia e si fa un passo dopo l'altro.

10.1.2 Lunghezza del passo

Il passo compiuto con il piede destro ha la stessa lunghezza di quello compiuto con il piede sinistro. La lunghezza media del passo è circa 78 cm. La gente anziana tende a compiere un passo più corto e quella di statura più alta ha di solito un passo più lungo di quella di statura più bassa. La fase di appoggio è la stessa per ambedue le gambe ed equivale al 60% del ciclo di deambulazione. L'arto inferiore sinistro durante la fase di oscillazione si muove nell'aria con la stessa velocità di quello destro con una durata del 40% del ciclo completo. Per un breve periodo, circa 1/10 di secondo, ambedue i piedi sono in contatto con il pavimento, la cosiddetta fase del sostegno dell'arto doppio.

10.1.3 Posizione dei piedi a terra

Il piede che oscilla in avanti per fare un passo raggiunge terra inizialmente con il tallone e con la caviglia in flessione dorsale. Al termine della fase di appoggio l'alluce lascia il terreno per ultimo, quando inizia la fase di oscillazione.

Quando i piedi raggiungono terra, hanno una posizione simile in relazione al piano di progressione. L'angolo che il lungo asse di ciascun piede forma con il terreno è approssimativamente eguale ed è causato dal grado di rotazione dell'anca e del bacino. La distanza fra i piedi, o l'ampiezza del passo, è minore della distanza fra le due articolazioni dell'anca. Nelle ricerche effettuate da Murray e coll. (1964) la larghezza media del passo era 8 cm. Klein-Vogelbach postula (1987) che il piede oscilli in avanti con un gioco sufficiente per evitare che il suo movimento venga impedito dal contatto con la gamba controlaterale quando il passo viene compiuto. Questa base relativamente stretta è importante perché, se le gambe fossero parallele, sarebbe necessario un eccessivo e non economico spostamento laterale del centro di gravità per trasferire il carico su ciascuna gamba portante (Saunders e coll., 1953).

10.1.4 Il ginocchio

Il ginocchio non è mai completamente esteso durante la fase di appoggio, né viene tenuto eccessivamente flesso. Quando il corpo si sposta in avanti sulla gamba portante, il ginocchio si estende, ma rimane con 5°-10° di flessione in confronto a quando il corpo è in stazione eretta. Quando si considera l'intero ciclo, il ginocchio è maggiormente esteso un istante prima che il tallone entri in contatto con il terreno durante la fase di oscillazione quando la gamba si estende per raggiungere la lunghezza del passo necessaria.

Al termine della fase di appoggio, il ginocchio si flette rapidamente per iniziare la fase di oscillazione, precedendo la flessione dell'anca, e si flette ulteriormente quando accorcia la gamba a metà della fase di oscillazione. La flessione del ginocchio conserva l'energia proveniente dall'accorciamento del pendolo quando la gamba oscilla in avanti con adeguata distanza del piede dal terreno.

Le articolazioni dell'anca si muovono continuamente in avanti durante tutto il ciclo della deambulazione e mai indietro. Non si osserva alcuna abduzione né adduzione, nonostante l'attività muscolare necessaria. L'anca si flette soltanto di circa 30° durante la fase di oscillazione e, come implica questo nome, il movimento della gamba più che un attivo sollevamento è reattivo, risultando dal movimento in avanti del corpo. Una volta che la flessione dell'anca è avvenuta, a circa l'85% del ciclo, essa rimane in quella posizione fino al termine del ciclo che si conclude con il contatto del tallone con il suolo. Alla fine della fase appoggio l'anca si estende di circa 10° in più in confronto con la posizione in stazione eretta.

10.1.5 Il bacino

Durante la deambulazione il bacino rimane relativamente fermo oscillando sul piano sagittale soltanto di circa 30°. Esso si sposta anche lateralmente in modo che il lato della gamba che oscilla è alcuni gradi più basso di quella che porta il carico. Si verifica anche una certa rotazione pelvica in relazione alla posizione della gamba in quanto il bacino gira sul lato della gamba che oscilla in avanti. È interessante ciò che scrive Murray e coll., (1964): "l'assenza di rotazione pelvica in alcuni dei nostri soggetti normali suggerisce che essa non è un elemento obbligatorio dell'andatura normale, ma piuttosto una variante di comodo quando la deambulazione e forse il carattere personale lo richiedono".

10.1.6 Il tronco

Il tronco è in posizione eretta e "poiché le estremità si muovono in una sequenza ordinata, il tronco viene portato in avanti" (Murray e coll., 1964). il movimento in avanti è quasi costante, ma ci sono ritardi e accelerazioni che per un osservatore sono di solito impercettibili. Il torace rimane eretto senza flettersi lateralmente in modo che le spalle si mantengono alla stessa altezza.

Si verifica una rotazione del torace minore di quella del bacino e in direzione opposta, in modo che il lato destro del torace si muove in avanti insieme al lato sinistro del bacino e viceversa. La rotazione ha luogo principalmente nella parte inferiore del torace e nella regione lombare della colonna vertebrale.

Quando la velocità di deambulazione si riduce a meno di 70 passi al minuto, la rotazione cessa (Klein-Vogelbach, 1987).

10.1.7 Gli arti superiori

Gli arti superiori oscillano alternativamente avanti e indietro rispetto alla rotazione del tronco durante la normale deambulazione. Il braccio destro avanza contemporaneamente alla gamba sinistra e viceversa. Se la velocità di deambulazione è molto ridotta, le braccia cessano di oscillare quando la rotazione del torace si ferma.

L'oscillazione delle braccia non è essenziale. Il movimento delle braccia può essere inibito volontariamente durante lo svolgimento di attività funzionali, come per portare un vassoio o altri oggetti.

10.1.8 Il capo

Durante la deambulazione il capo non deve essere necessariamente tenuto in una posizione fissa, ma può essere girato o inclinato senza cambiare lo schema di deambulazione. Gli occhi sono perciò liberi di guardare intorno a loro, per terra, verso il cielo, o in ambedue i lati. Quando si cambia la direzione di deambulazione, il capo di solito ruota automaticamente in quella direzione, come per dare inizio al movimento.

10.1.9 Mantenere l'equilibrio

L'abilità a compiere passi automatici veloci in ogni direzione ci mette in grado di recuperare l'equilibrio se inciampiamo, incespichiamo, o ci dobbiamo muovere per evitare persone od oggetti sul nostro cammino. Ci comportiamo nello stesso modo anche nel caso in cui la superficie sotto i nostri piedi si muove come, per esempio, in aereo o sul treno. Quando camminiamo su un terreno sconnesso, compiamo dei passi nella direzione appropriata per non perdere l'equilibrio. Durante la deambulazione libera si verificano nel corpo piccoli aggiustamenti posturali che permettono vari spostamenti del centro di gravità senza perdere l'equilibrio.

10.2 Facilitare la deambulazione. Considerazioni pratiche

Prima di facilitare la deambulazione è essenziale che il paziente abbia sufficiente estensione attiva nell'arto inferiore colpito. Se viene incoraggiato a camminare prima di essere in grado di trasferire il carico sull'arto inferiore, anche se con assistenza, sarà costretto a ricorrere a un movimento di compenso. Spingerà indietro l'anca per estendere meccanicamente il ginocchio o fletterà plantarmente con forza la caviglia per portare il ginocchio in estensione. Ambedue gli schemi produrranno l'iperestensione del ginocchio, mentre gli estensori del ginocchio rimarranno inattivi. Il risultato sarà un circolo vizioso: il paziente imparerà soltanto a bloccare il ginocchio e la spasticità estensoria aumenterà, specialmente nei flessori plantari della caviglia e del piede. "Se viene tollerato, un controllo motorio errato può trasformarsi in un programma di autorinforzo" (Bach-y-Rita e Balliet, 1987) e per il paziente sarà in seguito molto difficile cambiare questo schema di movimento. La preparazione alla fase di appoggio è un requisito fondamentale per la deambulazione e le attività in stazione supina, in stazione seduta e in stazione eretta devono venire praticate con molta cura.

10.2.1 Le calzature

Le singole componenti della deambulazione vengono praticate con il paziente a piedi nudi in modo che i movimenti possano venire direttamente stimolati e osservati. Se tuttavia il paziente non può dorsiflettere il piede in modo selettivo, egli dovrebbe indossare le calzature durante la facilitazione della deambulazione. La suola della scarpa gli impedirà di graffiarsi le dita del piede sul pavimento nel caso che esse si flettano durante la fase oscillazione. Altrimenti il paziente senza scarpe alzerebbe la gamba plegica troppo attivamente e la porterebbe con cautela in avanti quando compie un passo. Flettere e portare consciamente la gamba sul terreno ostacola la natura ritmica e automatica della deambulazione.

Le calzature illustrate nelle Figg. 10.16 e 10.34 sono raccomandate per il paziente che ha ancora difficoltà a controllare il piede durante la deambulazione poiché:

- la tomaia della scarpa sostiene bene il piede al quale può venire fermamente allacciata con stringhe, una fibbia o un velcro;
- una suola di cuoio permette al piede di oscillare in avanti senza attaccarsi al pavimento;
- un tacco di altezza sufficiente porta in avanti il peso del paziente e lo aiuta a staccarsi dal suolo;
- il tacco è coperto con materiale antiscivolo;
- il tacco e la suola della scarpa sono relativamente larghi in modo da fornire una base stabile.

10.2.2 Facilitare l'estensione dell'anca

Fino a quando il paziente non è in grado di trasferire il peso del corpo sull'arto inferiore plegico senza iperestendere il ginocchio, la terapista deve porgli le mani

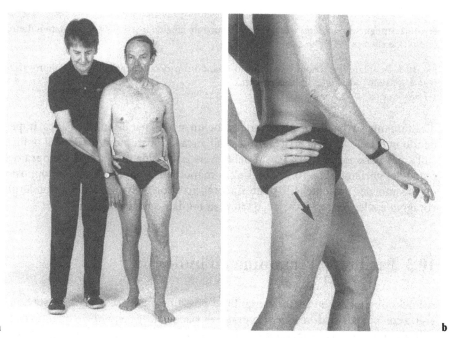

a   b

Fig. 10.1 a, b. Tenere l'anca in avanti durante la fase di appoggio e la fase di oscillazione della deambulazione (emiplegia destra). a, la terapista cammina accanto al paziente. Impedisce con una mano che l'anca si sposti indietro e con l'altra aiuta il paziente a trasferire il carico. b, il pollice della terapista posto sulla testa del femore assicura l'estensione dell'anca e previene l'ipertensione del ginocchio

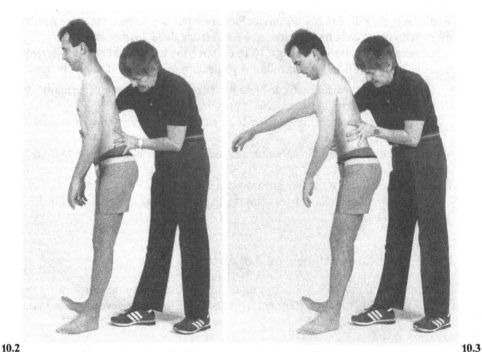

Fig. 10.2. Insegnare al paziente a reagire correttamente quando il carico viene spostato indietro (emiplegia sinistra)

Fig. 10.3. Facilitare le reazioni di equilibrio quando il carico del paziente viene improvvisamente spostato indietro (emiplegia sinistra)

direttamente sul bacino e adoperarle come un ausilio per estendere l'anca, impedendo in tal modo che l'articolazione dell'anca si sposti indietro. Pone il pollice sull'area corrispondente alla testa del femore e lo guida in avanti al di sopra del piede del paziente (Fig. 10.1 a, b). L'altra mano della terapista è sul lato opposto del bacino del paziente. Gli pone un braccio contro il torace per infondergli coraggio e alleggerirgli il carico, qualora si renda necessario.

10.3 Facilitare il cammino all'indietro

Affinché il paziente si senta tranquillo e possa deambulare o stare in stazione eretta con sicurezza, deve essere in grado di riacquistare l'equilibrio quando cade all'indietro. Deve anche imparare a muoversi attivamente all'indietro per allineare il corpo prima di mettersi in posizione seduta o per spostarsi dal percorso di altra gente o dalla traiettoria di oggetti. Imparare a camminare correttamente all'indietro migliorerà anche le componenti dei movimenti necessari per la deambulazione in avanti.

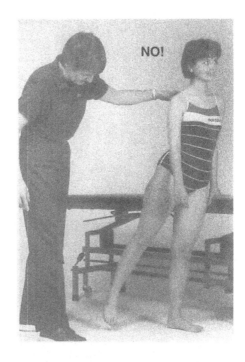

Fig. 10.4. Fare un passo indietro adoperando lo schema di estensione totale (emiplegia destra)

10.3.1 Appoggiare il piede indietro senza effettuare il passo

La terapista sta in piedi dietro al paziente e gli pone una mano sull'addome e un'altra contro la colonna vertebrale lombare. Gli sposta il carico indietro e adopera le mani per muovergli il tronco in avanti in un normale schema di reazione di equilibrio (Fig. 10.2). Altrimenti il paziente tenderebbe a tenere il corpo in piena estensione e cadrebbe all'indietro.

Lo spostamento del carico viene inizialmente svolto lentamente e per una escursione limitata, mentre il paziente compie coscientemente i movimenti corretti. La terapista sposta progressivamente il carico del paziente sempre più indietro e aumenta anche la velocità del movimento (Fig. 10.3). Alla fine dovrebbe riuscire a squilibrarlo all'improvviso ed egli a recuperare automaticamente l'equilibrio.

10.3.2 Effettuare passi all'indietro

Quando si chiede a un paziente non addestrato di compiere un passo indietro, egli solleva invariabilmente il bacino lateralmente e sposta indietro la gamba nello schema di estensione totale, adoperando gli estensori dorsali (Fig. 10.4).

La terapista si inginocchia a lato del paziente e gli muove la gamba nello schema corretto. Gli tiene con una mano le dita del piede in estensione dorsale e, ponendogli l'altra sul gluteo, gli impedisce di alzare il bacino e di spostarlo indie-

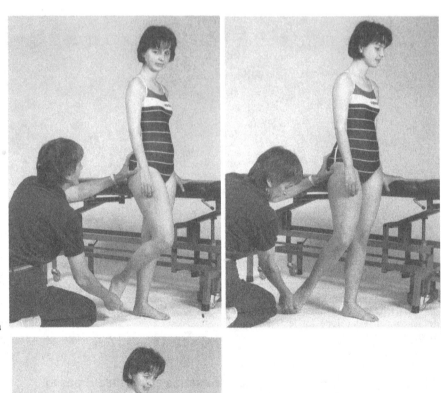

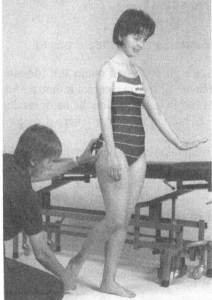

Fig. 10.5 a-c. Imparare a fare passi indietro (emiplegia destra). **a**, percepire il movimento corretto quando la terapista muove la gamba. **b**, lasciare che il piede rimanga in posizione rilassata senza spingerlo contro il pavimento. **c**, compiere un normale passo indietro senza l'aiuto della mano sana

tro quando egli muove la gamba (Fig. 10.5 a). Il paziente è inizialmente in stazione eretta con un tavolo o un lettino accanto al lato sano in modo da potervi appoggiare la mano in caso di necessità. La terapista gli insegna a non opporre resistenza al movimento della gamba e di cercare di percepire come dovrebbe

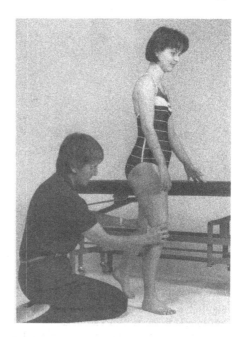

Fig. 10.6. Far riposare la gamba sana. La paziente carica tutto il peso del corpo sulla gamba plegica e flette ed estende ritmicamente il ginocchio sano (emiplegia destra)

essere eseguito. Se cerca di muoversi attivamente, l'estensione dell'anca può provocare l'estensione del ginocchio e della caviglia. Muovere indietro il piede a piccoli passi con il ginocchio flesso evita l'improvvisa estensione totale. Quando la terapista sente che può muovere indietro la gamba senza resistenza da parte del paziente e senza che egli muova contemporaneamente il bacino, gli chiede di fare piccoli passi insieme a lei e di aiutarla attivamente. Ella riduce gradualmente l'assistenza fornita.

Quando il piede è dietro di lui, egli lo lascia in questa posizione senza premerlo contro il pavimento. La terapista gli chiede di lasciare cadere il tallone all'interno verso l'altra gamba per evitare l'inversione plantare che è una componente dello schema spastico dell'estensione (Fig. 10.5b).

Quando il paziente ha imparato a eseguire questi movimenti, cerca di ripeterli senza appoggiare la mano sana sul lettino per sorreggersi (Fig. 10.5c).

L'attività necessaria per stare in stazione eretta sull'arto inferiore sano è faticosa e la terapista deve trasferire il carico alternativamente anche sulla gamba plegica. Il paziente lascia la gamba sana dietro di sé e flette ed estende il ginocchio senza che sulla gamba plegica compia alcun movimento (Fig. 10.6).

Quando il paziente può fare un passo indietro con il piede plegico, la terapista lo aiuta ad abbassare il tallone sul terreno mentre egli compie un altro passo indietro con la gamba sana. Lo aiuta con l'altra mano a tenere il ginocchio in avanti (Fig. 10.7 a, b).

Quando egli si è esercitato ad eseguire le fasi del movimento e ha imparato a eseguirle attivamente con poca assistenza, la terapista si sposta alle sue spalle e lo aiuta a camminare all'indietro.

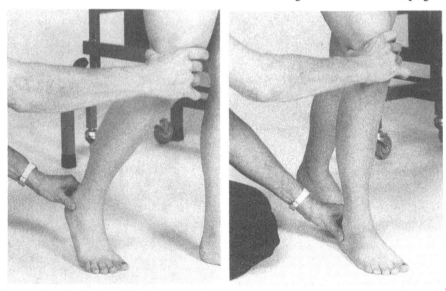

a   b

Fig. 10.7 a, b. Fare passi indietro (emiplegia destra). **a,** quando il piede plegico è dietro la paziente, la terapista l'aiuta ad abbassare il tallone sul pavimento senza estendere il ginocchio. **b,** la paziente compie un passo indietro con la gamba sana e pone il piede sul pavimento parallelamente all'altro piede

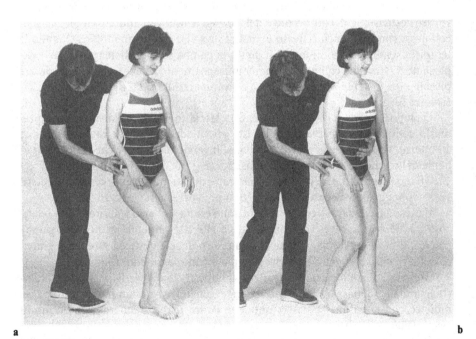

a   b

Fig. 10.8 a, b. Facilitare il cammino all'indietro (emiplegia destra). **a,** la terapista impedisce che il bacino della paziente si muova all'indietro. **b,** ella le tiene il tronco in avanti quando il tallone viene abbassato sul pavimento

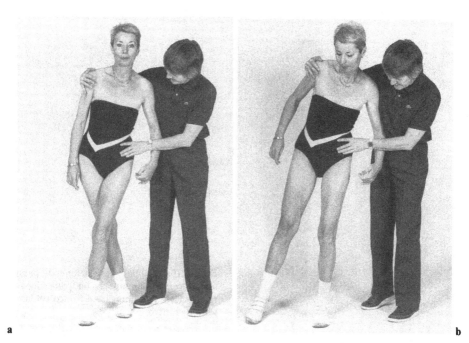

a   b

Fig. 10.9 a, b. Imparare a camminare lateralmente verso la parte sana (emiplegia sinistra). a, la terapista aiuta la paziente a porre il piede plegico piatto sul pavimento. b, ella sorregge la paziente quando la gamba sana lascia il pavimento

Con una mano sull'addome per aiutarlo a inclinare il tronco in avanti e l'altra dietro il bacino sul lato plegico per tenerlo orizzontale, la terapista sposta il carico del paziente indietro e gli chiede di fare qualche passo (Fig. 10.8 a, b).

La velocità alla quale egli cammina all'indietro viene aumentata progressivamente finché la terapista può spostarlo indietro quasi all'improvviso e i passi vengono eseguiti spontaneamente e velocemente.

10.4 Facilitare passi laterali

Per deambulare con sicurezza senza perdere l'equilibrio, il paziente deve essere in grado di fare veloci passi laterali su ambedue i lati incrociando un piede con l'altro. Egli ha anche la necessità di camminare di lato per scansare la gente che gli viene incontro o gli oggetti che sono sulla sua strada. L'attività muscolare necessaria per camminare lateralmente lo aiuta a migliorare l'andatura.

10.4.1 Verso il lato sano

La terapista sta in piedi accanto al paziente e gli pone una mano sul bacino sul lato plegico e l'altra mano sulla spalla sana. Il paziente fa un passo verso il lato

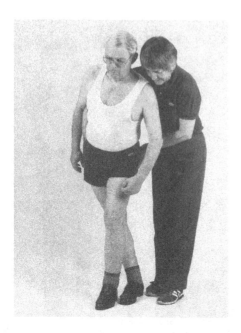

Fig. 10.10. Facilitare l'esecuzione di passi laterali verso il lato sano. La terapista adopera il braccio per allungare il tronco sul lato sano iperattivo

sano, incrociando la gamba plegica con quella sana. Cerca di porre il piede alla stessa altezza e parallelo all'altro. Successivamente fa un passo con la gamba sana e continua a camminare lateralmente in questo modo (Fig. 10.9 a, b).

In alternativa la terapista può porre una mano sul bacino del paziente sul lato sano e mettergli il braccio sul torace per allungargli il lato sano del tronco che diventa iperattivo quando egli incrocia la gamba plegica con quella sana (Fig. 10.10).

10.4.2 Verso il lato plegico

La terapista sta in piedi vicino al paziente dalla parte del lato plegico. Gli mette una mano sotto l'ascella per allungargli il lato plegico e l'altra sul lato opposto del bacino per spostargli lateralmente il carico sulla gamba plegica. Il paziente sposta lateralmente la gamba sana incrociandola con quella plegica. Cerca di mettere i piedi paralleli fra loro e alla stessa altezza mentre continua a camminare lateralmente (Fig. 10.11 a-c). Impedisce che il ginocchio si iperestenda, il che è possibile soltanto se sposta a sufficienza il bacino al di sopra della gamba plegica.

Molti pazienti avranno difficoltà a portare la gamba plegica dietro l'altra per fare il passo laterale successivo poiché questo movimento richiede una considerevole attività selettiva, cioè la flessione del ginocchio mentre l'anca viene estesa. La terapista facilita il movimento favorendo inizialmente una rotazione all'indietro del lato del tronco e del bacino, che ella in seguito gradualmente elimina quando il controllo da parte del paziente migliora.

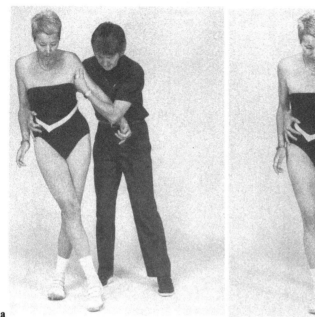

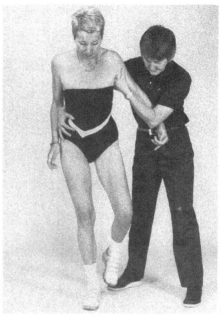

a   b

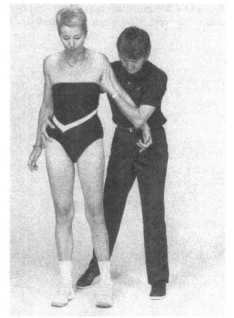

Fig. 10.11 a-c. Imparare a camminare lateralmente verso il lato plegico (emiplegia sinistra). **a**, la terapista sposta la paziente verso
di sé e le impedisce che il lato plegico si
accorci. **b**, una lieve rotazione del bacino
aiuta la paziente a eseguire il passo con la
gamba plegica. **c**, ella esegue passi laterali
con il piede plegico

c

Quando questi è in grado di controllare il movimento del bacino e degli arti
inferiori, la terapista gli pone le mani sulle spalle e lo sposta lateralmente mentre
egli esegue diversi passi inizialmente verso un lato e successivamente verso l'altro
(Fig. 10.12 a, b). Questa attività viene svolta all'inizio accuratamente e lentamente.

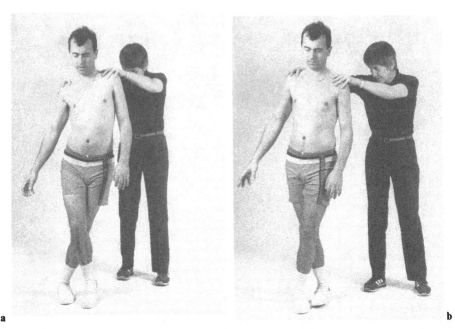

a   b

Fig. 10.12 a, b. Camminare lateralmente con facilitazione del movimento delle spalle (emiplegia sinistra). **a**, verso il lato plegico. **b**, verso il lato sano

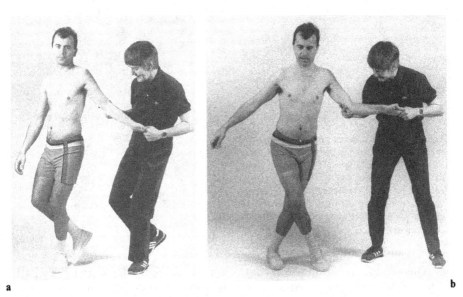

a   b

Fig. 10.13 a, b. Fare passi veloci verso un lato o l'altro con improvvisi cambiamenti di direzione (emiplegia sinistra). **a**, verso il lato sano. **b**, verso il lato plegico.

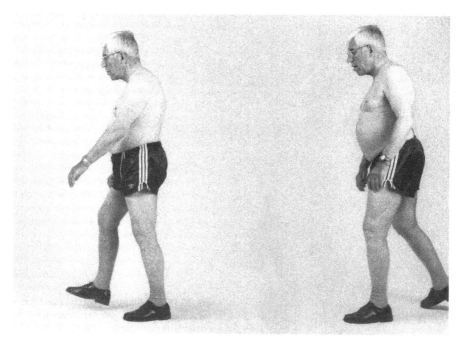

Fig. 10.14. Quando il centro di gravità è troppo arretrato, la fase di oscillazione anziché reattiva è attiva (emiplegia destra)

Mano a mano che il paziente migliora la sua abilità e sicurezza, la terapista diminuisce l'assistenza e aumenta la velocità del movimento laterale. Ella lo sostiene leggermente per il braccio, ed egli segue senza esitazione gli improvvisi e veloci cambiamenti di direzione (Fig. 10.13 a, b).

10.5 Facilitare la deambulazione in avanti

10.5.1 Stabilizzare il torace e muovere il tronco in avanti

Molti pazienti non sono in grado di mantenere l'estensione della colonna verte-brale toracica o d'impedire la flessione laterale del tronco durante la deambula-zione. Inoltre il loro centro di gravità viene mantenuto troppo arretrato. Ciò impedisce lo sviluppo di una fase reattiva normale di oscillazione e la gamba viene alzata attivamente per fare un passo (Fig. 10.14).

La terapista cammina accanto al paziente e gli stabilizza il torace in estensio-ne. Ella gli pone una mano sulla parte anteriore della gabbia toracica circa all'al-

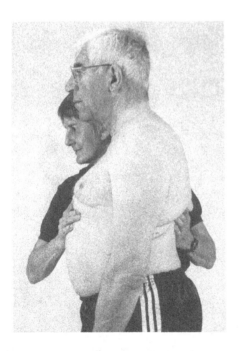

Fig. 10.15. Stabilizzare la colonna vertebrale toracica e sostenere una parte del carico del paziente (emiplegia destra)

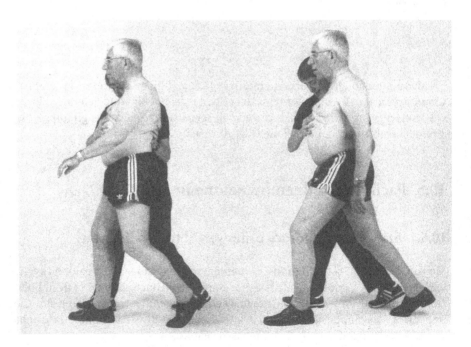

Fig. 10.16. Facilitare la fase di oscillazione reattiva aumentando la lunghezza del passo (paragonare con la Fig. 10.14; emiplegia destra)

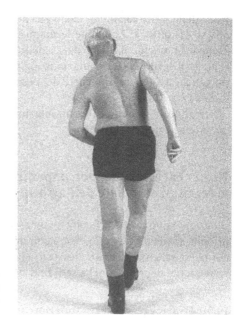

Fig. 10.17. Il paziente ha difficoltà a mantenere le spalle alla stessa altezza e mostra una reazione associata dell'arto inferiore in flessione (emiplegia sinistra)

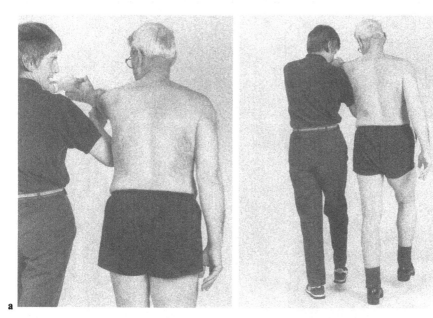

a

b

Fig. 10.18 a, b. Facilitare la deambulazione tenendo il braccio in avanti e in estensione (veduta posteriore, emiplegia sinistra). a, la terapista inibisce la depressione del cingolo scapolare e la flessione spastica dell'arto superiore e della mano. b, porta in avanti il centro di gravità e tiene le costole in basso con la parte superiore del braccio

tezza della parte terminale dello sterno e l'altra sul dorso approssimativamente alla stessa altezza. Ambedue le mani hanno i pollici rivolti in alto (Fig. 10.15). Tiene fermamente il torace del paziente in posizione corretta e lo guida in avanti lungo il piano di deambulazione. Egli muove le gambe in sintonia. La terapista può anche sostenere una parte del peso del tronco del paziente durante il movimento (Fig. 10.16).

Quando la velocità di deambulazione è sufficiente, ella può facilitare con le mani la rotazione del tronco.

10.5.2 Facilitazione per impedire la flessione laterale del tronco e le reazioni associate dell'arto superiore

Il paziente può avere difficoltà a tenere le spalle alla stessa altezza e la depressione della spalla plegica può essere combinata con una reazione associata del braccio nello schema spastico flessorio (Fig. 10.17). La spalla può, tuttavia, essere egualmente depressa, anche se il braccio appare ipotonico.

10.5.2.1 Sorreggendo l'arto superiore plegico

La terapista cammina accanto al paziente e tiene l'arto superiore plegico esteso in avanti a circa 90° di flessione con la spalla. Adopera la mano più vicina al paziente per sorreggergli il gomito in estensione e per sollevargli la spalla alla corretta

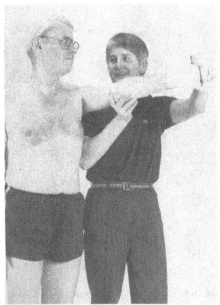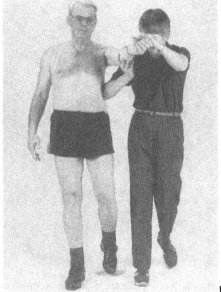

a   b

Fig. 10.19 a, b. Facilitare la deambulazione tenendo il braccio del paziente esteso in avanti (veduta anteriore; emiplegia sinistra). a, posizione di partenza. b, deambulazione

altezza. La mano è direttamente prossimale ai condili dell'omero e, tenendogli la parte superiore del proprio braccio contro le costole, esercita una pressione nella direzione opposta per correggergli la posizione del torace, cioè abduce il braccio ed esercita una pressione sulle costole verso il basso e lontano da sé. Con l'altra mano tiene il polso e le dita del paziente in estensione, mentre gli mantiene con l'indice il pollice in estensione e in abduzione (Fig. 10.18 a, b). Ponendogli il pollice sul dorso della mano e l'altra sui condili dell'omero, gli sposta in avanti il carico mentre cammina ritmicamente insieme a lui (Fig. 10.19 a, b).

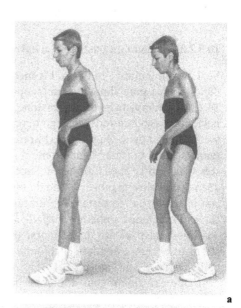

Fig. 10.20 a-c. Facilitare la deambulazione con una palla per fisioterapia tenuta con ambedue le braccia (emiplegia sinistra). **a**, la paziente ha difficoltà a stabilizzare la colonna vertebrale toracica, e cammina con piccoli e cauti passi e crescente spasticità flessoria nel braccio. **b**, la terapista tiene leggermente la mano della paziente sulla palla e le sposta il carico in avanti. **c**, la paziente cammina liberamente con passi di lunghezza normale

a

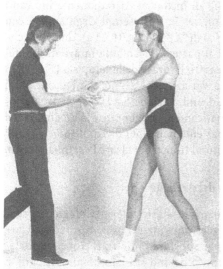

b

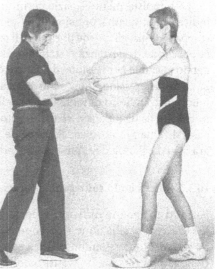

c

10.5.2.2 Tenendo una palla

Tenere con le braccia una palla di grandi dimensioni aiuta il paziente a portare il centro di gravità ulteriormente in avanti, a fare passi più lunghi e a impedire la comparsa di reazioni associate nel braccio. La terapista gli sta in piedi di fronte e lo aiuta a circondare la palla per fisioterapia con ambedue le braccia, tenendole distese intorno a essa e mantenendo le spalle alla stessa altezza. Cammina all'indietro ritmicamente e porta il carico del paziente cautamente in avanti (Fig. 10.20 a-c). Una volta che questi ha raggiunto la cadenza adatta, la terapista può facilitare la rotazione del tronco muovendo leggermente la palla da un lato all'altro.

10.5.2.3 Tenendo un bastone con entrambe le mani

Se il paziente muove indietro il tronco per portare avanti il piede plegico estendendo l'anca sana, il passo sarà troppo corto e il braccio tenderà a flettersi (Fig. 10.21). La terapista pone un bastone rotondo di legno nella mano plegica del paziente e, assicurandosi che egli tenga il polso dorsiflesso, mette il bastone contro il proprio petto (Fig. 10.22 a) in modo che egli lo afferri con le dita. Con una mano sotto il braccio plegico tiene il gomito in estensione, mantenendogli nello stesso tempo la spalla allineata. Successivamente il paziente afferra il bastone anche con l'altra mano, in modo da tenere le braccia parallele e le mani allineate con le spalle. La terapista tiene il braccio sano con l'altra mano per assicurarsi che egli mantenga ambedue le spalle alla stessa altezza (Fig. 10.22 b).

Chiede al paziente di inclinarsi in avanti sul bastone verso di lei facendo attenzione a non estendere la colonna vertebrale lombare e a non spingere l'ombelico verso di lei (Fig. 10.22 c).

L'asse del movimento dovrebbe passare soltanto attraverso le articolazioni delle caviglie.

La terapista mette il paziente in grado di inclinarsi correttamente in avanti indicandogli quanta pressione ella percepisce. Se, per esempio, egli spinge con troppa energia, gli chiede di ridurre il carico di "2 Kg." (Fig. 10.23 a). Una volta che la posizione di partenza è stata corretta, il paziente deambula in avanti mantenendo costante la pressione del bastone contro il torace della terapista (Fig. 10.23 b, c). Se la pressione non subisce alcuna variazione, è segno che l'anca non si muove mai indietro durante il ciclo della deambulazione. Sia la fase di oscillazione che quella di appoggio vengono automaticamente migliorate e la lunghezza dei passi diventa più normale. il carico del paziente non è più dietro il suo centro di gravità ed egli non deve più portare indietro il tronco per alzare la gamba plegica.

10.5.2.4 Premendo sulla gabbia toracica del paziente

Pazienti che hanno difficoltà a portare in avanti l'arto inferiore plegico durante la fase di oscillazione ricorrono a diversi movimenti di compenso per fare un passo. Molti estendono l'anca sana per spostare indietro il tronco e portare la gamba plegica in avanti o sollevano il bacino sul lato colpito. Alcuni si alzano sulle dita del piede sano per lasciare maggiore spazio al piede plegico

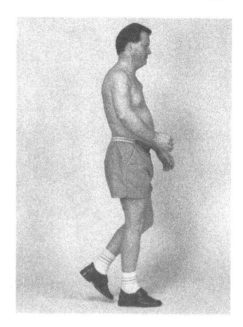

Fig. 10.21. Il tronco del paziente è inclinato indietro durante la fase di appoggio e la fase di oscillazione. La lunghezza del passo è ridotta e l'arto superiore tende a flettersi (emiplegia destra)

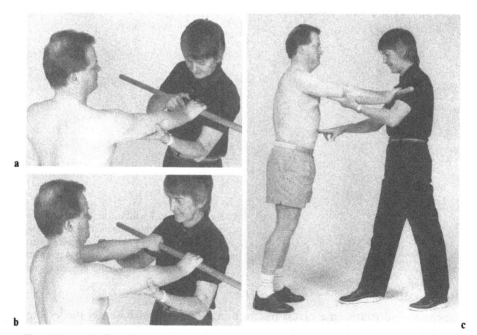

Fig. 10.22 a-c. Facilitare la deambulazione tenendo un bastone con ambedue le mani. Correggere la posizione di partenza (emiplegia destra). **a**, la mano plegica viene posta sul bastone con il polso in estensione. **b**, ambedue le mani circondano il bastone. Le spalle sono alla stessa altezza e i gomiti sono estesi. **c**, il paziente si inclina in avanti; il movimento ha luogo nelle caviglie

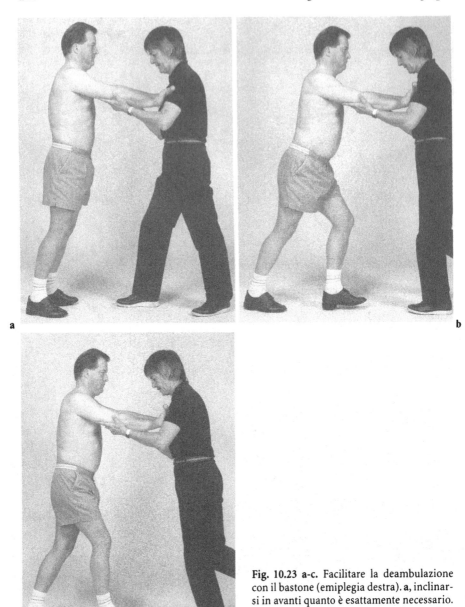

Fig. 10.23 a-c. Facilitare la deambulazione con il bastone (emiplegia destra). a, inclinarsi in avanti quanto è esattamente necessario. b, la pressione del bastone contro la terapista rimane costante. c, la gamba plegica oscilla in avanti

anche se indossano una ortesi per facilitare la dorsiflessione del piede (Fig. 10.24).

La terapista pone la parte dorsale delle dita rilassate contro il terzo inferiore dello sterno del paziente, flettendo le articolazioni metacarpofalangee. Tenendo il polso in posizione intermedia e il gomito in estensione, gli chiede di inclinare il

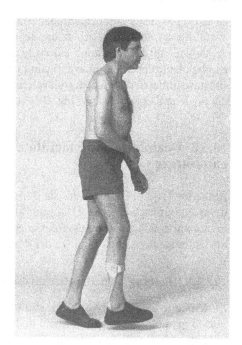

Fig. 10.24. Il paziente si alza sulle dita del piede sano per portare avanti la gamba plegica, nonostante indossi una ortesi per il piede (emiplegia destra)

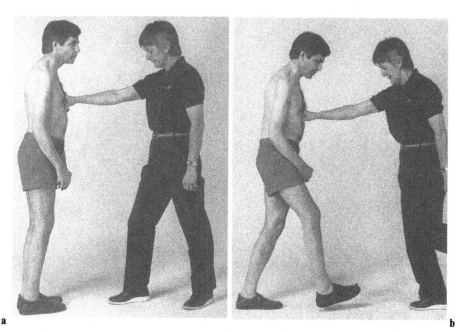

a

b

Fig. 10.25 a, b Facilitare la deambulazione esercitando una pressione contro l'estremità inferiore dello sterno (emiplegia destra). **a**, il paziente si inclina in avanti sulle caviglie contro il braccio esteso della terapista che gli sostiene il carico. **b**, il piede plegico si muove con facilità senza il supporto per la caviglia

carico verso la sua mano, mantenendo il tronco eretto. Il fulcro del movimento in avanti è soltanto nelle articolazioni delle caviglie del paziente (Fig. 10.25 a).

Poiché egli ha spostato il carico in avanti e attivato i muscoli addominali, la gamba plegica oscillerà in avanti con minore sforzo e non avrà più la necessità di spostare indietro il carico, di sollevare lateralmente il bacino o di alzarsi sulle dita del piede della gamba sana (Fig. 10.25 b).

10.5.3 Deambulazione facilitata mediante "tapping" stimolatorio e inibitorio

Ambedue i tipi di facilitazione, sia il "pressure tapping" per stimolare l'attività in un gruppo muscolare, che il "tapping" inibitorio per inibire uno schema di movimento anormale, possono essere impiegati nella facilitazione della deambulazione. La tempestività nell'impiego del "tapping" è di fondamentale importanza.

10.5.3.1 "Tapping" per stimolare gli estensori dell'anca

L'estensione dell'anca può essere stimolata per mezzo di un fermo "tapping" su questo gruppo muscolare all'inizio della fase di appoggio, cioè nel momento del contatto con il tallone o quando il piede del paziente incontra il terreno, altri-

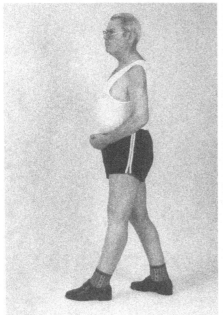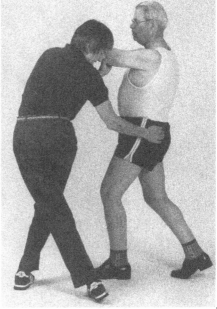

a   b

Fig. 10.26 a, b. "Tapping" stimolatorio per correggere la fase di appoggio (emiplegia sinistra). a, il ginocchio del paziente si iperestende all'inizio della fase di appoggio. b, la mano a forma di coppa della terapista picchia fermamente su e giù sugli estensori dell'anca quando il tallone raggiunge il pavimento

menti l'anca si muoverebbe all'indietro quando la gamba viene caricata (Fig. 10.26 a).

La terapista cammina a lato del paziente e pressocché di fronte a lui. Sostiene l'arto superiore plegico in avanti ponendo la mano quasi all'altezza del gomito e

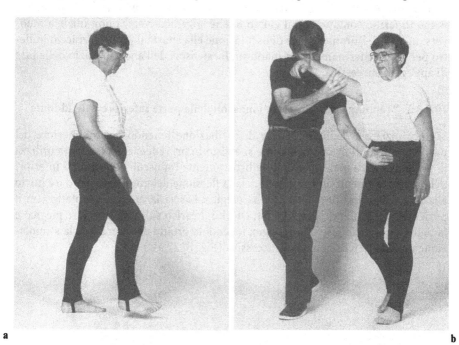

a   b

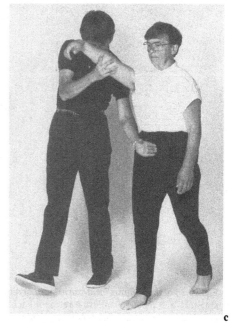

Fig. 10.27 a-c. "Tapping" stimolatorio per migliorare la fase oscillazione. a, la paziente alza attivamente la gamba nello schema di flessione totale quando fa un passo in avanti con la gamba plegica. b, la terapista picchietta i muscoli addominali inferiori per dare inizio alla fase di oscillazione. c, il dorso della mano mantiene il contatto finché il tallone non tocca il terreno

c

facilita il trasferimento di carico in avanti sollevando il braccio ad angolo retto rispetto al tronco.

Quando il paziente cammina, la terapista adopera il palmo a forma di coppa dell'altra mano per dare colpetti in su e giù sul gluteo del lato plegico, esattamente quando egli raggiunge il pavimento con il piede (Fig. 10.26 b). Mantiene la mano in fermo contatto con il gluteo finché la gamba plegica non inizia a muoversi in avanti. Durante la fase di oscillazione ella sposta il proprio braccio indietro per portare fermamente la mano sugli estensori dell'anca all'inizio della fase di appoggio successiva.

10.5.3.2 "Tapping" per stimolare i muscoli della parte inferiore dell'addome

Si può iniziare e facilitare la fase di oscillazione tenendo l'arto superiore del paziente esteso di fronte a lui come si è visto in precedenza. La terapista utilizza il dorso dell'altra mano per colpire bruscamente i muscoli addominali inferiori nel preciso momento in cui incomincia la flessione del ginocchio per dare inizio alla fase di oscillazione della gamba plegica. Lascia la mano in contatto con il paziente fino a quando non viene trasferito il carico sull'arto inferiore plegico e la toglie durante la fase di appoggio, tenendola pronta per esercitare la stimolazione nella fase di oscillazione successiva (Fig. 10.27 a-c).

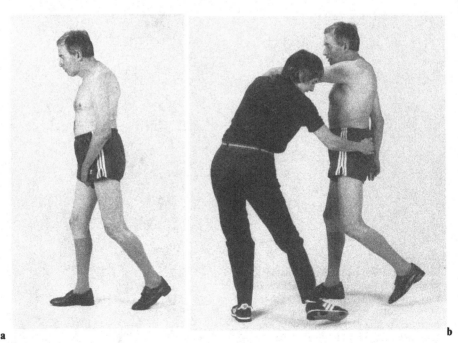

a   b

Fig. 10.28 a, b. "Tapping" inibitorio per correggere l'inizio della fase di oscillazione (emiplegia sinistra). **a**, il paziente solleva e retrae il bacino mentre si prepara a fare un passo. **b**, la terapista picchietta su e giù il gluteo del paziente con la mano mantenuta a forma di coppa

10.5.3.3 "Tapping" inibitorio

Se il paziente tende a sollevare e a retrarre il bacino all'inizio della fase di oscillazione (Fig. 10.28 a), la terapista può inibire questo schema anormale adoperando il "tapping" inibitorio.

Aiuta il paziente a trasferire il carico in avanti mentre cammina sollevando l'arto superiore plegico con il gomito esteso, di fronte a lui.

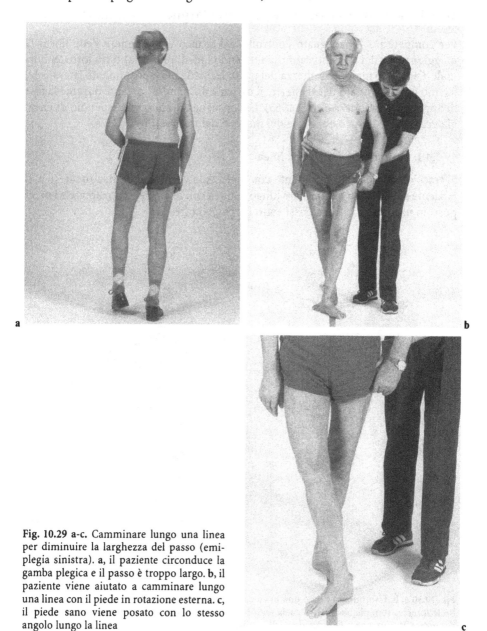

a

b

Fig. 10.29 a-c. Camminare lungo una linea per diminuire la larghezza del passo (emiplegia sinistra). a, il paziente circonduce la gamba plegica e il passo è troppo largo. b, il paziente viene aiutato a camminare lungo una linea con il piede in rotazione esterna. c, il piede sano viene posato con lo stesso angolo lungo la linea

c

Picchietta con decisione su e giù il gluteo plegico con il palmo dell'altra mano per inibire il movimento all'indietro e verso l'alto del bacino prima che esso si verifichi, cioè nel preciso momento in cui inizia la fase di oscillazione (Fig. 10.28 b). Lascia la mano in contatto con il gluteo finché non viene trasferito il carico sull'arto inferiore e la toglie per prepararla per il passo successivo.

10.5.4 Facilitazione per restringere la larghezza del passo

Per compensare l'inadeguato controllo del tronco e mantenere l'equilibrio la maggior parte dei pazienti cammina tenendo i piedi più distanti fra loro del normale. Questa maggiore larghezza del passo richiede uno spostamento laterale del bacino più accentuato per trasferire il carico sulla gamba portante durante la fase di appoggio (Saunders e coll., 1953). Le conseguenze sono un dispendio di energia eccessivo e un uso abnorme dei muscoli del tronco (Fig. 10.29 a).

10.5.4.1 Camminare lungo una linea

Si traccia una linea sul pavimento con il gesso, la vernice, o un nastro adesivo. Il paziente si esercita a camminare lungo la linea con le anche extraruotate e i piedi posti in modo che la linea passi sotto l'arco plantare.

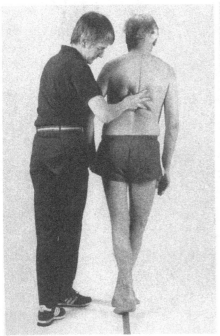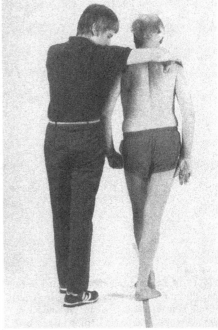

a   b

Fig. 10.30 a, b. Camminare lungo una linea con facilitazione per stabilizzare la colonna vertebrale toracica (emiplegia sinistra). a, la terapista sostiene la parte anteriore e quella posteriore del torace. b, correggere la posizione delle spalle

La terapista cammina accanto e facilita il movimento delle anche. Posiziona una mano sul bacino in modo da tenere il pollice sulla testa del femore e aiuta il paziente nell'estensione con rotazione esterna dell'anca plegica. L'altra mano è sul lato opposto del bacino per fornirgli stabilità e per aiutarlo a porre la gamba sulla linea in modo corretto (Fig. 10.29. b, c).

Quando il paziente è in grado di porre con precisione il piede sulla linea men-

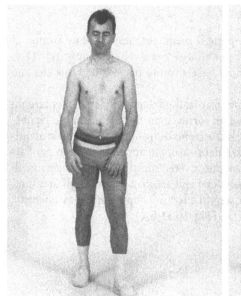

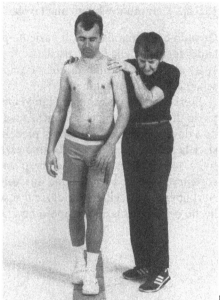

a

b

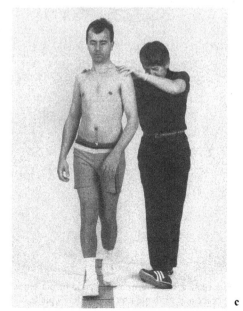

Fig. 10.31 a-c. Camminare lungo una tavola per correggere la larghezza del passo (emiplegia sinistra). **a**, il paziente posiziona il piede plegico troppo lateralmente. **b**, la tavola gli fornisce i punti di riferimento. **c**, fare correttamente un passo con la gamba sana

c

tre cammina, la terapista può stabilizzargli il torace ponendogli una mano sul dorso all'altezza della colonna vertebrale toracica e l'altra anteriormente sull'angolo sternale (Fig. 10.30 a).

Per aiutare il paziente a estendere la colonna vertebrale toracica, può porgli le mani sulle spalle con i pollici sulle scapole. Gli adduce le scapole, aiutandolo in tal modo a inibire la fissazione compensatoria del torace (Fig. 10.30 b).

10.5.4.2 Camminare lungo una tavola

Quando cammina da solo, il paziente pone il piede automaticamente troppo di lato al termine della fase di oscillazione per allargare la sua base di appoggio (Fig. 10.31 a). L'uso continuo di questa ampia base diventa parte integrante del suo schema di deambulazione.

Esercitandosi a camminare lungo una tavola, il paziente può sperimentare un passo di normale ampiezza poiché essa gli fornisce punti di riferimento riguardo a dove egli dovrebbe posare il piede sul terreno di fronte a lui. Non solo acquisisce la sensibilità alla corretta ampiezza del passo, ma anche lo stimolo per l'attività selettiva del tronco. La terapista può avere inizialmente la necessità di sostenere la gamba plegica, ma una volta che egli riesce a muovere gli arti inferiori liberamente, ella può ridurre il sostegno e fornire l'appropriata assistenza a livello delle articolazioni scapolo-omerali (Fig. 10.31 b, c).

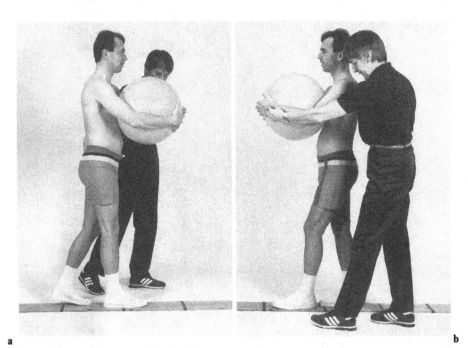

a   b

Fig. 10.32 a, b. Camminare lungo la tavola senza controllo visivo. **a,** quando tiene una palla con le braccia, il paziente non può vedere i piedi. **b,** la terapista sorregge la mano plegica sulla palla

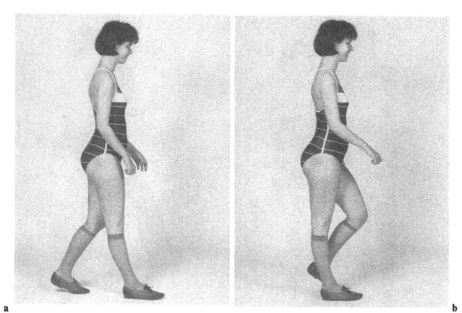

a   b

Fig. 10.33 a, b. Perdita del normale ritmo dell'andatura (emiplegia destra). a, l'iperestensione del ginocchio quando il tallone viene in contatto con il terreno ritarda il trasferimento del carico in avanti. b, l'anca si muove indietro, causando un ritmo sincopato

Quando egli può camminare lungo la tavola con sicurezza, può reggere con le braccia una palla da fisioterapia durante la deambulazione. Ciò significa che non può più guardare i piedi direttamente, ma vede la tavola molto lontano da sé e deve percepire la posizione dei piedi. Così vengono eliminati i movimenti di compenso della spalla sana e la posizione dei piedi sulla tavola è determinata dalla parte inferiore del tronco e delle anche (Fig. 10.32 a, b). La terapista aiuta il paziente a tenere il braccio plegico sulla palla senza sforzo se egli non riesce ancora a farlo da solo.

10.5.5 Facilitare il recupero del ritmo

I pazienti spesso non sono consapevoli che la loro deambulazione non è ritmica o che il ritmo è sincopato. Perciò è utile praticare attività che forniscono un ritmo durante la deambulazione. Piuttosto che insegnare solo a fare un passo dopo l'altro con grande cautela, questi esercizi aiutano anche a portare in avanti il carico e a rendere la deambulazione più automatica.

Ci sono vari motivi che rendono aritmico lo schema dell'andatura; il più comune è l'iperestensione del ginocchio che causa un ritardo nel trasferimento del carico sul piede plegico all'inizio della fase appoggio (Fig. 10.33 a, b).

10.5.5.1 Battendo su un tamburello

Il paziente accompagna il ritmo con un tamburello, che batte ogni volta che tocca il pavimento con il piede.

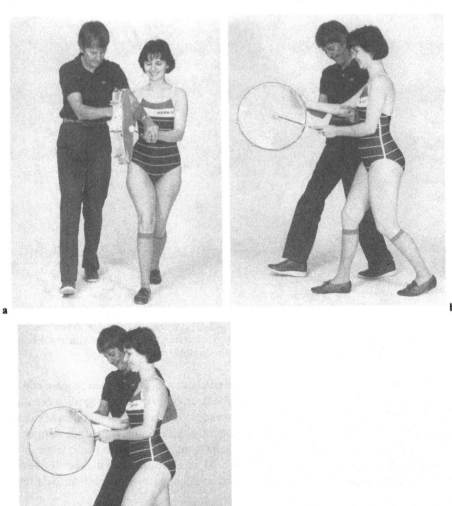

Fig. 10.34 a-c. Adoperare un tamburello per ristabilire il ritmo (emiplegia destra). **a**, la terapista tiene la mano plegica della paziente sul tamburello e le guida la mano sana a colpire la superficie quando il piede incontra il terreno. **b**, la paziente batte il ritmo da sola. **c**, passo di lunghezza normale senza iperstensione del ginocchio

La terapista lo aiuta a tenere il tamburello di fronte a sé con la mano plegica. Gli tiene con l'altra mano la mano sana sulla bacchetta e la guida a battere un ritmo regolare, colpendo il tamburello nel momento esatto in cui ciascun piede incontra il terreno. Ella può cambiare il ritmo, rendendolo più lento o più veloce secondo la necessità, e il paziente muove le gambe in conseguenza per mantenere il tempo (Fig. 10.34 a).

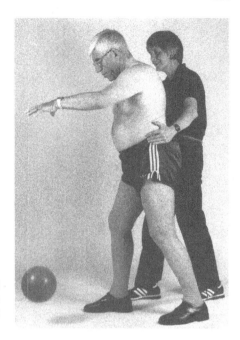

Fig. 10.35. Il paziente cammina secondo il ritmo con il quale fa rimbalzare una palla e la prende nuovamente con la mano sana (emiplegia destra)

Una volta che il paziente cammina ritmicamente, la terapista ritira la mano ed egli batte il ritmo da solo (Fig. 10.34 b, c). Nel caso che perda il ritmo dopo pochi passi, ella gli tiene nuovamente la mano e continua a battere il ritmo corretto.

Questa attività può venire resa progressivamente più complicata adoperando due o persino tre diversi colpi sul tamburello in modo che l'ultimo colpo sia sincronizzato con il contatto del piede sul pavimento al termine della fase di oscillazione, per esempio, ta-ta-tum, ta-ta-tum.

10.5.5.2 Facendo rimbalzare una palla con la mano sana

Il paziente fa rimbalzare con la mano sana una palla sul pavimento e la prende di nuovo. Sincronizza il rimbalzo in modo che la palla urti il terreno nello stesso momento in cui il piede plegico arriva alla fine della fase di oscillazione. Fa oscillare la gamba sana in avanti quando la palla rimbalza di nuovo in alto e la prende quando il piede sano tocca il pavimento (Fig. 10.35).

Questa attività non soltanto rinforza il ritmo, ma assicura anche che il braccio sano si muova in avanti insieme al piede del lato opposto ed esso non venga tenuto in una posizione fissa, per esempio, in abduzione ed estensione.

10.5.5.3 Facendo rimbalzare una grossa palla con entrambe le mani

Il paziente tiene una grossa palla con entrambe le mani, facendola rimbalzare sul pavimento e prendendola di nuovo mentre cammina in avanti a un ritmo unifor-

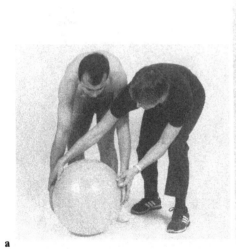

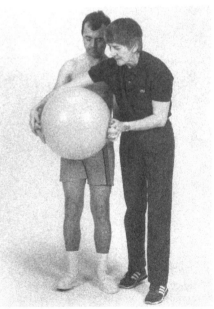

a

b

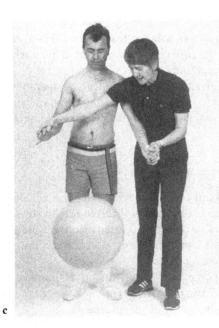

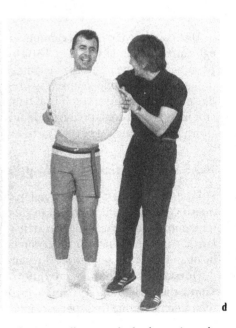

c

d

Fig. 10.36 a-d. Imparare a far rimbalzare e a riprendere una palla con ambedue le mani stando in stazione eretta (emiplegia sinistra). **a**, la terapista guida entrambe le mani del paziente a prendere la palla dal pavimento. **b**, controllare che il paziente non tenga la palla troppo stretta. **c**, fare rimbalzare la palla sul pavimento. **d**, prendere la palla nel mezzo

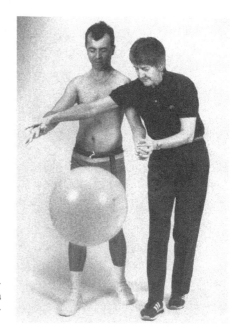

Fig. 10.37. Camminare ritmicamente in sincronia con il movimento di rimbalzo e presa della palla. Entrambe le mani vengono guidate dalla terapista (emiplegia sinistra)

me. Inizialmente deve imparare a farla rimbalzare e riprenderla in stazione eretta da fermo. La terapista sta in piedi accanto a lui e gli guida entrambe le mani quando egli la prende, la fa rimbalzare e la prende di nuovo (Fig. 10.36 a-d). Se gli guida solo la mano plegica, egli tenta di afferrare la palla da sotto con la mano sana.

Il paziente cammina in avanti e, dopo che ha fatto due passi, la terapista fa rimbalzare la palla tenendogli le mani e lo aiuta a prenderla di nuovo secondo il ritmo dei due passi seguenti, cioè "passo-passo-rimbalzare-prendere", senza interrompere la deambulazione (Fig. 10.37). La palla tocca il pavimento quando egli lo raggiunge con un piede alla fine della fase di oscillazione, e prende la palla alla fine della successiva fase di oscillazione del piede opposto.

Una volta che il paziente con l'aiuto della terapista, che gli guida le mani, riesce a camminare in sincronia con il rimbalzo e la presa della palla, ella gli rilascia la mano sana. Inizialmente il paziente impara a far rimbalzare e a riprendere la palla con calma e accuratezza in stazione eretta, mentre la terapista gli guida soltanto la mano plegica (Fig. 10.38 a).

Successivamente far rimbalzare la palla e riprenderla viene combinato con la deambulazione (Fig. 10.38 b). Se il paziente ha recuperato sufficiente movimento attivo nel braccio plegico, la terapista può ridurre gradualmente l'assistenza alla mano colpita.

10.5.5.4 Imitare i passi della terapista

I passi del paziente sono spesso di lunghezza ineguale, poiché la gamba sana fa un passo frontale più corto di quella plegica. Il braccio plegico spesso evidenzia

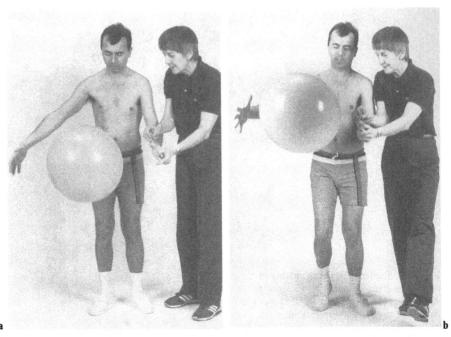

a   b

Fig. 10.38 a, b. Camminare in sincronismo con il rimbalzo della palla (emiplegia sinistra). **a,** imparare a farla rimbalzare e a riprenderla, mentre la terapista guida solo la mano plegica. **b,** camminare seguendo il ritmo "passo-passo-rimbalzare-prendere"

un aumento di tono flessorio e rimane in una posizione fissa dovuta a una reazione associata (Fig. 10.39 a).

La terapista cammina accanto al paziente e gli tiene la mano plegica intrecciata con la propria. Gli chiede di seguire esattamente i suoi passi per quanto riguarda il ritmo e la lunghezza e, mentre ambedue camminano, gli fa oscillare il braccio in avanti, mentre egli fa un passo con la gamba sana, e indietro mentre lo fa con quella plegica (Fig. 10.39 b).

10.5.6 Facilitare il cammino sulle dita dei piedi

Per recuperare uno schema più normale dell'andatura è essenziale che il paziente venga aiutato a recuperare il controllo attivo della flessione plantare della caviglia (Olney e coll., 1986; Winter, 1983). Molti terapisti evitano questo importante aspetto dell'attività selettiva perché temono che possa far aumentare la spasticità o causare il clono del piede. Al contrario, l'attiva flessione plantare inibisce l'ipertono dei flessori plantari della caviglia e di quelli delle dita del piede se il movimento viene compiuto selettivamente (vedi Figg. 8.29; 8.30 a e 8.32 a). Quando il paziente impara a camminare sulle dita del piede, si deve avere particolare cura che il suo ginocchio rimanga in avanti al di sopra del piede e non spinga indietro in iper-

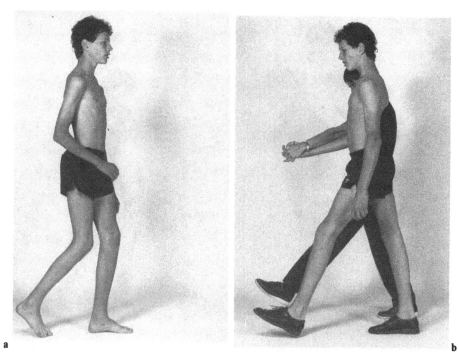

Fig. 10.39 a, b. lmitare i passi della terapista (emiplegia destra). **a,** il paziente cammina aritmica
mente facendo un passo corto con la gamba sana e posa il piede di piatto sul pavimento. **b,** il
paziente imita la posizione dei piedi della terapista adottando ne il ritmo e la lunghezza del passo.
La terapista intreccia la mano con quella plegica del paziente e gli facilita l'oscillazione del braccio

estensione nello schema di estensione totale. Egli dovrebbe muovere il ginocchio
in direzione della punta del piede e non deviarlo in direzione laterale o mediale.
La terapista può avere la necessità di inginocchiarsi inizialmente accanto a lui per
aiutarlo a controllare il ginocchio e impedire che fletta le dita del piede quando si
esercita a camminare in punta. Successivamente ella può camminare accanto a lui
per facilitargli il movimento corretto, stabilizzandogli il torace e sostenendogli
nello stesso tempo parte del carico (Fig. 10.40). Quando egli migliora il controllo
della flessione plantare, può camminare alternando la flessione dorsale e quella
plantare del piede, che per lui è molto più difficile. Al termine della fase di oscillazione il suo tallone dovrebbe essere in contatto con il pavimento e, quando egli
trasferisce il peso su quel piede, si alza sulla punta delle dita mentre l'altra gamba
oscilla in avanti e la sequenza viene ripetuta. Cammina con andatura ritmica, che
causa un'esagerata flessione plantare nella fase appoggio.

10.5.7 Camminare muovendo il capo liberamente

La maggior parte dei pazienti tende a camminare tenendo il capo in posizione
fissa, guardando di solito verso terra a poca distanza di fronte a sé (Fig. 10.41). Per

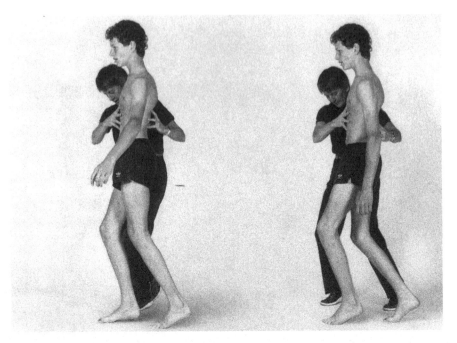

Fig. 10.40. Insegnare al paziente a camminare sulle dita dei piedi con il tronco eretto. Egli deve piegare leggermente il ginocchio e tenerlo in direzione dell'asse longitudinale del piede (emiplegia destra)

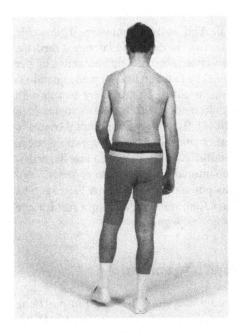

Fig. 10.41. Il paziente tende a tenere il capo in posizione fissa e a guardare per terra di fronte a sé (emiplegia sinistra)

rendere la deambulazione veramente funzionale, il paziente deve poter muovere il capo liberamente senza disturbare il ritmo dell'andatura o alterarne la direzione.

10.5.7.1 Lanciare e riprendere una palla

Il paziente cammina in avanti e lancia con la mano sana una palla a una persona che cammina parallelamente a lui a poca di stanza. Gli viene chiesto di guardare

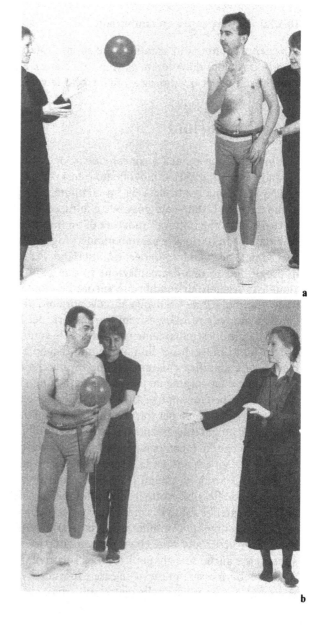

Fig. 10.42 a, b. Camminare in avanti tenendo il capo girato su un lato per lanciare e riprendere una palla (emiplegia sinistra). **a,** guardando a destra. **b,** guardando a sinistra

questa persona negli occhi e, mentre lo fa, la palla gli viene rilanciata indietro perché egli l'afferri. I due lanciano la palla avanti e indietro e il paziente mantiene il tronco e i piedi lungo una linea diritta nonostante la rotazione del capo. La terapista cammina sul lato plegico del paziente, ma un poco indietro per non ostacolare la traiettoria della palla. Gli tiene leggermente le mani su ambedue i lati del bacino e gli fornisce soltanto il sostegno necessario. L'attività viene svolta mentre la persona che porge assistenza lancia la palla sia dal lato sano che da quello plegico del paziente. La velocità di deambulazione rimane costante (Fig. 10.42 a, b).

10.5.7.2 Battere sopra un tamburello

Il paziente cammina in avanti e batte sopra un tamburello che viene portato in diverse posizioni dalla terapista (Fig. 10.43 a, b). Egli mantiene una deambulazione costante per quanto riguarda il ritmo, la velocità e la direzione.

10.6 Conclusioni

"La locomozione umana è un fenomeno della più straordinaria complessità" (Saunders e coll., 1953). Il movimento è così complesso che i tentativi di costruire una macchina controllata da un computer che possa camminare sono stati molto limitati. È stato solo possibile effettuare la costruzione di un apparecchio con sei gambe che imitava l'andatura di un insetto poiché non aveva necessità di reazioni di equilibrio. Si è persino potuto programmare una macchina che saltellava su una sola gamba (Raibert e Sutherland, 1983). Evidentemente il problema di programmare una deambulazione su due gambe con la necessaria coordinazione e le reazioni di equilibrio è ancora ben lontano da essere risolto! La normale deambulazione "coinvolge piccole porzioni di tutti i movimenti articolari e l'attività muscolare delle estremità inferiori, del bacino e del tronco" (Perry, 1969). È quindi estremamente utile stimolare simultaneamente l'attività muscolare in molti muscoli nel limitato tempo disponibile per la terapia. L'abilità di deambulare significa chiaramente molto più che essere in grado di procedere lentamente e faticosamente per pochi metri lungo il pavimento piano del corridoio di un ospedale, appoggiandosi ad un bastone o su una stampella.

La gente deambula per trarre motivi di felicità dall'ambiente, per osservare gli altri, cose e luoghi interessanti, per parlare e scambiare impressioni con gli amici. Può essere che "la locomozione non necessita del controllo della corteccia cerebrale" e che "gli schemi per la locomozione siano generati nel midollo spinale da generatori centrali di schemi [CPGs: Central Pattern Generators, NdT] che operano in modo flessibile sotto il controllo sopraspinale" (Brooks, 1986). Tale deambulazione sarebbe tuttavia senza scopo o decisione e non avrebbe l'abilità di evitare ostacoli lungo il cammino o di adattarsi ai cambiamenti delle superfici percorse. È invece importante che il paziente impari a deambulare su tutti i tipi di superficie e anche su e giù per le colline. Le attività per facilitare la deambulazione dovrebbero essere praticate in casa e fuori casa e il paziente dovrebbe fare l'esperienza di camminare sulle pietre, sull'erba e sul terreno accidentato.

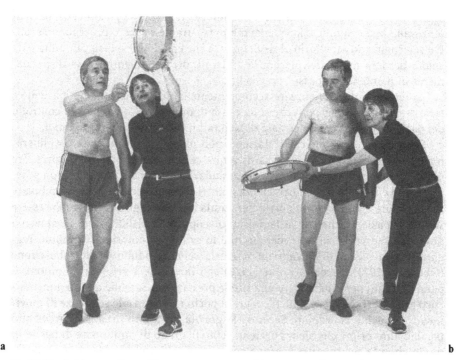

Fig. 10.43 a, b. Muovere il capo liberamente senza cambiare ritmo, velocità o direzione di deambulazione (emiplegia sinistra). **a**, la terapista tiene un tamburello sul quale il paziente batte seguendo il ritmo dei propri passi. **b**, cambia la posizione del tamburello a ogni passo

Inizialmente, sia in casa o fuori casa, se c'è il più lieve pericolo che il paziente si possa far male alla caviglia, a causa della maggiore supinazione dei piede, occorrerebbe applicare alla scarpa una fasciatura di sostegno o indossare un tutore di plastica per sostenere il piede durante lo svolgimento degli esercizi descritti in questo capitolo. Il paziente può essere in grado di camminare lentamente e cautamente senza sostegno per il piede. Ma quando deve camminare liberamente, in modo scorrevole o facendo rimbalzare una palla, non è in grado di concentrarsi su come posare il piede con sicurezza sul terreno, né la terapista può aver cura della caviglia del paziente, mentre gli porge assistenza durante i vari esercizi. In ogni caso lo scopo di queste attività è il recupero della deambulazione automatica e sarebbe controproducente se il paziente avesse sempre bisogno di prestare attenzione e di pensare alla posizione del piede. Tuttavia non appena egli ha recuperato sufficiente controllo su di esso, deve indossare scarpe normali ed esercitarsi a camminare senza l'ausilio di una fasciatura o di un tutore.

La velocità di deambulazione deve essere aumentata fino ad avvicinarsi il più possibile a quella normale. Se il paziente può camminare solo molto lentamente, ha bisogno di troppo tempo per arrivare dove è diretto e gli occorre molta più energia. La motivazione per svolgere un'attività è direttamente correlata con il dispendio di energia necessaria per eseguirla. La deambulazione lenta rende anche molto più difficile mantenere l'equilibrio. Il partner o gli amici del paziente trovano una deambulazione lenta molto frustrante e spesso proseguono avanti e si fermano ad aspettarlo. Il risultato sarà che egli dovrà spesso camminare da solo e perderà molto dei piacere di andare fuori casa mentre tenta disperatamente di mantenere il passo con gli altri.

La terapista deve analizzare accuratamente la deambulazione del paziente e farlo esercitare negli aspetti che sono causa di difficoltà. Non appena il controllo dei paziente migliora, può cercare di facilitargli l'andatura in diversi modi.

Sebbene sia possibile che il paziente non possa più deambulare così liberamente e senza sforzo come prima di venire colpito dall'emiplegia, occorre fare ogni tentativo per raggiungere una deambulazione sicura, automatica, con schema, ritmo e velocità il più normali possibili. Il recupero dell'abilità a deambulare senza timore e senza venire notato per strada in mezzo agli altri dovrebbe essere sia per il paziente che per la terapista lo scopo della riabilitazione. Tuttavia si dovrebbe sempre ricordare che, durante lo sviluppo motorio, il bambino raggiunge solo all'età di 7 anni un normale schema adulto di deambulazione (Okamoto, 1973). Secondo Kotke (1978) egli dovrebbe avere fatto 3 milioni di passi in 6 anni per raggiungere una simile prestazione. Sarebbe quindi non realistico aspettarsi che il paziente recuperi in pochi mesi una tale sequenza di movimenti altamente coordinati. Secondo la gravità della loro disabilità, occorrono persino anni prima che alcuni pazienti siano in grado di camminare di nuovo in modo libero e sicuro. Altri possono acquisire una deambulazione indipendente in un tempo molto breve, ma la qualità dell'andatura peggiora se il trattamento viene interrotto troppo presto. La riabilitazione dovrebbe, perciò, venire considerata come un processo continuo, se si vogliono ottenere e mantenere risultati ottimali.

It's a long road,
from which there is no return.
While we're on our way to there
why not share?
And the load
doesn't weigh me down at all.
He ain't heavy
He's my brother.

Neil Diamond

Bibliografia

Adler MK, Curtland C, Brown JR, Acton P (1980) Stroke rehabilitation - is age a determinant? J Am Geriatr Soc 11: 499-503

Bach-y-Rita P, Balliet R (1987) Recovery from stroke. In: Duncan P, Badke M (eds) Stroke rehabilitation: the recovery of motor control. Year Book Medical, Chicago, pp 81-82

Badke MB, Duncan PW (1983) Patterns of rapid motor responses during postural adjustments when standing in healthy subjects and hemiplegic patients. Phys Ther 63:13-20

Basmajian JW (1979) Muscles alive. Their functions revealed by electromyography, 4th edn. Williams and Wilkins, Baltimore

Blair MJ (1986) Examination of the thoracic spine. In: Grieve GP (ed) Modern manual therapy of the vertebral column. Churchill Livingstone, Edinburgh

Bobath B (1971) Abnormal postural reflex activity caused by brain lesions. Heinemann, London

Bobath B (1978) Adult hemiplegia: evaluation and treatment, 2nd edn. Heinemann, London Bobath K (1971) The normal postural reflex mechanism and its deviation in children with cerebral palsy. (Congress lecture, reprint from Physiotherapy, November 1971, pp 1-11)

Bobath K (1980) Neurophysiology, Pt 1. Videofilm recorded at the Post-graduate Study Centre, Hermitage, Bad Ragaz

Bobath K, Bobath B (1975) Die Behandlung der Hemiplegie der Erwachsenen. Z Kr Gymn 27: 356-360

Bobath K, Bobath B (1977) Lectures given in the Medical Centre, Bad Ragaz Bohannon RW, Andrews AW (1987) Relative strength of seven upper extremity muscle groups in hemiparetic stroke patients. J Neuro Rehabil 1 (4): 161-165

Brodal A (1973) Self-observations and neuro-anatomical considerations after a stroke. Brain 96: 675-694

Bromley J (1976) Tetraplegia and paraplegia, a guide for physiotherapists. Churchill Livingstone, Edinburgh

Brooks VB (1986) The neural basis of motor control. Oxford University Press Brunstrom 5 (1970) Movement therapy in hemiplegia: a neurophysiological approach. Harper and Row, New York

Caix M, Outrequin G, Descottes B, Kalfon M, Pouget X (1984) The muscles of the abdominal wall: a new functional approach with anatomo-clinical deductions. Anat Clin 6: 109-116

Campbell EJM, Green JH (1953) The expiratory function of the abdominal muscle in man. An electromyographical study. J Physiol (Lond) 120: 409-418

Campbell EJM, Green JH (1955) The behaviour of the abdominal muscles and the intra-abdominal pressure during quiet breathing and increased pulmonary ventilation. A study in man. J Physiol (Lond) 127: 423-426

Charness A (1986) Stroke/headinjury. Rehabilitation institute of Chicago procedure manual. Aspen, Rockville

Davies PM (1985) Steps to follow. A guide to the treatment of adult hemiplegia. Springer, Berlin Heidelberg New York

De Troyer A (1983) Mechanical action of the abdominal muscles. Bull Eur Physiopathol Respir 19: 575-581

De Troyer A, De Beyl DZ, Thirton M (1981) Function of the respiratory muscles in acute hemiplegia. Am Rev Respir Dis 123: 631-632

Dettmann MA, Linder MT, Sepic SB (1987) Relationship among walking performance, postural stability, and functional assessment of the hemiplegic patient. Am J Phys Med 66 (2): 77-90

Diamond N (1970) Tap root manuscript. Universal City Records

Donisch FW, Basmajian JV (1972) Electromyography of deep muscles in man. Am J Anat 153: 25-36

Dvorak J, Dvorak V (1983) Manual medicine, diagnostic. Thieme, Stuttgart

Flint MM, Gudgell J (1965) Electromyographic study ofabdominal muscular activity during exercise. Am J Phys Med 36: 29-37

Fluck DC (1966) Chest movements in hemiplegia. Clin Sci 31: 383-388

Fugl-Meyer AR, Griemby G (1984) Respiration in tetraplegia and in hemiplegia: a review. Int Rehabil Med 6: 186-190

Fugl-Meyer AR, Linderholm H, Wilson AF (1983) Restrictive ventilatory dysfunction in stroke: its relation to locomotor function. Scand J Rehabil Med [Suppl 9]: 118-124

Gelb M (1987) Body learning: an introduction to the Alexander technique. Aurum, London

Grieve GP (1979) Mobilisation of the spine, 3rd edn. Churchill Livingstone, Edinburgh

Grieve GP (1981) Common vertebral joint problems. Churchill Livingstone, Edinburgh

Grieve GP (ed) (1986) Modern manual therapy of the vertebral column. Churchill Livingstone, Edingburgh

Haas A, Rusk HA, Pelosof H, Adam JR (1967) Respiratory function in hemiplegic patients. Arch Phys Med Rehabil (April): 174-179

Hellebrandt FA (1938) Standing as a geotropic reflex. The mechanism of the asynchronous rotation of motor units. Am J Physiol 121: 471-474

Hellebrandt FA, Braun GL (1939) The influence of sex and age in the postural sway of man. Am J Physiol Anthropol 24: 347-360

Hellebrandt FA, Tepper RH, Braun GL, Elliott MC (1938) The location of the cardinal anatomical orientation plane passing through the center of weight in young adult women. Am J Physiol 121: 465-470

Hellebrandt FA, Brogdon E, Tepper RH (1940) Posture and its cost. Am J Physiol 129: 773-781

Hockermann S, Dickstein R, Pinar T (1984) Platform training and postural stability in hemiplegia. Arch Phys Med Rehabil 65: 588-592

Kesselring J (1989) Theoretische Grundlagen der Sensomotorik zum Verständnis der Therapie ihrer Störungen. Lecture in Postgraduate Study Center Hermitage, Bad Ragaz

Klein-Vogelbach S (1963) Die Stabilisation der Körpermitte und die aktive Widerlagerbildung als Ausgangspunkt einer Bewegungserziehung (unter besonderer Berücksichtigung der Probleme des Hemiplegikers). Krankengymnastik 5: 1-9 (Offprint)

Klein-Vogelbach S (1990) Ballgymnastik zur funktionellen Bewegungslehre. Analysen und Rezepte, 3rd edn. Springer, Berlin Heidelberg New York (Rehabilitation und Prävention, vol 1)

Klein-Vogelbach S (1986) Therapeutische Übungen zur funktionellen Bewegungslehre. Analysen und Rezepte, 2nd edn. Springer, Berlin Heidelberg New York (Rehabilitation und Prävention, vol 4)

Klein-Vogelbach S (1987) Functional kinetics. Lecture for the 3rd IBITAH-meeting in the Postgraduate Study Centre Hermitage, Bad Ragaz

Knott M, Voss DE (1960) Proprioceptive neuromuscular facilitation. Harper, New York

Knuttson E (1981) Gait control in hemiparesis. Scand J Rehabil Med 13:101-108

Knuttson E, Richards C (1979) Different types of disturbed motor control in gait of hemiplegic patients. Brain 102: 405-430

Kolb LC, Kleyntyens F (1937) A clinical study of the respiratory movements in hemiplegia.
Brain 60: 259-274

Korczyn AD, Leibowitz U, Bendermann J (1969 a) Involvement of the diaphragm in hemiplegia. Neurology 19: 97-100

Korczyn AD, Hermann G, Don R (1969b) Diaphragmatic involvement in hemiplegia and
hemiparesis. J Neurol Neurosurg Psychiat 32: 588-590

Kottke FJ (1975 a) Reflex patterns initiated by the secondary sensory fiber endings of
muscle spindels: a proposal. Arch Phys Med Rehabil 56: 1-7

Kottke FJ (1975b) Neurophysiologic therapy for stroke. In: Licht S (ed) Stroke and its rehabilitation. Licht, New Haven, pp 256-324

Kottke FJ, Halpern D, Easton JKM, Ozel AT, Burrill CAV (1978) The training of coordination. Arch Phys Med Rehabil 59: 567-572

Kottke FJ (ed) (1982 a) The neurophysiology of motor function. Saunders, Philadelphia, pp
218-252 (Krusen's handbook of physical medicine and rehabilitation)

Kottke FJ (ed) (1982b) Therapeutic exercise to develop neuromuscular coordination.
Saunders, Philadelphia, pp 403-426 (Krusen's handbook of physical medicine and
rehabilitation)

Luce MY, Bruce H, Culver MD (1982) Respiratory muscle function in health and disease.
Chest 81: 82-90

Mahoney FL, Barthel DW (1965) Functional evaluation: the Barthel index. Maryland State
Med J (February): 61-65

Maitland GD (1986) Vertebral manipulation. Butterworths, London

Middendorf J (1987) Der erfahrbare Atem. Junfermann, Paderborn

Mohr JD (1984-1987) Lectures given during courses on the assessment and treatment of
adult patients with hemiplegia: Post Graduate Study Centre Hermitage, Bad Ragaz

Montgomery J (1987) Assessment and treatment of locomotor deficits. In: Duncan PW,
Badke MB (eds) Stroke rehabilitation: the recovery of motor control. Year Book
Medical, Chicago

Murphy J, Koepke GD, Smith EM, Dickinson AA (1959) Sequence of action of the diaphragm and intercostal muscles during respiration. II: Expiration. Arch Phys Med 40:
337-342

Murray PM, Drought AB, Kory RC (1964) Walking patterns in normal men. Bone Joint Surg
46: 335-345

Murray PM, Seireg AA, Sepic SB (1975) Normal postural stability and steadiness: quanti-
tative assessment. Bone Joint Surg 57: 510-516

Okamoto T (1973) Electromyographic study of the learning process of walking in 1- and
2 year-old infants. Medicine and Sport 8 (Biomechanics III): 328-333

Olney SJ, Monga TN, Costigan PC (1986) Mechanical energy of walking of stroke patients.
Arch Phys Med Rehabil 67: 92-98

Pauly JE, Steele RW (1966) Electromyographic analysis of back exercises for paraplegic
patients. Arch Phys Med 47: 730-736

Perkins WH, Kent RD (1986) Textbook of functional anatomy of speach, language and
hearing. Taylor and Francis, London

Perry J (1969) The mechanics of walking in hemiplegia. Clin Orthop 63: 23-31

Platzer W (1984) Bewegungsapparat. Thieme, Stuttgart, p 84 (Taschenbuch der Anatomie,
vol 1)

Raibert MH, Sutherland IE (1983) Maschinen zu Fuss. Spektrum der Wissenschaft 3: 30-40

Rolf HFG, Bressel G, Holland B, Rodatz U (1973) Physiotherapie bei querschnittgelahmten
Patienten. Kohlhammer, Stuttgart

Saunders M, Inman VT, Eberhart HD (1953) The major determinants in normal and
pathological gait. Bone Joint Surg 35: 543-557

Schultz AB (1982) Low back pain. Biomechanics of the spine. Proceedings of the international symposium organised by the back pain association, held in London, October

Schultz AB, Benson DR, Hirsch C (1974) Force-deformation properties of human ribs. Biomechanics 7: 303-309

Sharp JT (1980) Respiratory muscles: a review of old and newer concepts. Lung 157:185-199

Sherrington C (1947) The integrative action of the nervous system, 2nd edn. Yale University Press, New Haven

Spaltenholz W (1901) Handbuch der Anatomie des Menschen. Hirzel, Stuttgart, p 277

Steindler A (1955) Kinesiology of the human body under normal and pathological conditions. Thomas, Springfield

Truswell AS (1986) ABC of nutrition. Br Med J, London

Wade T, Langton Hewer R (1987) Functional abilities after stroke: measurement, natural history and prognosis. J Neurol Neurosurg Psychiat 50: 177-182

Williams PL, Warwick R (1980) Gray's anatomy, 36th edn. Churchill Linvingstone, Edinburgh

Winter DA (1983) Energy generation and absorption at the ankle and knee during fast, natural and slow cadences. Clin Orthop 175: 147-154

Wright S (1945) Applied physiology. Oxford University Press, Oxford

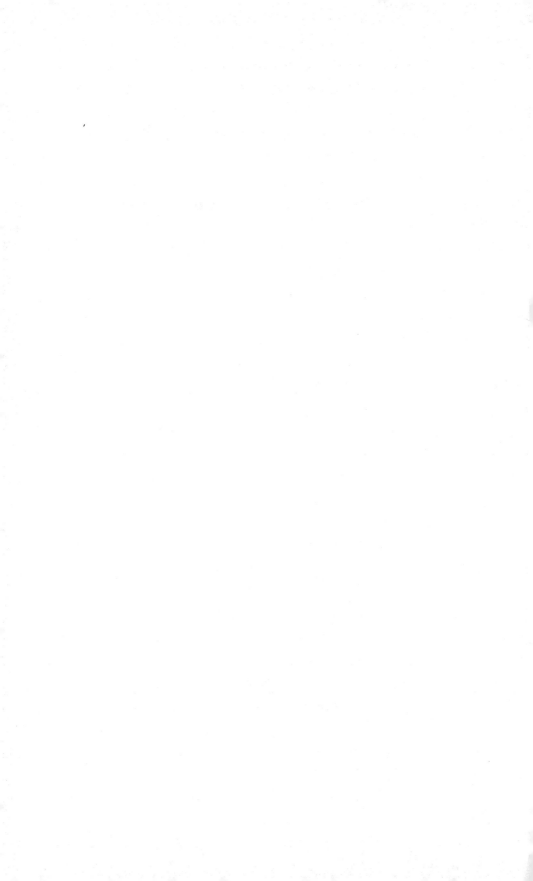